JAMT技術教本シリーズ

呼吸機能検査技術教本

監修 一般社団法人 日本臨床衛生検査技師会

じほう

JAMT技術教本シリーズについて

　本シリーズは，臨床検査に携わる国家資格者が，医療現場や検査現場における標準的な必要知識をわかりやすく参照でき，実際の業務に活かせるように，との意図をもって発刊されるものです。

　今日，臨床検査技師の職能は，医学・医療の進歩に伴い高度化・専門化するだけでなく，担当すべき業務範囲の拡大により，新たな学習と習得を通じた多能化も求められています。

　"検査技師による検査技師のための実務教本"となるよう，私たちの諸先輩が検査現場で積み上げた「匠の技術・ノウハウ」と最新情報を盛り込みながら，第一線で働く臨床検査技師が中心になって編集と執筆を担当しました。

　卒前・卒後教育は言うに及ばず，職場内ローテーションにより新たな担当業務に携わる際にも，本シリーズが大きな支えとなることを願うとともに，ベテランの検査技師が後進の教育を担当する場合にも活用しやすい内容となるよう配慮しています。さらには，各種の認定制度における基礎テキストとしての役割も有しています。

一般社団法人　日本臨床衛生検査技師会

本書の内容と特徴について

　呼吸機能検査は，患者さんの協力が必要不可欠な検査であり，患者さんの最大限の努力が得られなければ正確な検査結果を得ることができず，診断・治療に影響が出てしまい，検査を担当する臨床検査技師の技量によって結果が大きく左右されてしまう検査です。検査機器はブラックボックス化され，測定原理，機器の特性などの理解が難しく，表示に従ってボタンを押せば測定結果が得られてしまうため，検査結果の解釈に悩むこともしばしば見受けられます。信頼性の高い検査データを臨床医に報告するためには，検査手技だけをマスターしても不十分であり，キャリブレーションを含めた精度管理や検査データの選択，胸部画像所見に関する知識なども必要となります。

　本書は，臨床検査技師を目指す学生から，臨床検査技師免許取得後初めて呼吸機能検査に携わる卒後5年程度の臨床検査技師までを対象に，呼吸機能検査に関する知識を一から身につけていただくための教本です。2021年7月に日本呼吸器学会肺生理専門委員会から「呼吸機能検査ハンドブック」が発行され，基本的な部分では，肺活量（VC）における再現性の基準，努力肺活量（FVC）における妥当性の基準，再現性の基準が変更となりました。第2版では，各項目内容を見直し肺機能検査時に役立つように，呼吸機能検査ハンドブックによる基準の変更も踏まえ，今の時代に対応した表記，基準，予測式，内容に更新しました。

　呼吸機能検査は難しいというイメージを持っている技師の方が多いかと思いますが，呼吸機能について理解し"呼吸機能検査は楽しい"と思っていただけるよう，呼吸機能検査技術教本を活用し日常業務に役立てて頂きたいと思います。

「呼吸機能検査技術教本　第2版」編集部会

編集委員および執筆者一覧

● 編集委員

小河　幸子	東京大学医学部附属病院　検査部	
鈴木　　敦*	中部国際医療センター　臨床検査技術部	
高谷　恒範	奈良県立医科大学　麻酔科学教室　中央手術部 兼 中央臨床検査部	
田邊　晃子	慶應義塾大学病院　臨床検査技術室　臨床検査科	
中出　祐介	金沢大学附属病院　検査部	
藤澤　義久	滋賀医科大学医学部附属病院　検査部	
山本　雅史	北海道大学病院　検査・輸血部	
高野　静香	日本臨床衛生検査技師会	
直田健太郎	日本臨床衛生検査技師会	

[*は委員長]

● 執筆者

家城　正和	埼玉県立がんセンター　検査技術部
小河　幸子	東京大学医学部附属病院　検査部
加藤　政利	日本医科大学多摩永山病院　中央検査室
川邊　晴樹	天理よろづ相談所病院　臨床検査部
佐藤　　舞	青森県立中央病院　臨床検査部
澤田　裕也	群馬大学医学部附属病院　検査部
嶋田　昌司	天理よろづ相談所病院　臨床検査部
鈴木　　敦	中部国際医療センター　臨床検査技術部
情野　千文	東北大学病院　生理検査センター
高谷　恒範	奈良県立医科大学　麻酔科学教室　中央手術部 兼 中央臨床検査部
田邊　晃子	慶應義塾大学病院　臨床検査技術室　臨床検査科
田淵　寛人	大阪大学医学部附属病院　医療技術部　検査部門
中出　祐介	金沢大学附属病院　検査部
中野　敏夫	元 京都桂病院　検査科
廣瀬　正裕	藤田医科大学　医学部　内科学　第2病院　呼吸器内科
藤澤　義久	滋賀医科大学医学部附属病院　検査部
星　　弘美	獨協医科大学　呼吸器・アレルギー内科
山本　雅史	北海道大学病院　検査・輸血部
湯舟　恵子	自治医科大学附属病院　臨床検査部

[五十音順，所属は2024年7月現在]

初版 編集委員および執筆者一覧

●初版（2016年）

編集委員（*は委員長）

| 刑部　恵介 | 小西　良光 | 鈴木　　敦* | 坂西　　清 | 山口　浩司 |

執筆者

内田　明美	刑部　恵介	加藤　政利	小西　良光	小林　志保
嶋田　昌司	鈴木　　敦	鈴木　範孝	高谷　恒範	中井　規隆
中野　敏夫	並木　　薫	廣瀬　正裕	藤代　洋子	星　　弘美
宮澤　　義	森谷　裕司	山本　雅史

［五十音順］

目 次

1章 ● 呼吸生理　　1
- 1.1　呼吸機能・・・・・・2
- 1.2　検査で使われる記号や略号・・・・・3
- 1.3　呼吸運動とその調節・・・・・4
- 1.4　換気とガス交換・・・・・6
- 1.5　酸素および二酸化炭素の運搬・・・・・9
- 1.6　気体に関する一般法則・・・・・12

2章 ● 呼吸機能検査機器の測定原理　　15
- 2.1　気流型・・・・・16
- 2.2　気量型・・・・・20
- 2.3　ガス分析計・・・・・22

3章 ● 呼吸機能検査　　25
- 3.1　肺気量分画・・・・・26
- 3.2　肺活量・・・・・31
- 3.3　フローボリューム曲線・・・・・35
- 3.4　呼吸機能検査データの見方について・・・・・44
- 3.5　ピークフローメーター・・・・・45
- 3.6　機能的残気量・・・・・50
- 3.7　体プレチスモグラフ・・・・・61
- 3.8　クロージングボリュームと肺内ガス分布・・・・・68
- 3.9　肺拡散能力・・・・・74
- 3.10　換気力学的検査・・・・・98

4章 ● 吸入負荷試験　　113
- 4.1　吸入負荷試験に必要な知識・・・・・114
- 4.2　吸入負荷試験の実際・・・・・122

5章 ● 呼気 NO 濃度測定　　141
- 5.1　呼気 NO 濃度測定・・・・・142

6章　運動負荷試験　151

6.1　呼吸器疾患における心肺運動負荷試験・・・・・152
6.2　6分間歩行試験・・・・・161

7章　動脈血ガス分析・パルスオキシメータ　169

7.1　臨床的意義・・・・・170
7.2　検体の取り扱い・・・・・176
7.3　測定時の注意点・・・・・178
7.4　血液ガス分析装置・・・・・180
7.5　分析項目・・・・・182
7.6　血液ガス分析結果の見方・・・・・191
7.7　パルスオキシメータ・・・・・200

8章　呼吸機能検査に特徴的な患者対応　205

8.1　呼吸機能検査の患者心理とコミュニケーション・・・・・206
8.2　呼吸機能検査のエマージェンシー対策と対応・・・・・212
8.3　身体所見の観察から呼吸機能を予測する・・・・・218

9章　呼吸器系画像検査　223

9.1　胸部X線写真・・・・・224
9.2　胸部CT写真・・・・・226
9.3　症　例・・・・・228

10章　検査機器管理　239

10.1　精度管理・・・・・240
10.2　感染対策・・・・・253

付録　予測式　261

査読者一覧
索　引

1章 呼吸生理

章目次

1.1：呼吸機能 …………………… 2
1.2：検査で使われる記号や略号 ………… 3
1.3：呼吸運動とその調節 ………… 4
1.4：換気とガス交換 …………………… 6
1.5：酸素および二酸化炭素の運搬 …… 9
1.6：気体に関する一般法則 …………… 12

SUMMARY

本章では，検査を進めていくうえで知っておくべき呼吸生理についての基礎的な事項，検査結果を導くための法則や原理，使われている用語や記号などについて，次章以降の呼吸機能検査法の各論に先立って述べる。なお，各章の記述に重複あるいは似通った部分があることについてはあらかじめご了承いただきたい。

1章 呼吸生理

1.1 呼吸機能

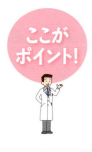

- 臨床検査としての呼吸(肺)機能検査は外呼吸の検査である。
- 外呼吸は大まかには，外界との換気 → ガス交換 → 血液の動脈血化のステージに分けられ，それぞれに対応した検査がある。

1. はじめに

呼吸とは一般的には息を吐き(呼出)，息を吸うことを指すが，呼吸生理学的には生体の肺を中心とした換気やガス交換による血液の動脈血化，すなわち外界から血液中に酸素(O_2)を取り込み，血液中の二酸化炭素(CO_2，炭酸ガス)を外界へ排出すること，また，組織において血液中の酸素を細胞内ミトコンドリアの代謝で消費し，その結果産生されたCO_2を血液中へ放出することをいい，前者を外呼吸，後者を内呼吸という。しかしながら，本書で扱ういわゆる呼吸機能検査，肺機能検査というのは通常外呼吸の部分の検査であって，以降「呼吸」という表現，言葉はとくに断りがない限り外呼吸の部分を指す。

2. 呼吸機能と検査

呼吸機能/肺機能検査の臨床的な意義，目的は，換気機能障害の有無，程度，その鑑別，患者のQOL/ADLの評価，手術に対する危険度やその範囲の判定，呼吸不全における酸素治療などの選択やその効果などで，これらに対し客観的評価，診断を行うことにあり，以下に述べるような検査が実施されている。ただし，一部の検査については本書の対象である臨床検査部門では扱われていない項目がある。図1.1.1に主な呼吸機能の要素を示す。これらにかかわる機能についての検査は以下のような項目があり，それらの詳細については次章以降にて述べられる。

(1) 呼吸運動，肺への空気の出入りの検査
- 肺気量分画(スパイロメトリー，機能的残気量)
- 努力肺活量/フローボリューム曲線
- 換気力学的検査：気道抵抗/呼吸抵抗，肺コンプライアンス

(2) 肺胞機能検査
- 拡散：肺拡散能
- ガス分布：窒素洗い出し検査(多数回呼吸法，1回呼吸法)，He平衡時間
- 肺血流の分布：血液ガス分析，肺シンチグラム
- ガス交換：呼気ガス分析，酸素消費量(酸素摂取量)$\dot{V}O_2$，二酸化炭素排出量$\dot{V}CO_2$
- 肺循環：心拍出量

MEMO

窒素洗い出し検査の多数回呼吸法，および，He平衡時間は機能的残気量に関連する検査であるが，指示ガス(N_2またはHe)の平衡に至る過程が肺内ガス分布を反映する。

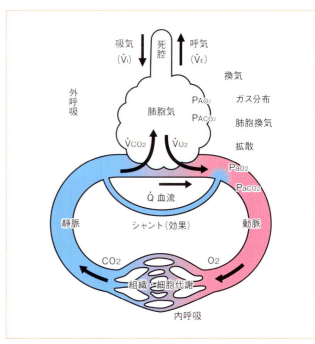

図1.1.1 呼吸機能の要素

1.2 検査で使われる記号や略号

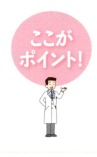

ここがポイント！

- 記号の記述に関するルールを知っておく。
- 臨床の現場で使用することが多い略号を知っておく。
- 圧力の単位はmmHgやTorrが慣用される。

　圧力や体積などの物理量，生体上の場所や性状，物質の種類などを決められたルールで記述する．使われている記号，略号の文字は英語での頭文字であることが多い．第1文字で気流や血流のような単位時間あたりの変化量は，文字の上に（・）を付けて表す（微分記号'の代用）．また，第2文字で肺気量や換気量など物理的性状が気体のものはアルファベットの大文字を使用し，動脈血や血流など液体のものは小文字を使用する（表1.2.1, 1.2.2）．

　記号の表記は第1文字を基準とし，第2文字は第1文字より文字サイズを少し小さくし基線（文字の位置）を少し下げる．第3文字は第2文字よりさらに小さい文字サイズとし，さらに基線を下げるという決まりになっている．以下，注釈文字なども同様にする．しかし，実際には印刷の都合や，パソコンなどを使用した文章ではそのような表記がされていないことが多い（本書においても，必ずしも基線の下げなどが規定どおりにはなっていない）．

　例として規定どおりの表記を以下に示す．

> **MEMO**
>
> **規定どおりの表記例**
>
> 肺胞気酸素分圧　　肺拡散能1回呼吸法　　肺胞気量
>
> $P_{A_{O_2}}$　　　$D_{L_{CO_{SB}}}$　　　$\dot{V}_A$
>
> 文字サイズの縮小の割合，基線の下げ幅などの細かい規定はなされていない．

表1.2.1　第1文字，物理量を表す（大文字，capital letter）

記号	和名	英名	単位
P	圧力・分圧	Pressure	Torr, mmHg, kPa
V	体積・容積	Volume	L, mL
$\dot{V}$	気流	Flow	L/sec, mL/sec
F	ガス濃度・分画	Fractional concentration	%, 無名数
C	濃度・含量	Concentration, Content	%, mL/dL など
C	コンプライアンス	Compliance	※
D	拡散	Diffusion coefficient	mL/mmHg/sec
S	飽和度	Saturation	%
$\dot{Q}$	血流	blood flow unit time	L/sec, mL/sec
R	ガス交換率	respiratory gas exchange Ratio	無名数
R	抵抗	Resistance	cmH₂O/L/sec
(r) f	呼吸数※※	(respiratory) frequency	/min. 毎分

※弾性体の柔らかさを示し，一般に応力に対する変移量．ここではΔV/ΔP（体積/圧力）．
※※呼吸数は，記号RR（Respiration Rate, Respiratory Rate）で表されることもある．
単位については今日ではSI単位系で表すべきところであるが，圧力についてはmmHgやTorrが慣用されることが多い．

表1.2.2　第2文字，場所や性状を表す

気相，（大文字，capital letter）			液相，（小文字，small letter）		
記号	和名	英名	記号	和名	英名
I	吸気	Inspiratory gas	b	血液	Blood
E	呼気	Expiratory gas	a	動脈	Atrial
A	肺胞	Alveoler	c	毛細血管	Capillary
T	1回換気	Tidal	v	静脈	Venous
D	死腔	Dead space (volume)	$\bar{v}$	混合静脈	Mixed venous
B	大気	Barometric	t	組織	Tissue
L	肺	Lung	w	水	Water

1.3 呼吸運動とその調節

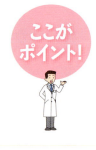

ここがポイント！
- 呼吸は意図的かつ随意的にもでき，呼吸機能検査はこれを利用したものである。
- 呼吸運動で使われる筋肉は安静時と運動時，吸気と呼気でそれぞれ異なる。
- 呼吸中枢は延髄および橋にある。
- 呼吸中枢はさまざまな受容体から刺激を受け呼吸の調節が行われる。

1. はじめに

わたしたちは通常，とくに意識することなく呼吸筋を動かし不随意に呼吸をしている。たとえば強い運動をしたときに呼吸は大きく速くなるが，「息が弾む」ということは意識されても息の大きさや速さは無意識のうちに自動的に調節され，安静状態が続くと息は自然に元に戻る。これらの呼吸運動は，延髄ならびに橋にある呼吸中枢でコントロールされ，受容体からのさまざまな刺激を受け呼吸の大きさや速さが調節される。

一方で，わたしたちは意識的に息を止めたり，大きく息をすることもできる。このときの呼吸運動は運動神経支配によるものである。肺機能検査における肺の大きさやガスの出入りの測定は，この随意的な呼吸を利用している。

2. 呼吸運動

安静換気時は吸息時に横隔膜，外肋間筋の収縮で胸郭を広げることで胸腔内圧が下がり吸気される。また，呼息時はそれが弛緩することにより呼気が始まり基準位（機能的残気量位）で止まる。能動的な努力性の吸息は斜角筋や胸鎖乳突筋が，呼息は主に腹直筋などの腹筋群が呼吸補助筋として関与する（図1.3.1）。

3. 呼吸に使用される筋肉

(1) 正常安静呼吸
- 吸気：主に横隔膜，また外肋間筋も使用し吸息。
- 呼気：筋肉を用いず，伸展された肺の受動的反跳（ふくらんだ肺が自然に元に戻ろうとする力）で呼出される。

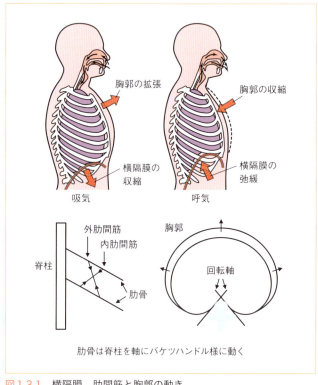

図1.3.1　横隔膜，肋間筋と胸郭の動き

(2) 努力呼吸（意識した呼吸）
- 吸気：胸鎖乳突筋，斜角筋が加わる。
- 呼気：内肋間筋，腹直筋，内腹斜筋，外腹斜筋，腹横筋などが使われる。

4. 呼吸中枢

呼吸中枢は前述のように延髄ならびに橋にあり，図1.3.2に示すように呼息中枢，吸息中枢，持続吸息中枢，および呼吸調節中枢があり体液性，神経性の各受容体から迷走神経などを介して刺激が伝わり，それに応じて呼吸の調節が行われる。

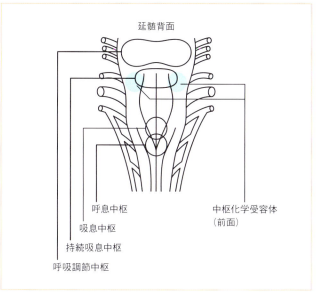

図1.3.2　呼吸中枢

呼吸中枢の受容体の主なものを図1.3.3とともに以下に示す。

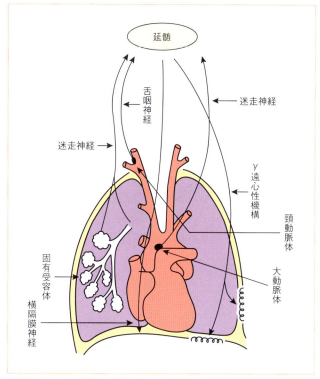

図1.3.3　末梢化学受容体と神経性（機械的）受容体

(1) 体液性（化学）受容体

①中枢化学受容体

延髄上部にあり脳脊髄液中の血液から移行してきたCO_2、および水と反応して生じたH^+に反応しこれらが増加すると換気を促進するように働く。CO_2の蓄積が長期にわたる慢性の呼吸不全では中枢化学受容体が抑制される。

②末梢化学受容体

内頸動脈と外頸動脈の分岐部付近にある頸動脈体、大動脈弓にある大動脈体がある。

これらの受容体はPO_2に反応するが、健常な状態ではあまり関与せず、PO_2が低下、またはPCO_2が高くなると有効に働き始めるとされる。CO_2の蓄積で中枢化学受容体が抑制された状態では、末梢化学受容体が補完的かつ優位に働きPO_2に反応して呼吸の調節を行うようになる。なお、このような状態の患者に高濃度O_2を投与すると、PO_2が高くなるため呼吸が抑制され、PCO_2のさらなる蓄積が起こりCO_2ナルコーシスを来す。

> **MEMO**
>
> **CO_2ナルコーシスとは**
> 高濃度CO_2血症による意識障害、傾眠、昏睡などの中枢神経障害。

(2) 神経性（機械的）受容体

肺の伸展や収縮に応じて、気管や呼吸筋にある受容体から迷走神経などを介しての各種の神経反射がある。

①吸息反射

気管から細気管支に肺伸展受容器があり、肺の膨張に伴う気道の伸展により反射が起こり吸息が抑制される。Hering Breuer 反射とよばれる。

②呼息反射

吸息反射と同様に気管から細気管支に受容体があり、肺の収縮により呼息が抑制される。

③筋紡錘

呼吸筋の中の筋紡錘に存在し肺の伸展、収縮に対しそれぞれ相補的に働き呼吸筋の調節をする。

その他、上気道への異物混入による咳反射などがある。

1.4 換気とガス交換

ここがポイント！
- 末梢気道では気流速度は極めて遅く，その径は細く脆弱で外因の影響を受けやすい。
- 換気は死腔換気と肺胞換気に分けられる。
- 換気血流比はガス交換の効率にかかわり，不均等分布があるとこれが妨げられる。
- 健常肺では肺胞気と肺毛細血管血のPO_2とPCO_2はほぼ平衡する。

1. 肺の構造

肺はガスの通り道である気道とガス交換を行う肺胞とに分けられ，模式的に図1.4.1のように表される。気道は口腔から始まり，気管～左右気管支…細気管支と2分岐をくりかえして17番目の分岐以降で肺胞がみられるようになり（移行部），20番目からは導管部も肺胞で覆われ（肺胞道），23番目の分岐で肺胞に終わる。気道は分岐するにつれ径は細くなるが，分岐後の気道の断面積の和は元の気道より大きくなり，分岐の次数が増えればその断面積の総和は指数関数的に飛躍的に増えていく。したがって末梢における気流の速度は川の下流のように非常に遅く，肺胞付近の気道では安静換気時における酸素や二酸化炭素の移動はそれぞれの圧較差によるものといわれている。

末梢の気道は上部気道にある軟骨輪や筋線維，線毛細胞はみられない。また，肺胞は肺毛細血管血とのガス交換を容易にするためにその壁は薄く膜様である。そのため，ガス交換を行う末梢の細気管支は物理的にも脆弱で外因の影響を受けやすい。また，気流速度が遅いことも相まってタバコの煙などの微粒子が停滞，沈着しやすいため炎症など疾患の初発部位といわれている。このような末梢の細気管支の病変はsmall airway diseaseといわれていて，また，初期の病変として掴みにくくsilent zoneとよばれている。

2. 死腔換気と肺胞換気

前述のようにガス交換は肺胞で行われるが，吸気や呼気は必ず気道を経て出入りするため，気道に留まったガスはガス交換に使用されない。このガス交換に無効な容積は解剖学的死腔量（ADS）とよばれ，成人ではおおむね150mLとされる。安静換気時は1回換気量からADSを減じた量が有効な換気となり，これの1分間あたりの量を肺胞換気量（$\dot{V}_A$）という。同様に死腔部分については死腔換気量（$\dot{V}_D$），両者の和である1分間あたりの換気量を分時換気

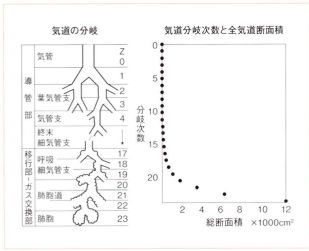

図1.4.1 気道の分岐と断面積（weibel他）

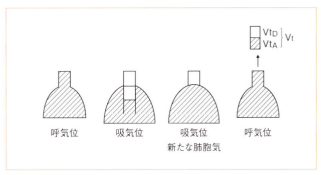

図1.4.2 死腔量と1回肺胞換気量

✎ **用語** 解剖学的死腔量（anatomical dead space；ADS），肺胞換気量（alveolar ventilation；$\dot{V}_A$），死腔換気量（dead space ventilation；$\dot{V}_D$），分時換気量（pulmonary ventilation per minute；$\dot{V}_E$）

量($\dot{V}_E$)という (図1.4.2)。

3. 肺胞換気量を求める

$\dot{V}_E$は，1回換気量(V_t)と呼吸数RRの積で求められる。また，1回換気量は1回あたりの死腔(V_{tD})と肺胞(V_{tA})の換気量に分けられるから，

$$\dot{V}_E = V_t \times RR = (V_{tD} + V_{tA}) \times RR = \dot{V}_D + \dot{V}_A$$
$$\therefore \dot{V}_A = \dot{V}_E - \dot{V}_D$$

となるが，一般に肺胞換気量を求める計算として

肺胞換気式　$\dot{V}_A = 0.863 \times \dot{V}_{CO_2} / P_aCO_2$

が示されており，$\dot{V}_E$や$\dot{V}_D$は出てこない。そのため，この式を導いてみる。

二酸化炭素排出量$\dot{V}_{CO_2}$は呼気ガス分析検査で求めるが呼気中のCO_2はほぼすべて肺に由来するので，$\dot{V}_E$とそのCO_2濃度(F_ECO_2)から

$$\dot{V}_{CO_2} = \dot{V}_E \times F_ECO_2 \times STPD係数 \times 1000$$

また$\dot{V}_A$ではCO_2濃度はF_ACO_2であり，$\dot{V}_D$中のCO_2濃度を0とすればSTPD換算前の状態では

$$\dot{V}_{CO_2(BTPS)} = (\dot{V}_A \times F_ACO_2 + \dot{V}_D \times 0) \times 1000$$
$$= \dot{V}_A \times F_ACO_2 \times 1000$$

となり，次式(1)が導かれる。

$$\dot{V}_A = \frac{\dot{V}_{CO_2(BTPS)}}{F_ACO_2} \times \frac{1}{1000} \cdots 式(1)$$

肺胞気CO_2濃度(F_ACO_2)は直接求めるのは困難なので，分圧(P_ACO_2)に変換，さらに$P_ACO_2 = P_aCO_2$とみなして血液ガス分析検査でP_aCO_2を求める。

F_ACO_2を分圧に変換

$$F_ACO_2 = \frac{P_ACO_2}{(P_B - 47)} \cdots 式(2)$$

$\dot{V}_{CO_2}$をBTPS状態の値に変換

$$\dot{V}_{CO_2(BTPS)} = \dot{V}_{CO_2} \times \frac{310}{273} \times \frac{760}{(P_B - 47)} \cdots 式(3)$$

式(2)と式(3)を式(1)に代入し$P_ACO_2 = P_aCO_2$とすれば

$$\dot{V}_A = \frac{863}{1000} \times \frac{\dot{V}_{CO_2}}{P_aCO_2}$$

となる。

4. 換気血流比・$\dot{V}_A/\dot{Q}$

肺胞において効率よくガス交換を行うためには，換気量と血流量がうまくバランスしていなければならない。この換気量と血流量の比を換気血流比($\dot{V}_A/\dot{Q}$)といい，この値が過不足なく1.0であれば無駄なくガス交換が行われる。

※$\dot{V}_A/\dot{Q}$は肺胞換気量≒4L／分と心拍出量≒5L／分の比から0.8とされるが，ここでは概念として過不足がないという意味で1.0とした。

換気量が血流量を上回り$\dot{V}_A/\dot{Q}$が1より大きいと，無駄な換気があることを意味し実質的に死腔となる。これらは肺胞死腔といわれ，前述の解剖学的死腔とあわせたものを生理学的死腔という。また換気量が血流量を下回り$\dot{V}_A/\dot{Q}$が1より小さくなると，血液の酸素化が不足してシャント効果が生じる (図1.4.3)。

なお，肺においては肺を栄養した気管支静脈が肺静脈に合流する生理的なシャントがある。

換気血流比は立位では重力の影響で肺尖部での血流は低下することからその値は大きく，肺底部は逆に小さくなるとされ，健常者でもその不均等はみられる。しかし健常な肺では，換気が低下し低酸素化した肺胞では血管が収縮し血流を下げたり，運動などで酸素消費が増すと肺尖部などの血流が増加するなど換気血流比の不均等は減少し血液の酸素化を維持するように働く。

> **MEMO**
>
> **1回換気量の表記について**
>
> 　肺気量分画における1回換気量はTVの略号を使用し，本書でもそのように表記している。
>
> 　本節での表記V_tは，肺気量分画におけるTVのみならず，バラツキを含めた個々の換気量や運動時などの換気を含む実際の1回あたりの換気量であって，その表現としてV(volume：量)に注釈としてtを，また，DやAを付してV_{tD}，V_{tA}と表記するための意味合いで，V_tとした。

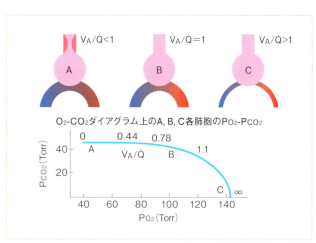

図1.4.3　換気血流比

5. ガス交換

普段わたしたちが呼吸している空気は酸素を約21％含んでいる。これを肺に入った37℃，水蒸気飽和のBTPSの状態での分圧に換算すると，1気圧であるとすればPO_2は(760 − 47)×0.21から約150Torrとなる。また肺動脈から運ばれる混合静脈血のP$\bar{v}O_2$，P$\bar{v}CO_2$はそれぞれ40Torr，45Torrである。

安静換気時には全肺気量の4～5割の気量が肺内に存在する。つまり安静時の肺気量は機能的残気量とそれに1回換気量を加えた気量の間を行き来している。このようにガスの一部が入れ替わるような換気，および，間断のない肺胞の血流は恒常状態ではそれぞれ急激な変動はないので，肺胞気の組成もまた大きく変動することなくPAO_2とPACO_2はそれぞれ100Torr，40Torrという値でほぼ安定する。

右心から流れてきた静脈血が肺胞の毛細血管を通過するのは0.6～0.7秒程度とされる。この間に肺胞気とのガス交換が行われ，肺胞毛細血管を出ていく血液と肺胞気は圧について両者はほぼ平衡に達する。この平衡に要する実際の時間は0.25秒程度ともいわれていて，通過時間が0.6～0.7秒ならば，拡散障害がない限りほぼすべての肺胞毛細血管血のPO_2とPCO_2は肺胞気と平衡になると考えられる。

> **Q 死腔量が約150mLということは深呼吸のような大きな呼吸は換気の効率がよいのですか？**
>
> **A 単純に換気の効率についてのみ考えればそのとおりである。**
>
> 1回換気量が大きければ死腔換気量が占める割合が減り，肺胞換気率は増える。運動後の大きな呼吸は換気量の増加だけでなく効率もよくなっていると考えられる。一方，小さく喘ぐような速い呼吸では換気量は大きくなっても肺胞換気量は必ずしもその分増えない。また，安静換気状態ではむやみに深呼吸を行う必要はなく個人差を含めそれぞれの状態に見合った1回換気量や呼吸数の調節が行われる。いわゆる「深呼吸をして息を整える」という表現は理に適っているといえる。

▶参考情報

呼吸機能検査で使うマウスピースや呼吸フォルターの内容積は死腔となる。とくに気量型の検査機器を使用し呼吸管1本で検査する場合，大きな死腔量が付加されることになるため不用意に検査時間を長く取らない注意が必要である。

1.5 酸素および二酸化炭素の運搬

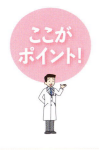

ここがポイント！

- 動脈血での酸素の運搬は，ほぼそのすべてをヘモグロビンが担っている。
- ヘモグロビンの酸素解離曲線の特徴を理解する。
- 二酸化炭素は血液中ではその70％が重炭酸イオンの形で運搬される。

1. はじめに

外呼吸の目的の1つは，前述のように肺での換気，ガス交換，および肺循環における血液の酸素化，動脈血化であり，もう1つは組織から運ばれてきた二酸化炭素の排出である。本節ではこれらの運搬について述べる。

2. 動脈血の酸素の運搬

肺胞で拡散により血液中に移行した酸素は，血漿に物理的に溶解する。この溶解する酸素量はヘンリーの法則に従いPa_{O_2}に比例し，37℃におけるO_2の溶解度は血液100mLにつき1Torrあたり0.003mLであり，Pa_{O_2}が100Torrとすれば溶解している酸素量は0.3mLとなる。

一方血漿に移行した酸素の大部分は赤血球内に入りヘモグロビンと結合する（ヘモグロビンの酸素化）。ヘモグロビンはその分子量は64,500とされ，1分子あたり4分子の酸素が結合できるので1gのヘモグロビンは最大1.39mLの酸素と結合する。したがって血液のヘモグロビン値が15g/dLとすれば血液100mLあたり最大20.85mLの酸素が含まれることになる。しかしながらヘモグロビンと酸素の結合は血液のP_{O_2}によって変化しP_{O_2}の値により酸素化ヘモグロビンの割合が非線形的に比例する。この酸素化されたヘモグロビンと全ヘモグロビンとの割合を酸素飽和度（S_{O_2}）といい，P_{O_2}との関係でグラフ化するとS状の曲線になり，これを酸化ヘモグロビン解離曲線（または，単に酸素解離曲線）という（表1.5.1）。

$$酸素飽和度（S_{O_2}） = \frac{酸化ヘモグロビン量}{全ヘモグロビン量} \times 100（\%）$$

ここでの全ヘモグロビン量とは酸素と結びつくことができるものをいい，メトヘモグロビンやCOヘモグロビンのような酸素結合能をもたないものを除いたもの。

3. 酸素解離曲線

血液のpHが7.4のときの代表的な酸素解離曲線を図1.5.1に示す。動脈血のP_{O_2}（Pa_{O_2}）はその基準値（正常値）は80～100Torrとされるが，この20Torrの間におけるS_{O_2}の変化は94～97％でその差は約3％である。またP_{O_2}が呼吸不全の判断の目安とされる60Torrに下がってもS_{O_2}は90％程度であり，換気に障害が起こり肺胞気PA_{O_2}が基準値から30Torr（30％）低下しても，動脈血として必要な酸素含量は8％程度の低下で留まる。

一方P_{O_2}が60Torrを下回ると解離曲線の傾きは急峻となり，少しのP_{O_2}の低下にS_{O_2}は下がるようになる。つまりヘモグロビンは酸素を放し組織・細胞に酸素を渡しやすくなる。

また酸素解離曲線は，図1.5.2に示すようにpH，温度により左方または右方に移動する。

pHについていえば，その値が低下すると同じP_{O_2}に対してS_{O_2}は下がる。これは組織でCO_2を受け取ってpHが下がるとヘモグロビンはより酸素を放しやすくなることを意味する（Bohr効果）。

表1.5.1 P_{O_2}と酸素飽和度および溶存酸素量の関係

P_{O_2} (Torr)	Hbの飽和度（S_{O_2}%）	溶解O_2量 (mL/dL)
10	13.5	0.03
20	35.0	0.06
30	57.0	0.09
40	75.0	0.12
50	83.5	0.15
60	89.0	0.18
70	92.7	0.21
80	94.5	0.24
90	96.5	0.27
100	97.4	0.30

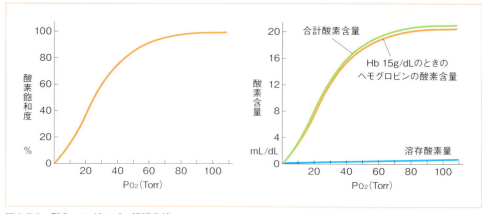

図1.5.1　酸化ヘモグロビン解離曲線

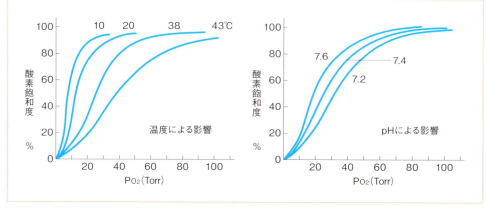

図1.5.2　酸素解離曲線の変化（移動）

温度については，温度が上がるとpHが低下したときと同様に同じP_{O_2}に対してS_{O_2}は下がる。体温の上昇，すなわち発熱している状態は組織の代謝が亢進し酸素の消費が高まっているが，それに呼応するようにヘモグロビンは酸素を放すようになる。逆に温度が下がった状態では酸素を手放さずそのまま静脈に還流するが，温度が低下した組織は代謝が抑制されるためあまり問題とならない。

これらのことをまとめると，ヘモグロビンは酸素を運搬する状況の動脈中ではP_{O_2}の多少の低下には影響されずに酸素を抱えていて，組織において酸素が要求される末梢ではわずかなP_{O_2}の低下で酸素を放す。加えてpHや温度の変化はより都合のよいほうに影響するという，まことに合理的な性質をもっているといえる。

● 4. 二酸化炭素

組織で産生されたCO_2は拡散により血液中に移行する。その一部は血漿中に物理的に溶解し，その中のわずかな量が水と反応しH_2CO_3が生成され，さらにその一部がH^+とHCO_3^-に電離する。一方，血液に入ったCO_2の大部分は赤血球内に入り一部はヘモグロビンなど蛋白質のアミノ基と結合しカルバミノCO_2となる。残りの大部分は炭酸脱水酵素の働きによりH_2CO_3が生成され，次いでH^+とHCO_3^-に電離する。この酵素による反応は可逆的に働き通常の反応に比べ数千～100万倍速く進むとされ，血液中のCO_2はその多くが赤血球内でHCO_3^-になり，一部は血漿中に移行して緩衝系としての役割を果たす。結果，静脈血中のCO_2はHCO_3^-として70％を占め，カルバミノCO_2として20％，溶存CO_2は10％となる。組織における酸素，二酸化炭素の移行の様子を図1.5.3に示す。

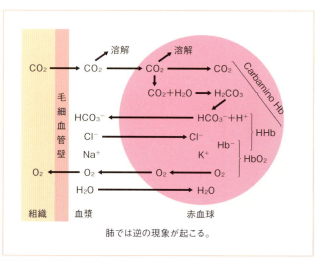

図1.5.3　組織における酸素，二酸化炭素の移行

5. 二酸化炭素解離曲線

血液中のPCO₂と血液中のCO₂含量の関係を示したものが二酸化炭素解離曲線（図1.5.4）で，通常のPCO₂の値の範囲ではほぼ直線関係にあり，酸化ヘモグロビンの濃度の値（∝PO₂）によりその曲線は移動する。血液から組織へ酸素が供給されればされるほど二酸化炭素解離曲線は上方にシフトし，より多くのCO₂を含むことができ，ここにも都合よくできた性質がみられる。

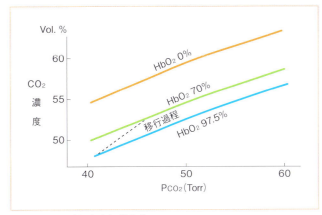

図1.5.4　二酸化炭素解離曲線

Q ヘモグロビンの分子量が64,500であることと，酸素結合能が1gあたり最大1.39mLであることとの関係がよくわからないのですが？

A molの単位を身近なg/dLやmLの単位で表すため分子量や22.4Lという値を使う。

　分子量64,500とは，1molのヘモグロビンは64,500gということ。したがって1gのヘモグロビンは1/64500molである。また，ヘモグロビン1分子あたり4分子の酸素が結合できるということは最大4/64500molの酸素が含まれることになる。標準状態では1molの酸素（気体）は22.4Lなので，22.4×4/64500＝0.001389L，すなわち1.39mLとなる。

▶参考情報

　アボガドロ定数（6.02×10²³）は1mol中に含まれる分子数。1molの分子が含まれる気体が0℃，1気圧において22.4Lである。どちらも身近ではないかも知れないが，後者の22.4Lは知っておいてもよい。

Q 「1gのヘモグロビンが最大1.39mL酸素と結合する」。この1.39mLを1.34mLとする記述があるのですがなぜ？

A メトヘモグロビンやCOヘモグロビンを含むかどうかが異なるため。

　1.39という値は先のQ&Aに示したとおり理論的に求められる最大値である。1.34というのは実験的に求められた値で，そのときの血液にメトヘモグロビンやCOヘモグロビンなどが含まれていたため，そのような数値が得られたものと考えられる。このことを加味して1.34や1.36といった値で求めた酸素含量のほうが実際に則しているという話もある。

▶参考情報

　オキシメータでヘモグロビン分画を測定するとCOヘモグロビンの量がわかるが，喫煙者ではその喫煙本数にもよるが，全ヘモグロビンの数％から5％程度のCOヘモグロビンが含まれるとされる。

Q 貧血の場合はヘモグロビンが少ない分，酸素飽和度は大きくなりますか？

A 大きくはならない。

　酸素飽和度は血液のPO₂で一義的に定まる。トラック輸送にたとえれば，酸素飽和度は荷物の最大積載量に対して実際に積んだ荷物の割合であり，貧血はトラックの台数が少ないということである。そのため貧血の場合は輸送量，酸素運搬量は小さくなる。

▶参考情報

　道路が渋滞したり狭くてトラックが思うように走れない場合は循環機能の低下に相当する。

1.6 気体に関する一般法則

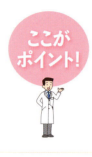

ここがポイント！

・ボイル・シャルルの法則を知っておく。
・BTPS，ATPS，STPDの条件の違い，測定値に適応する条件を知っておく。
・濃度と分圧の関係，その変換の計算法を知っておく。

● 1. ボイル・シャルルの法則

気体の状態を示す法則に有名なボイル・シャルルの法則がある。これはボイルの法則とシャルルの法則の2つを統合したもので，$V = kT/P$ で表される（kは定数，温度Tは絶対温度）。

(1) ボイルの法則（図1.6.1）
気体の体積は一定の温度下では圧力に反比例する。
$V = k/P$, $PV = P'V'$

(2) シャルルの法則（図1.6.2）
気体の体積は一定の圧力下では温度に比例する。
$V = kT$

定数kを気体の分子数n（mol）と気体定数Rに分け以下の気体の状態方程式としても示される。
$PV = nRT$

日常の検査について考えてみると，肺から呼出された呼気は体温（37℃）から室温に変化するが，室温は通常25℃程度であるから，呼息は冷やされてわずかながら体積は減少する。一方，測定する検査機器は室温とほぼ平衡しているので測定される体積は減少した値になり，そのときの室温（機器の温度）による体積変化を補正しなければならない。

● 2. 飽和水蒸気圧

わたしたちが生活している環境においては大気中に数％の気体としての水，すなわち水蒸気が存在するが無制限に存在できるわけではなく，その量は大気の温度によって水蒸気圧として規定される。つまり温度が決まれば気体として存在できる水蒸気の量の最大値が圧力として定まり，その値を飽和水蒸気圧という。具体例をあげると，体温である37℃では47.0Torr，室温，たとえば25℃では23.8Torrである。

肺の内部は湿潤であるため呼出されたガスは水蒸気で飽和しているが，このようなガスが室温に放出されるとそのガスは冷却される。前例の37℃から25℃の変化で考える

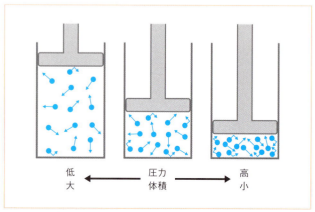

図1.6.1 ボイルの法則の概念図

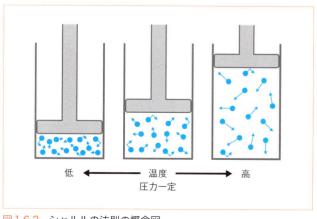

図1.6.2 シャルルの法則の概念図

表1.6.1 気体の条件と変換の計算式

```
ATPS : Ambient Temperature and Pressure,
       Saturated with water vapor
  そのときの温度（気温）と気圧で水蒸気で飽和された状態。
  適応：実際に測定される気量

BTPS : Body Temperature and Pressure,
       Saturated with water vapor
  37℃（体温）でそのときの気圧で水蒸気で飽和された状態。
  適応：生体内での気量

STPD : Standard Temperature and Pressure, Dry
  標準状態　0℃　1気圧，乾燥状態
  適応：O₂，CO₂などの特定のガスの計測値
```

ATPSの計測値をBTPSに変換する式

$$V_{BTPS} = V_{ATPS} \times \frac{310}{273 + t} \times \frac{P_B - P_{H_2OSAT}}{P_B - 47}$$

BTPSの計測値をSTPDに変換する式

$$V_{STPD} = V_{BTPS} \times \frac{273}{310} \times \frac{713}{760}$$

圧力の単位はmmHg/Torr

肺活量や機能的残気量，安静時換気量や肺胞換気量など生体での気量はBTPSで表し，酸素消費量，炭酸ガス排出量など特定のガスの量についてはSTPDで表す。

と飽和水蒸気圧はほぼ半減し，この差分は気体として存在できないため凝結して水になる。つまり体積がほぼ0に変化することになる。したがって水蒸気についてはボイル・シャルルの法則はあてはまらないので，水蒸気を除いてからこの法則を適用する。

肺気量など生体内での気体の体積の測定では，気体の条件，つまり前述のボイル・シャルルの法則に示される体積変動，含まれる水蒸気量の変化による体積変動を考える必要があり，計算による補正を行う（表1.6.1）。

以上述べた気体の体積にかかわる事項は，今日のコンピュータによる自動化された機器を使用して実施する検査においてはあまり意識されることはないかもしれない。しかしながら，機器が出力する数値の計算，また，シリンジポンプを用いた機器の較正や動作確認などの精度管理には定められた温度設定が必要であることなどはそれらの反映であることを知っておくべきである。

3. ヘンリーの法則

一定の温度では一定量の溶液に溶解する気体の量はその気体の圧力に比例する。これは，溶液を水とすれば酸素や窒素など水と反応しない気体についてあてはまり，その気体が水と化学的に反応するCO_2などのような場合は成り立たない。

すでに述べたように肺胞気と肺毛細血管血の間でPO_2が平衡するが，たとえば，空気に曝された水でも同じことが起こり水の中のO_2は空気のPO_2と平衡する。採血された血液も同様であり，血液ガス分析で検体を気密にする理由はここにある。

4. ドルトン（Dalton）の法則（分圧の法則）

混合気体の全圧力は各成分の気体の分圧の和に等しい。

$$\text{全圧力} P = P_A + P_B + P_C \cdots P_n$$
$$= P \times (F_A + F_B + F_C \cdots F_n)$$

特定の成分の気体の分圧は全圧力にその気体の濃度（分画）を乗じて求めることができる。濃度（分画）F_Aの気体Aの分圧は全圧力から水蒸気圧を引いたものに濃度を乗じ，
$$P_A = (P - P_{H_2O}) \times F_A$$

※P_{H_2O}は飽和水蒸気圧と相対湿度との積。

これらの法則は，気相である肺胞気と液相である血液との間におけるガスの移行が，圧について平衡するように動くこと，肺胞気の周りを通過した肺毛細血管血のPO_2は肺胞気のPO_2にほぼ等しくなること，酸素吸入時の酸素濃度の分圧への換算，またA-aDO_2の算出などに関係している。

　　　　　　　　　　　　　　　　　　　　　　［中野敏夫］

参考文献

1) 笹本 浩，山林 一：目で見る呼吸．武田薬品工業，1978．
2) 菅野剛史，松田信義：臨床検査技術学7第2版　臨床生理学．医学書院，東京，1998．
3) 大久保善朗，川良徳弘，他：臨床検査学講座 生理機能検査学 第3版．医歯薬出版，東京，2010．
4) 呼吸機能検査の実際．日本臨床衛生検査技師会，東京，2005．
5) 呼吸器能検査 第4版，第6版．自動呼吸器能検査研究会，2010，2014．

2章 呼吸機能検査機器の測定原理

章目次

2.1：気流型 …………………… 16
 2.1.1 気流型
2.2：気量型 …………………… 20
 2.2.1 気量型
2.3：ガス分析計 ………………… 22
 2.3.1 窒素ガス分析装置
 2.3.2 ヘリウムガス分析装置（カサロメータ）
 2.3.3 一酸化炭素分析装置

SUMMARY

　近年，呼吸機能検査の測定機器は高度な性能を有し，容易に検査結果を取得できるようになっている。そのため，各検査や機器の測定原理や特性を理解して使用することが非常に大切である。
　呼吸機能検査と一概に言っても，多くの検査項目と機器が存在する。本章では，呼吸機能検査の基本となるスパイロメトリーの測定原理および，換気不均等，肺拡散能検査時に使用するガス分析の測定原理の解説を行う。本文中で提示したQ&Aなどを通じて理解を深め，臨床的に価値のある検査を行っていただければ幸いである。

2.1 気流型

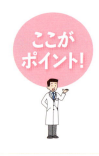

ここがポイント！

- スパイロメトリーは気量の測定原理によって2種類に分類できる。
  ①気流型：気流量を積分して気量に換算する。
  ②気量型：直接気量を測定する。
- 微分・積分を理解しよう！　気量を微分すると気流量になり，再度微分すると加速度になる。反対に，気流量を積分すると気量になる。
- 数学的には，体積Vを微分するとV'（流速）となる『'』は微分を表す。
- 呼吸器の分野では気体Vを微分すると，$\dot{V}$（気流量）になる。

2.1.1 気流型

気流型は，流量計によって気流量を測定し積分することで気量を求める。実際の測定では，流量計を通過する呼気・吸気の換算には違いがある。呼気は，体内から排出される気量を測定するため，体温37℃・大気圧－体内の飽和水蒸気圧47Torrの状態（BTPS）である。吸気は，室内の空気を気流計が測定しているため，室温・大気圧の状態（ATPS）である。そのため，BTPS換算された値が提示される。

● 1. 流量計の種類

気流型は，流量計の種類によって，差圧式・熱線式・超音波式がある。

（1）差圧式（ニューモタコグラフ）

①測定原理

測定回路の抵抗体を通る前の圧と通過後の圧の差から気流量を測定する。抵抗体には，フライッシュ型の層流管（図2.1.1），リリー型のメッシュ（図2.1.2），バリフローセンサーの切れ目の入ったポリエステルフィルム（図2.1.3）がある。気流の測定は，Hagen-Poiseuilleの法則にあてはまり，気流が層流であれば以下の式で求められる。

$$\dot{V} = \Delta P \cdot (\pi r^4 / 8L\eta)$$

$\dot{V}$：気流量，ΔP：圧差，r：層流管の管径，L：層流管の長さ，η：流体の粘性率

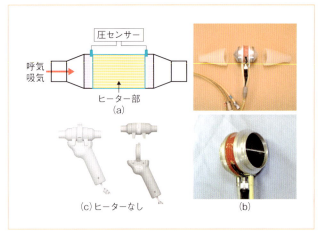

図2.1.1　フライッシュ型

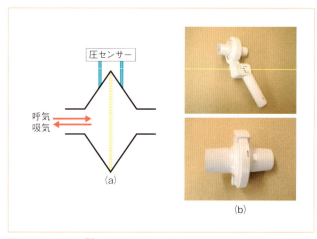

図2.1.2　リリー型

用語　body temperature and ambient pressure, saturated with water vapor（BPTS），ambient temperature, pressure, saturated with water vapor（ATPS）

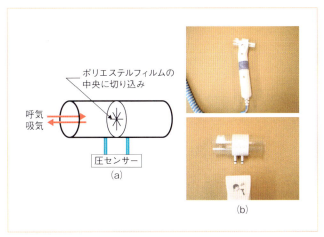

図2.1.3 バリフローセンサー

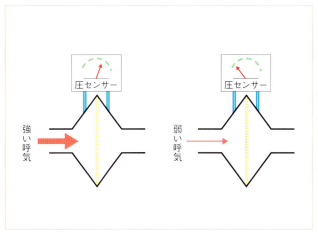

図2.1.4 抵抗体

$(\pi r^4/8L\eta)$は抵抗体であり，この値Rは一定となるため抵抗体を挟んだ前後の差圧$\Delta P(P1-P2)$を知ることで$\dot{V}$を求めることができる。

一定値である抵抗体（図2.1.4），に強い流速で呼気すれば，抵抗の手前の圧は呼出が強いほど上昇し，抵抗の後は開放になっているため，差圧としては抵抗の前の圧上昇がそのときの気流量を決定している。呼気が弱ければ抵抗前の圧上昇は少ない。

② 特 性
＜長所＞フライッシュ型：リニア特性が良い。耐久性に優れ洗浄が行える。
　　　　リリー型：死腔量が小さい。分解洗浄できる。
　　　　バリフローセンサー：リニア特性が良い。死腔量が小さい。ディスポーザブル化されている。
＜短所＞フライッシュ型：死腔量が大きい。金属製はヒーティングが必要である。

リリー型：メッシュが汚れやすい（感染防止フィルター使用で改善できる）。
バリフローセンサー：他のセンサーに比べ耐久性に劣る。

(2) 熱線式
① 測定原理
　一定温度に加熱された熱線（白金線）が搭載された流量計内を通過する気流量で冷やされ抵抗値が変化する。抵抗値の変化に伴い，同時に出力電流も変化する。その変化量を変換し呼気と吸気の流量が演算され，流量を時間積分することで気量を求める。気流量はKingの式より求める。

> **MEMO**
>
> **Kingの式**
>
> $$H = k(T-T_0)L\left\{1+\sqrt{2\pi \cdot \rho \cdot C_p \cdot d \cdot k^{-1} \cdot \dot{V}}\right\}$$
>
> H：熱線から毎秒失われる熱量　　Cp：気体の定圧比熱
> k：気体の熱伝導率　　　　　　　T₀：気体の温度
> T：熱線の温度　　　　　　　　　ρ：気体の密度
> L：熱線の長さ　　　　　　　　　$\dot{V}$：気体の気流
> d：熱線の直径

具体的には，熱線は375℃に保たれるようになっており，呼気・吸気によって熱が奪われると元の温度に戻る仕組みである（図2.1.5.a）。また，呼気と吸気で若干の換算が行われている。呼気時では37℃の大気圧－47Torr（飽和水蒸気圧）の気体が375℃の熱線から熱を奪い，375℃に戻すために電圧・電流が増大する（図2.1.5.b）。吸気時では室温で大気圧の気体が375℃の熱線から熱を奪い，375℃に戻すために電圧・電流が増大する（図2.1.5.c）。

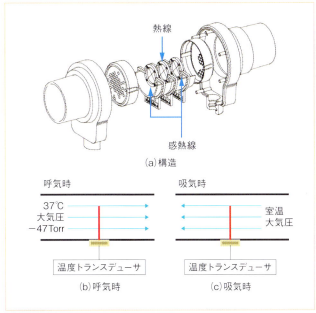

図2.1.5 熱線式

(3) 超音波式
①測定原理

　検査時に，息が通る管に超音波の送信機・受信機が備えられている。気流の流れに超音波を照射し，2つの超音波送受信素子管の超音波の伝搬時間を測定する。呼気はTaが短くTbが長く，吸気はTbが短くTaが長くなる。その到達時間の差から気流量を計算する。この気流量を積分し気量を測定する(図2.1.6)。

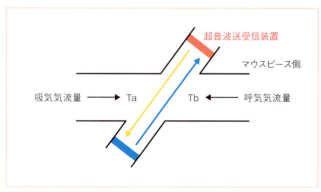

図2.1.6　超音波式

②特性

＜長所＞呼吸管にフローが入らなければ，Ta＝Tbになるため，ゼロ点の取得が不要となる。
　　　　抵抗が少ないため，検査中の呼吸がしやすい。

＜短所＞超音波の伝搬速度が温度などの環境に影響を受ける。

Q　気流抵抗が低いと何が利点なのですか？

A　気流抵抗は原則ゼロが理想。

　装置の抵抗は強制呼出においてPEEPの作用が働き気道を広げたり，ピークフローに影響を与えるため，測定装置の気流抵抗はゼロが理想である。しかし，測定装置ではセンサーやスパイロフィルターの抵抗があるため，0～14L/secにおいて1.5cmH$_2$O/L/sec以内を許容として規定されている（ATS/ERS，ISO26782）。

Q　周波数特性が高いと何が利点なのですか？

A　ピークフローの立ち上がりや，それに続く呼気を正確に捉えられる。

　周波数特性とは，一定条件のもとで圧力を断続的に加え，出力が追従する周波数のことで，周波数特性が高いほどピークフローの立ち上がりや，それに続く呼気を正確に捉えられる。

Q　フライッシュ型はなぜヒーティングしているのですか？

A　結露が発生しないため。

　金属製の層流管を用いているため，結露が発生しないように温めている。セラミック製は，温めが不要である。

▶参考情報

　昔の差圧センサーは金属板を使用したダイアフラム方式のため，呼吸機能検査に用いられる差圧式フローセンサーは20Hz以上の周波数特性が要求されていた。現在は，ダイアフラムから電子素子を用いたソリッド式が使用され，50Hz以上の周波数特性を有しており，周波数特性の問題は解消している。

Q リニア特性とは？

A 電流や電圧は直線ではないため，各社工夫して直線になるよう対応している。

　流量と差圧は正の関係であり，直線の特性をもつセンサーが理想である。フライッシュ型，リリー型の特性は直線的であり，直線化が容易である。直線化されたセンサーは測定精度に優れ，信頼性が高い。

Q フライッシュ型とリリー型では死腔量が100mL程度と考えられますが，少ないとどのような利点があるのですか？

A 死腔量は小さいほうが検査が正確となる。

　呼吸機能検査ではセンサーの他にマウスピースやスパイロフィルタの死腔量があり，再呼吸の状態となる。再呼吸では呼気CO_2が上昇し，血液中の$PaCO_2$が上昇する。$PaCO_2$の上昇は呼吸を大きくさせるため1回換気量が増大し，肺気量分画や分時換気量測定が不正確になる要因となるため，死腔量は小さいほうが検査が正確となる。

［田邊晃子］

参考文献

1) 日本呼吸器学会肺生理専門委員会呼吸機能検査ハンドブック作成委員会（編）：呼吸機能検査ハンドブック，6-7，日本呼吸器学会，東京，2021．
2) 日本臨床衛生検査技師会：呼吸機能検査の実際，16-21，2005．
3) Gregg Ruppel, M（著），浦田誓夫（訳）：肺機能検査マニュアル，133-146，医歯薬出版，東京，1990．

2章 呼吸機能検査機器の測定原理

2.2 気量型

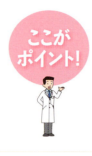

ここがポイント！

・気量型は気量を直接測定する。
・気量を微分することで，気流量を求める。
・ベネディクト・ロス型とローリングシール型がある。現在は，ローリングシール型が主流である。
・測定は，密閉された閉鎖回路で行うため，装置からの漏れに注意。

2.2.1 気量型

　気量型は，容量を測定する機器である。以前の気量型は乾式と湿式が存在し，乾式の代表として簡易測定機の蛇腹方式（図2.2.1），ベローズ型（簡易蛇腹式）（図2.2.2）などがあり，その後現在のローリングシール型へ移行した。湿式では，簡易測定機の回転ドラム型（図2.2.3）や，ベネディクト・ロス型（図2.2.4）があった。湿式は，水を使用するため感染上の問題により乾式に移行したとされている。

　気流型は開放で行うのに対して，蛇腹方式，ベローズ型，回転ドラム型，ベネディクト・ロス型などの気量型はすべて密閉で測定する。

● 1. ローリングシール型の測定原理

　図2.2.5に示すドラム内にシリコンゴムでシールされた可動するベルを設置，ベルの動きをポテンショメータ（回転式可変抵抗器）で計測し，ベルの面積（ベル・ファクター）を乗じて容量を求める。呼気・吸気はドラムの入口から出入りするだけでそれ以外は密閉されている[2,3]）。

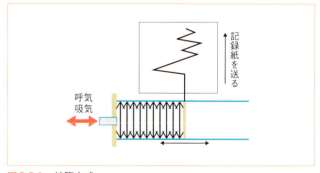

図2.2.1　蛇腹方式

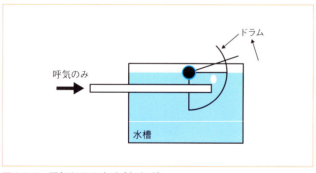

図2.2.3　回転ドラム方式（有水式）

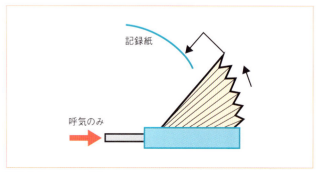

図2.2.2　ベローズ型

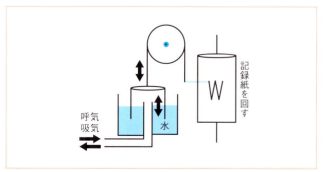

図2.2.4　ベネディクト・ロス型

2. 特　性

長所：精度が極めて高い。ガス組成の影響を受けない。呼吸抵抗が小さい。

短所：装置が大きく，高価である。装置内の清掃や消毒が必要である。

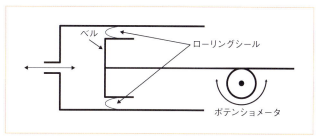

図2.2.5　ローリングシール型

Q ベル・ファクターとは？

A ベルが1mm移動したときの容量。

　ベル・ファクターは，ベルが1mm移動したときの容量で，ベルの面積で求める。ベルは円筒なので，円の面積＝半径×半径×3.14で求める。

Q ポテンショメータとは？

A 回転式可変抵抗器で，中心の軸を回転させると電気抵抗が変化する電子部品。

Q 気量型は測定を密閉で行いますが，自分の呼吸を密閉で繰り返すことで二酸化炭素が上昇して苦しくならないのですか？

A 1換気ごとに約5%のCO_2を出すため長時間の閉鎖状態では呼吸は苦しくなる。

　長時間の測定を要する機能的残気量（FRC）測定や分時換気量，基礎代謝測定では，呼吸回路に二酸化炭素を除去するソーダライムを通して呼吸を行うため，苦しくならない。

Q マウスピース・蛇管・接続部・ドラムハッチ・ローリングシールドと密閉を保持するには難しくないのですか？

A 常に心がける必要があり，毎日の精度管理時に確認を行う。

　蛇管の本体との接続部位の緩みの確認，ドラムハッチについては業務終了後の清拭が必要である。シールの劣化が進むと，測定位置に癖がつき思わぬ抵抗を発生する可能性がある。したがってシールは定期的に交換が必要である。

［田邊晃子］

用語　機能的残気量（functional residual capacity；FRC）

参考文献

1）日本呼吸器学会肺生理専門委員会呼吸機能検査ハンドブック作成委員会（編）：呼吸機能検査ハンドブック，6-7，日本呼吸器学会，東京，2021
2）日本臨床衛生検査技師会：呼吸機能検査の実際，16-21，2005．
3）Gregg Ruppel, M（著），浦田誓夫（訳）：肺機能検査マニュアル，133-146，医歯薬出版，東京，1990．

2.3 ガス分析計

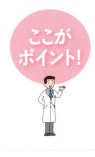

- 呼吸機能検査で用いられているガス分析装置は，窒素・一酸化炭素・ヘリウムである。
- 機能的残気量測定には，閉鎖回路法と開放回路法がある。
  ① 閉鎖回路法：ヘリウム閉鎖回路法が一般的でヘリウム分析装置が用いられる。
  ② 開放回路法：純酸素で肺内の窒素ガスを洗い出す方法で，窒素分析装置が用いられる。
- 肺拡散能測定には，ヘリウム分析装置と一酸化炭素分析装置が用いられる。
- クロージングボリューム (CV) 測定には，窒素分析装置が用いられる。

2.3.1 窒素ガス分析装置

Giesler管イオナイザー（図2.3.1）が最も頻用されている。この装置は，測定用のガスを採取するニードル弁，両極の電極をもつイオン化槽および光電管からなる。ニードル弁は，真空ポンプにより試料ガスを吸引すると同時に放電することのできる真空をこのニードル弁の調整で行っている。試料ガスをイオン化槽に引き込み，両端の電極に電流が流れると窒素ガスはイオン化されて発光し，その発光を光電センサーで測定する方法である[2,3]。

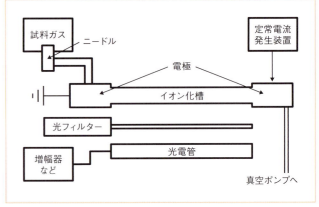

図2.3.1　窒素ガス分析装置

 MEMO

ニードル弁には通常触ることはないが，ある日突然窒素濃度が低値になってしまった場合には，おそらく埃や異物によるニードル弁の詰まりが考えられ，清掃により改善される。それでも改善がない場合は，真空ポンプの不具合もしくは光電センサーの劣化が考えられ，メーカー対応となる。

Q ガス分析装置の0点調整やゲイン調整は行う必要はありますか？

A メーカーの定期保守を行っている限り通常では調整する必要はない。

ただし，前述のとおり，埃や異物によりニードル調整が効かなくなった場合は調整を行う必要がある。

> **Q** 光電センサーの劣化はどのようにわかるのですか？
>
> **A** 真空ポンプ作動前のN₂濃度と作動後のN₂濃度をチェック。
> 精度管理を行ううえで，窒素濃度のゲイン調整を行っても40％を下回る場合，もしくは測定準備で測定不能の表示が出たとき（ニードルの詰まりでない）。

2.3.2 ヘリウムガス分析装置（カサロメータ）

各ガスの熱伝導の違いを応用したものである。2個のガラスコーティングされたサーミスタビーズがセンサーで，Wheatstone橋回路により接続されている。センサーを通過するガスの分子量（濃度）に影響され温度変化，すなわち電気抵抗の変化を生じる。この2つのセンサー間のガスの濃度の差が，センサーへの熱伝導の差として検出される（図2.3.2）[2,3]。

1. 熱伝導比

呼吸機能検査のヘリウム測定で関連のあるガスの0℃の熱伝導率を表2.3.1に示す。また，空気を1.0にしたときの比も示す。伝導率の単位はW/mKである。

ヘリウムガス分析装置はヘリウムの熱伝導率の違いを利用して測定している。空気を基準ガスとしていることから，熱伝導率がほぼ等しい酸素や窒素の存在は問題にならない。しかし，二酸化炭素の混入はヘリウムの濃度を測定するのに負の誤差として非常に大きい。したがって，二酸化炭素は分析器の前でソーダライムを用いて確実に除去する必要がある。ソーダライムの劣化により二酸化炭素が少しでも分析器に入れば，非常に大きな誤差につながることを忘れてはならない。

また，熱伝導率は湿度の影響も大きく，除湿（除湿剤・除湿チューブなど）も欠かすことがないように心がけることが必要である。

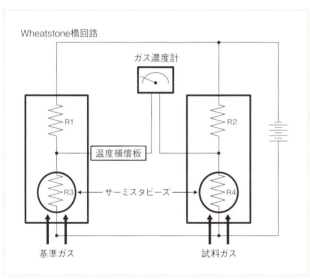

図2.3.2 ヘリウムガス分析装置

表2.3.1 ヘリウム測定で関連のあるガスの0℃の熱伝導率

気体名	0℃のときの熱伝導率	空気を1.0にしたときの比
空気	0.0241	1.000
窒素	0.0240	0.996
酸素	0.0229	0.950
二酸化炭素	0.0145	0.602
ヘリウム	0.1442	5.983

> **Q** ヘリウム閉鎖回路法測定機器にはソーダライムが2箇所使われていますが，何のためですか？
>
> **A** ローリングシールに接した大きなソーダライム容器（筒）は，FRC測定で装置内に注入した酸素とヘリウム（約10％）を数分間にわたり呼吸する。ヘリウムガスは肺内に拡散され原則的には吸収されないが，酸素は呼吸により二酸化炭素に置き換わる。呼吸により発生した二酸化炭素を吸収するときに使用しているのが，大きなソーダライム容器である。呼吸により失った酸素は，ヘリウ

ム閉鎖回路恒量式では随時酸素を供給している。小さいソーダライム筒は，ヘリウム分析装置や一酸化炭素分析装置に運ばれる試料ガスの二酸化炭素の除去を行っている。

Q 小さいソーダライム筒の劣化によりどのような誤差が生じますか？

A He濃度，CO濃度への影響が大きい

ヘリウムと二酸化炭素の熱伝導率比をみると，二酸化炭素のほうが低いためヘリウムの濃度は真値より低値を示してしまう。FRC閉鎖回路法では，ボックス内の既知のヘリウムが，呼吸によりFRCで希釈され，その希釈が多いほどFRCは多くなる。二酸化炭素の混入でヘリウム濃度が低値で示されるのでFRCが増えてしまう。

▶参考情報

肺拡散能1回呼吸法（$DL_{CO_{SB}}$）の場合，一酸化炭素分析装置にもわずかな誤差を生むが，誤差範囲と考えられる。しかし，ヘリウムガス分析装置は前述のとおり低値を示すことから，DL_{CO}の式に入れるとDL_{CO}は低値を示す。測定画面のヘリウム濃度と一酸化炭素濃度の差が少なくなるため，結果として低値を示すことになる。

2.3.3 一酸化炭素分析装置

一酸化炭素分析計は，肺拡散能検査に使用される。一回呼吸法では，0.3％と低いガス濃度を測定し0.01％の変化をとらえる精度が必要となる。測定法には，赤外線吸収法とケミカルセル法がある。

●1. 赤外線吸収法

一般的には赤外線吸収の原理を応用しているものが多い（図2.3.3）。原理は，2本の赤外線ビームが2個の並列したセルを通過する。一方のセルには基準ガスを含み，他方には分析する試料ガスを含む。回転翼がリズミカルに赤外線を分断する。基準ガスと試料ガスが同じ場合は検出用セルに到達する放射量に差はないが，濃度が異なれば放射量に差が生じ，検出器の内部を区画する金属の膜が発振する。この振幅は，ガスの濃度差に比例した信号へと変換される[2,3]。

●2. エレクトロケミカル式一酸化炭素分析計

検知極，対極およびイオン伝導体で構成され，一酸化炭

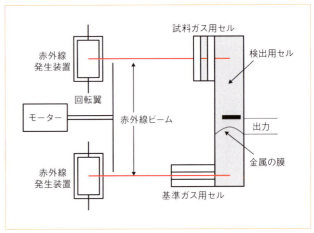

図2.3.3 一酸化炭素分析装置

素（CO）が検知極の触媒に触れると反応が発生する。検知極で発生したプロトン（H^+）はイオン伝導体を介して，対極へ移動する。つまりこのセンサーの反応はガスを活物質とする電池とみなすことができる。COガスセンサでは検知極と対極を電気的に接続し，その短絡電流を計ることでCO濃度が測定される[2,3]。

［田邊晃子］

📖 参考文献

1) 日本呼吸器学会肺生理専門委員会呼吸機能検査ハンドブック作成委員会（編）：呼吸機能検査ハンドブック，6-7，日本呼吸器学会，東京，2021
2) 日本臨床衛生検査技師会：呼吸機能検査の実際，16-21，2005.
3) Gregg Ruppel, M（著），浦田誓夫（訳）：肺機能検査マニュアル，133-146，医歯薬出版，東京，1990.

3章 呼吸機能検査

章目次

- 3.1：肺気量分画 …………………… 26
- 3.2：肺活量 ………………………… 31
- 3.3：フローボリューム曲線 ……… 35
- 3.4：呼吸機能検査データの
  見方について ………………… 44
- 3.5：ピークフローメーター ……… 45
- 3.6：機能的残気量 ………………… 50
  - 3.6.1 He閉鎖回路法　　3.6.3 結果の解釈
  - 3.6.2 開放回路法
- 3.7：体プレチスモグラフ ………… 61
  - 3.7.1 気道抵抗
  - 3.7.2 胸腔内気量
  - 3.7.3 肺コンプライアンス
- 3.8：クロージングボリュームと
  肺内ガス分布 ………………… 68
  - 3.8.1 測定原理　　3.8.3 結果の解釈
  - 3.8.2 測定方法
- 3.9：肺拡散能力 …………………… 74
  - 3.9.1 肺拡散能力とは
  - 3.9.2 肺拡散能力の検査
  - 3.9.3 検査の実際
  - 3.9.4 検査に必要な設定値と消耗品の知識
  - 3.9.5 評価
  - 3.9.6 補正について
  - 3.9.7 臨床的意義・解釈
  - 3.9.8 D_{Lco}とD_{Lco}/V_Aを評価するうえでの
    ピットフォール
- 3.10：換気力学的検査 …………… 98
  - 3.10.1 総論
  - 3.10.2 モストグラフ

SUMMARY

　肺気量は肺に含まれる空気の量を指し，その量は個々の肺の状態や呼吸の方法によって異なる。肺胞で行われるガス交換にすべての肺気量が使われるわけではない。呼吸機能検査は検査項目数が多くその評価は難しい。患者の努力によって結果の判定は大きく変化する呼吸機能検査おいて患者が最大限の力を発揮できるかは検査技師の技量にかかっている。いかに簡便に検査を行い，患者のストレスを軽減するかが重要である。
　われわれ検査技師は，検査の結果を出すことで終わらず，結果を読む力の必要性も考えなければいけない。生体検査は結果を判読しなければ検査も進められないし，報告もできない。また，検査を行ううえで患者への説明，かけ声のかけ方，タイミングなどが重要で，どこにポイントを置いて簡便に説明し，患者の不安を取り除くかが検査技師の技量である。検査は，患者の状態を把握し最小限の測定回数で，最大の努力を得るかが大切である。

3.1 肺気量分画

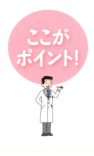

ここがポイント!
- 測定前準備（機器の精度管理など）ができている。
- いかに最大限の努力を患者から引き出せるか。
- 患者の状態，体位，肥満度により，安静呼気位レベル（FRCレベル）が変動する。

1. はじめに

呼吸機能検査の基本である肺気量分画は，呼吸の深さにより予備吸気量（IRV），1回換気量（TV），予備呼気量（ERV），残気量（RV）という4つの1次分画（volume）という基本気量と，2つ以上の1次分画からなる2次分画（capacity）とで構成される肺気量に分類される。2次分画は全肺気量（TLC），肺活量（VC），最大吸気量（IC），機能的残気量（FRC）の4つがある。それぞれの呼吸位置により標準基準位がある。最大限に吸い込んだときの吸気の位置（最大吸気位；TLCレベル），安静呼吸をしているときの吸気の位置（安静吸気位），安静呼吸をしているときの呼気の位置（安静呼気位；FRCレベル），最大限に吐き出したときの呼気の位置（最大呼気位；RVレベル）である（図3.1.1）。

スパイロメトリーは呼吸機能検査の最も基本的な検査法で，X軸に時間を取り，Y軸に肺気量の変化を記録するもので，この記録曲線をスパイログラム（図3.1.1），測定装置をスパイロメータという。スパイロメトリーではRVは直接測定できないので，FRCやTLCは測定できない。これらはFRCを求めることにより，その結果とスパイロメトリーの組み合わせでTLC＝FRC＋IC，RV＝FRC－ERVとして算出する。

肺の容積は胸郭の伸展と収縮で変動し，その変動は，肺胸郭系の拡張による胸腔内の陰圧の大きさと，肺の弾性収縮力との均衡で保たれている。ゴムボールにたとえると，

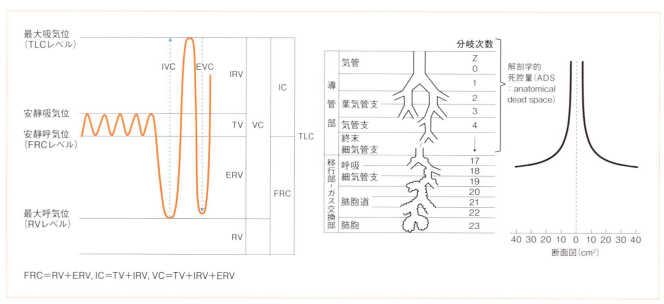

図3.1.1 肺気量分画と気管支分岐について

用語 予備吸気量（inspiratory reserve volume；IRV），1回換気量（tidal volume；TV），予備呼気量（expiratory reserve volume；ERV），残気量（residual volume；RV），全肺気量（total lung capacity；TLC），肺活量（vital capacity；VC），最大吸気量（inspiratory capacity；IC），機能的残気量（functional residual capacity；FRC）

3.1 | 肺気量分画

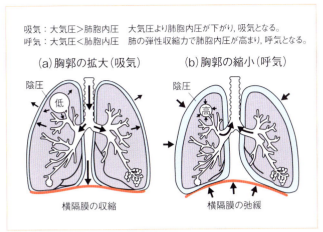

図3.1.2　肺胞内圧と大気圧との関係

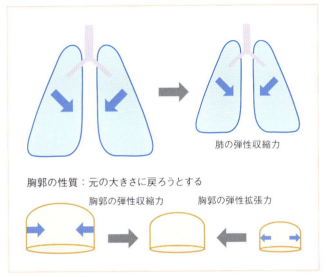

図3.1.3　肺の性質：常に縮もうとする

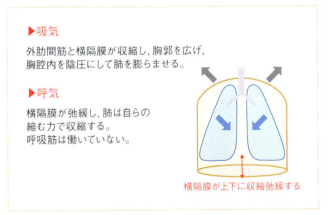

図3.1.4　安静換気における吸気と呼気の運動

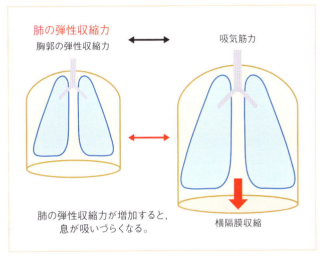

図3.1.5　安静呼気位の決定因子

図3.1.6　最大吸気位の決定因子（どれだけ吸えるか？）

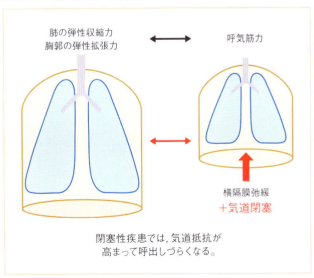

図3.1.7　最大呼気位の決定因子（どれだけ吐けるか？）

ゴムボールを握ったとき（外力によるボールの収縮）ボールは収縮し，その後元の形に戻ろうとする力を弾性力という。肺は，本来空気が抜けて収縮している状態が通常である。しかし，体の中では膨らんだ状態である（常に収縮しようと働いている；弾性収縮圧）。胸郭は，安静呼気位における状態が本来の大きさで，それより高い気量位の場合は収縮しようとする働きがある（胸郭弾性収縮圧）。また，

それより低い気量位の場合は拡張しようとする働き（胸郭弾性拡張圧）が起こる。肺は，この両者の働きで保たれている（図3.1.2～3.1.7）。

27

MEMO

①たとえば閉塞性換気障害の場合は，ゴムボールが薄くなり伸びきって大きくなった状態(RV，TLCが増加)，拘束性換気障害は，ゴムボールが肥厚して小さくなった状態(TLC，RVが減少)といったイメージでとらえてもらえればよい(図3.1.8)。

②呼吸に際して最も大切な働きは生体のエネルギー代謝に必要な酸素を大気中から摂取し，生体各組織の代謝の結果生じた炭酸ガスを体外に排出するガス交換といえる。肺でガス交換が行われるためには「換気」，「血流」，「拡散」の条件が必要である。その後酸素は末梢組織に送られる(空気と血液とのガス交換)(図3.1.9, 3.1.10)。

③呼吸筋について
　吸息筋と呼息筋はそれぞれ呼吸の際に空気を肺に取り込む(吸息)と空気を肺から押し出す(呼息)作用を担う。

■吸息筋(空気を肺に取り込む筋肉)
・横隔膜：吸息時に最も重要な筋肉で，下に移動して肺が拡張するのを助ける。
・外肋間筋：肋骨を持ち上げて肺が拡張するのを支援する。
・胸鎖乳突筋：深呼吸時に首を使ってさらに空気を引き込むのに役立つ。
・僧帽筋：肩の動きを支えることで，より深く呼吸する時に役立つことがある。

■呼息筋(空気を肺から押し出す筋肉)
・内肋間筋：肋骨を引き下げて肺を圧縮し，空気を押し出す。
・腹直筋：腹部を圧縮して空気を外に押し出すのを助ける。
・内腹斜筋：腹部を圧縮し，呼息を助ける。
・外腹斜筋：同じく腹部を圧縮して呼息を助ける。
・腹横筋：腹部の最も深い部分で，腹部を引き締めて呼息をサポートする。

※安静呼吸では，外肋間筋・横隔膜で吸気し，呼気は横隔膜の弛緩で担っている。

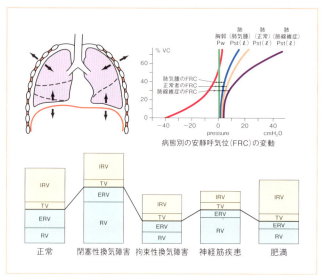

図3.1.8　各病態と肺気量分画

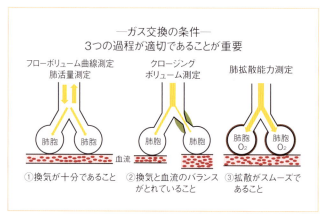

図3.1.9　ガス交換をスムーズに行うためには

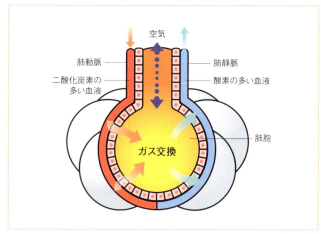

図3.1.10　肺胞でのガス交換

● 2. 各標準基準位を決定する因子 (図3.1.11)

(1) 最大吸気位 (TLCレベル) を決定する因子

　最大吸気位は，肺と胸郭の弾性収縮圧の和(全呼吸器系弾性圧)に抵抗する筋力との間に調和のとれた気量位である。肺弾性収縮圧は2つの圧からなる。1つは肺の表面張力による圧と，もう1つは弾性線維，膠原線維などの間質成分による圧である。肺弾性収縮圧は肺の表面張力の関与が考えられ，最大吸気位における弾性収縮圧は肺の表面張力が大きく関与していることになる。

(2) 安静呼気位 (FRCレベル) を決定する因子

　安静呼気位は，肺弾性収縮圧と胸郭弾性拡張圧のバランスがとれた気量位である。正常人の安静呼気位は肺活量(VC)の約35％程度のレベルで，最大吸気量(IC)と予備呼気量(ERV)の比は約2：1になる。しかし，肥満では横隔膜の挙上によりFRCレベルが下方へシフトしてERV，FRCが低下する(図3.1.12)。

(3) 最大呼気位 (RVレベル) を決定する因子

　最大呼気位を決定する主な因子は胸郭弾性拡張圧に抵抗する呼吸筋力である。また，低肺気量位では末梢の呼気道抵抗が増加するため，気道抵抗も最大呼気位を決定する

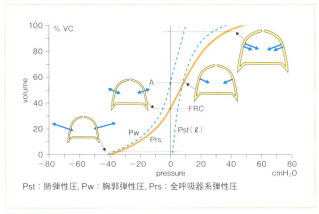

Pst：肺弾性圧，Pw：胸郭弾性圧，Prs：全呼吸器系弾性圧

図3.1.11　肺と胸郭の圧-量曲線
(Agostoni & Mead, Handbook of Physiology, Sect. 1964；3(1)：392より引用)

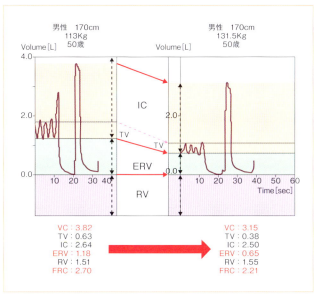

図3.1.12　肥満によるFRCレベルの変動

因子の1つとなる。慢性閉塞性肺疾患（COPD）では肺弾性収縮力が低下しており，肺気量の低下に伴い容易に気道が虚脱して閉塞が生じるため，吐ききれず高い肺気量位で最大呼気位に達して残気量が増加する。

 MEMO

肺活量と姿勢

呼吸機能の検査は，必ずしも座位で行えるとは限らない。ストレッチャーの場合もある。臥位の場合は，最大呼気位まで呼出しづらく，努力性の呼気も力を入れにくくなる。呼気時に天井に向かって呼出するように，またお腹に力を入れて呼出してもらうように声かけする。報告書に記載するコメントとしては，「臥位で測定いたしました。臥位では横隔膜挙上のため，座位に比し肺気量は7〜8%減少いたします」など肺気量が低下することを記載することが大切である（図3.1.13）。

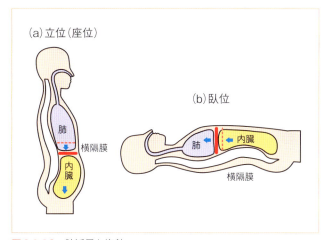

図3.1.13　肺活量と姿勢

(4) 肺気量分画

1回換気量（TV）：安静呼吸で出入りする空気の容積。

予備吸気量（IRV）：安静時吸息の終了からさらに最大努力により追加吸入しうる空気の容積。

予備呼気量（ERV）：安静時呼息の終了からさらに努力して呼出しうる空気の容積。

最大吸気量（IC）：予備吸気量＋1回換気量。

残気量（RV）：安静呼気位から最大息を吐き出した際に肺の中に残っている空気の容積。

機能的残気量（FRC）：残気量＋予備呼気量肺活量（VC）：予備吸気量＋1回換気量＋予備呼気量。

換気率（ventilation ratio）：1回の呼吸で換気される肺胞内の空気の割合で，換気率＝肺胞換気量（後述）／（機能的残気量＋肺胞換気量）（＝0.12）で表される。

全肺気量（TLC）：最大吸気位における肺ガス量（肺活量＋残気量）。

FRC ＝ RV＋ERV，IC ＝ TV＋IRV，VC ＝ TV＋IRV＋ERV

適度なFRCは呼吸によって急激に肺胞内ガス組成が変化することを防ぐが，肺気腫のように機能的残気量が増加しすぎると換気率が低下し低酸素症の原因となる（図3.1.8）。

［高谷恒範］

用語　慢性閉塞性肺疾患（chronic obstructive pulmonary disease；COPD）

参考文献

1) 日本呼吸器学会肺生理専門委員会（編）：臨床呼吸機能検査 第8版，メディカルレビュー社，東京，2016．
2) 肺機能セミナー臨床呼吸機能検査，第6版，ライフメディコム，東京，2004．
3) 自動呼吸機能検査研究会：呼吸機能検査，天理時報社，奈良，2014．

3.2 | 肺活量

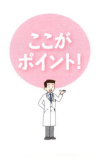

ここがポイント！
- 患者の体調，状態を把握できているか。
- 安静呼気位（FRCレベル）が安定していること。
- 基本は，呼気肺活量よりも吸気肺活量のほうが多い（若年層は，呼気肺活量が多いことがある）。
- 空気の漏れがないかの確認（口元からの漏れ）。
- 最大呼気，最大吸気のプラトーがあるかどうか。

1. はじめに

肺活量は，英語ではvital capacity（VC）という。VCは言葉どおり，生命（vital）の容量（capacity）である。昔から，全死因の死亡率と相関することが知られている。

肺活量の検査法として，以下の方法がある（図3.2.1）。
①吸気肺活量（IVC）は，安静吸気位から最大呼気，最大吸気を行う方法。
②呼気肺活量（EVC）は，閉塞性疾患では，過小評価されることが多く注意が必要である。
③IVCからEVCは，標準法である。健常人は，IVCとEVCはほぼ等しくなるが，閉塞性疾患では，気道閉塞の影響などにより空気とらえ込み現象が起きて，IVC＞EVCとなる場合が多い。また，IVCとEVCがほぼ同じであることを確認できれば妥当な結果と判断する（閉塞性換気障害は，IVC＞EVCとなる場合がある）。
④2段肺活量は，呼気と吸気の連続動作が困難な場合に有効である。

②と③は，気流型スパイロメータでの記録に注意が必要である。測定時間が短く呼気に時間がかかる症例では，EVCの記録が終了する前に測定が停止し測定できないことがある。また，呼気，吸気でドリフトを認めることが多く注意が必要である。

2. 機器について（図3.2.2）

スパイロメトリーを実施するための機器は，気流量を積分して気量に換算する気流型と，直接気量を測定する気量型に分けられる。どのタイプであっても，ATSの基準を満たしていることが条件となる。

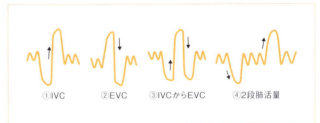

図3.2.1　肺活量の検査方法

(1) 気流型

装置も小型化で電子スパイロメータと呼ばれる。差圧式流量計（ニューモタコグラフ）や熱線流量計などを用い，気流量を測定する。容積は気流量を積分して算出する。装置は比較的安価であるが，測定項目は限られる。

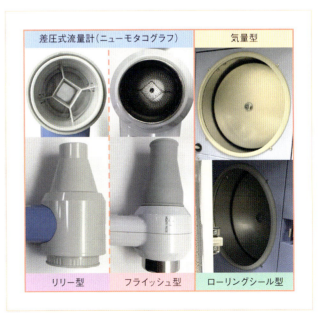

図3.2.2　機器について

用語　吸気肺活量（inspiratory vital capacity；IVC），呼気肺活量（expiratory vital capacity；EVC），空気とらえ込み現象（air trapping）

①差圧式流量計（ニューモタコグラフ）

回路に抵抗体を置き，その入口から出口までの差圧を測定することにより気流量を測定する。気流量の測定はHagen-Poiseuilleの法則『層流状態にある限り，細い管の中を流体が通過する際に生じる圧の低下は流量に比例する』に基づくものである。差圧計の種類にはフライッシュ型とリリー型がある。

②熱線流量計

気流が引き起こす温度変化に応じて熱線の抵抗値が変化することを応用した測定法である。気流量はKingの式より求める。熱線式はガスの組成，温度，湿度の影響を受けやすく，滅菌や消毒がしにくいなどの欠点もあり注意が必要であるが，最近の熱線式のセンサーは洗浄も可能であり使いやすくなっている。

(2) 気量型

ベネディクトロス型，ベローズ型，Krogh型，Tissot型，ローリングシール型があるが，現在ベネディクトロス型はほとんど用いられていない。どちらも一定断面積のベルの動きによる容積変化で肺気量を算出する。気流量は気量を微分して算出する。現在の機器では，ほとんどローリングシール型となっている。精密呼吸機能検査（FRC，DL_{CO}，気道抵抗など）の測定が可能であるが，装置が高価である。

3. 測定方法 (図3.2.3)

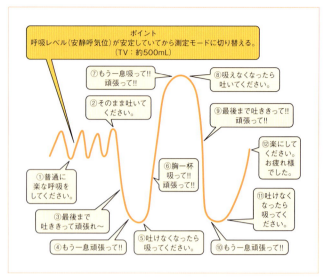

図3.2.3 肺活量検査の進め方

①マウスピースを咥えてもらいノーズクリップをする。口元や鼻からの息漏れがないように確認する。1回換気量(TV)：安静換気。「肩の力を抜いて普通の息を口だけで続けて下さい」。安静呼吸を3回以上記録する。正しい姿勢にしてもらい，肩に力が入っているときは，軽く手を肩に当ててリラックスさせる（触れすぎには注意）。口だけの呼吸ができない場合は手で鼻をつまんで口呼吸の練習をしてみるとよい。

②③安静吸気位より吐き始める。「ゆっくり息を吐いて下さい。全部吐き出して下さい」，「まだまだ，全部吐き出して」，「もう一息」などと声をかける。吐ききれるように声かけをしっかり行う。呼出速度がゆっくりすぎないように声かけを行う。慢性閉塞性疾患の場合は速すぎると気道の閉塞が起こり，吐ける量が少なくなる（空気とらえ込み現象）ので，声をかける速度には注意する。

④⑤最大呼気位まで吐いてもらう。「そのまま頑張ってください。苦しいですけど，そこからもうひと息，頑張って，あきらめないように，まだまだ量が出ていますから。吐けなくなるまで頑張って！ 最後まで絞り出すように吐いてください」。スパイログラムでプラトーが確認できるまで吐いてもらう。

⑥⑦⑧最大吸気位まで吸ってもらう（吸気肺活量）。「吐ききれたら次は大きく息を吸って」，「もっともっと大きく，吸えなくなるまで吸ってください」，「もっと吸って，しっかり頑張ってください」。スパイログラムでプラトーが確認できるまで吸ってもらう。

⑨⑩⑪再度，最大呼気位まで吐いてもらう（呼気肺活量）「もう一度ゆっくり全部吐ききって下さい」。最初の最大呼気位と同じレベルまでしっかり吐いてもらう。スパイログラムでプラトーが確認できるまで吐いてもらう。

⑫検査終了。「吐き切れたら，楽にして下さい」，「お疲れさまでした」。ノーズクリップを取りマウスピースを外してもらう。労いの言葉を必ずかける。

※最大吸気位，最大呼気位のプラトーは，被検者，疾患によって困難な場合があるため，できる範囲で行う。

 MEMO

①プラトーとは，2004年[2]では，2秒以上上下に変化がなく水平であることだとされていたが，2021年[6]の定義では，最低1秒以上呼気量の変化が0.025L未満であることに変更となった（図3.2.4）。

②空気とらえ込み現象（図3.2.5）とは，炎症や気道内分泌物の貯留により気道が狭窄，肺胞破壊により肺の弾性力が低下し，気道が虚脱する。また，呼出速度が速いと気道内分泌物が動き，気道径が保てずさらに狭くなったり，分泌物が気道に栓をしてしまう。

4. 肺活量測定の妥当性・再現性と採択基準 (表3.2.1)

(1) 妥当性

①安静呼気位が安定している

3.2 | 肺活量

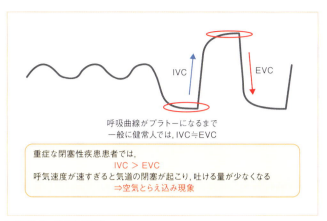

図3.2.4 肺活量検査

表3.2.1 肺活量測定の妥当性，再現性と採択基準

	基　準
妥当性	モニター上のスパイログラムで以下を確認する ①安静呼気位が安定 ②最大呼気位と最大吸気位のプラトーが確認できる ③IVC≒EVC
再現性	妥当な2回以上の測定結果で再現性を判断する 最大VCと2番目に大きいVCの差が0.15L以下および最大VCの10％以下
採　択	最大のVCを示した測定結果を採択する

（日本呼吸器学会肺生理専門委員会呼吸機能検査ハンドブック作成委員会（編）：呼吸機能検査ハンドブック，日本呼吸器学会，東京，2021より引用）

10％以下であること。

(3) 採　択

最大の肺活量を示した測定結果を採択する。

> **MEMO**
>
> **再現性について**
> 　2004年[2]は，VCの大小にかかわらず一律200mL以下であったが，変更となった。
> 　2021年[6]は，VC1.5L以上：0.15L以下，VC1.5L以下：最大VCの10％以下，VC1Lなら100mLの再現性の基準が厳しくなった。特に低肺気量なほど再現性の範囲が厳しくなった。

(4) ピットフォール

　VC検査の再現性は，最大VCと2番目に大きいVCの差が0.15L以下および最大VCの10％以下にしなければならない。VC1.5Lの場合，必要なVCの差は150mL以下であり，10％値も150mLである（この，1.5Lが境目である）。そのため，例えばVCが3Lの場合とVCが1Lの場合では，再現性に必要なVC差に差が生じる。

例）
VC：3Lの場合：最大VCと2番目に大きいVCの差150mL以下であり，最大VCの10％値は300mLであるため，再現性に求められる規定量は150mLとなる。
VC：1Lの場合：最大VCと2番目に大きいVCの差150mL以下であり，最大VCの10％値は100mLであるため，再現性に求められる規定量は100mLとなる。

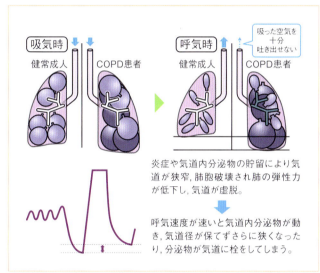

図3.2.5 空気とらえ込み現象

②最大呼気位と最大吸気位のプラトーが確認できる
③IVC≒EVCである

> **MEMO**
>
> 　安静呼気位の安定とは安静呼気位の基線が水平で最大吸気位と最大呼気位の呼気側3分の1から2分の1ぐらいにあることをいう。閉塞性疾患では空気とらえこみ現象のためIVC＞EVCとなる場合がある。

(2) 再現性

①妥当な2回以上の測定結果で再現性を確認する。
②2つの妥当な測定結果において，最大の肺活量と2番目に大きい肺活量の差が150mL以下および最大肺活量の

［高谷恒範］

参考文献

1) American Thoracic Society. Standardization of Spirometry, 1994 Update. American Journal of Respiratory and Critical Care Medicine, Vol. 152, No. 3 (1995), pp. 1107-36.
2) 日本呼吸器学会肺生理専門委員会：呼吸機能検査ガイドライン—スパイロメトリー，フローボリューム曲線，肺拡散能力，メディカルレビュー社，東京，2004.
3) 肺機能セミナー臨床呼吸機能検査, 第6版，東京：ライフメディコム，東京，2004.
4) 自動呼吸機能検査研究会：呼吸機能検査，天理時報社，奈良，2014.
5) 日本呼吸器学会肺生理専門委員会（編）：臨床呼吸機能検査　第8版，メディカルレビュー社，東京，2016.
6) 日本呼吸器学会肺生理専門委員会呼吸機能検査ハンドブック作成委員会（編）：呼吸機能検査ハンドブック，日本呼吸器学会，東京，2021.

3.3 フローボリューム曲線

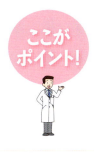

- 最大吸気後の呼気のタイミングが悪くないか？（外挿気量が大きくなる）
- 安静呼気位（FRCレベル）が安定していること。
- 最大吸気ができているか？また，最大呼出ができているかを確認する。
- 空気の漏れがないかの確認（口元からの漏れ）。

1. フローボリューム曲線

気流量と肺気量の関係を図示したものがフローボリューム曲線であるが，最大吸気位から最大努力呼気したときに記録されるフローボリューム曲線（Maximum Expiratory Flow-Volume Curve）のことを，単に「フローボリューム曲線」とよぶことが多い（図3.3.1）。強制呼出の最初のほうは呼気努力の影響が大きくなるが，後になるにつれて本人の呼気努力とは無関係になっていき，呼出が進むほど，流速は末梢気道の状態に規定されるようになる。これにより，1秒率が測定される。COPD早期発見には，スパイロメトリーが優れている。

2. フローボリュームのパラメータ

① 努力肺活量（FVC）：最大吸気から努力性最大呼気を行ったときの最大吸気位から最大呼気位までの量。
② 1秒量（FEV_1）：1秒間に呼出可能な量。
③ 最大中間呼気流量（MMF）：努力肺活量の25～75%までの平均呼気流量（図3.3.2）。
④ Gaenslerの1秒率（FEV_1/FVC）：1秒量を努力肺活量で除したもの，一般的に1秒率といわれている。
⑤ Tiffenauの1秒率（FEV_1/VC）：1秒量を肺活量で除したもの。エアートラッピングが大きくVCとFVCの間に大きな差があるときに用いる。
⑥ %1秒量（% FEV_1）：1秒量を予測1秒量で除した値。1秒率と混同しないように注意が必要。
⑦ 最大呼気流量（PEF）：フローボリューム曲線において

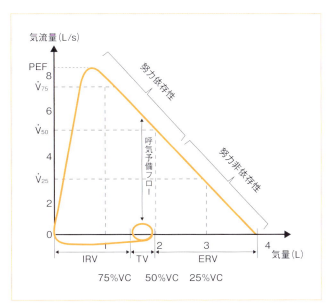

図3.3.1 フローボリューム曲線と各指標

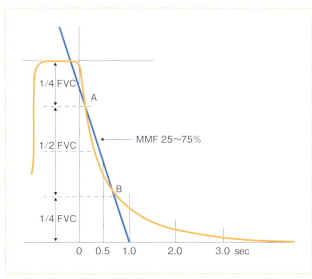

図3.3.2 最大中間呼気流量

📝 **用語** 努力肺活量（forced vital capacity；FVC），最大中間呼気流量（maximal midexpiratory flow；MMF）

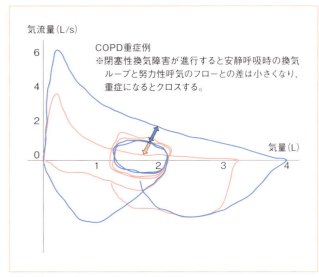

図3.3.3 expiratory reserve flow

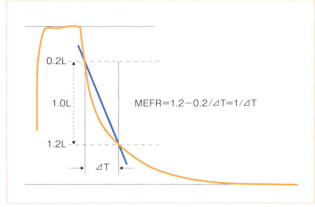

図3.3.4 最大呼気流量比

初期に出現する呼気流量の最大値を表す。
⑧ $\dot{V}_{75}$：努力肺活量の最大吸気位を100％，最大呼気位を0％としたときの75％呼気流量。
⑨ $\dot{V}_{50}$：努力肺活量の最大吸気位を100％，最大呼気位を0％としたときの50％呼気流量。
⑩ $\dot{V}_{25}$：努力肺活量の最大吸気位を100％，最大呼気位を0％としたときの25％呼気流量。
⑪ expiratory reserve flow（ERF）：呼吸の余力を推察する指標。閉塞性換気障害が進行すると安静呼吸時の換気ループと努力性呼気のフローとの差は小さくなり，重症になるとクロスする（図3.3.3）。
⑫ 最大呼気流量比（MEFR）：0.2L呼出した時点から1.2L呼出した時点までの平均流量比（図3.3.4）。
⑬ maximal voluntary ventilation（MVV）：1分間に換気可能な最大換気量。実測ではないが，相関があるためMVV＝35×FEV_1が簡易的に用いられる[6]。

3. フローボリューム曲線の特徴

(1) フローボリューム曲線とは

　フローボリューム曲線の前半の呼気流量は努力依存性で，後半の呼気流量は努力非依存性といわれている（図3.3.1）。フローボリューム曲線は圧力と気流の関係であり，"圧力（P）＝気流量（$\dot{V}$）×抵抗（R）"の式で表される。また，圧力をある一定以上強くしても気流量が変化しなくなる現象がある（フローリミテーション）。これは，管内を波が伝播する速度であるウェーブスピード（気道内を空気や水の分子が通過できる最大の速度）があるためである。ウェーブスピードは気道壁が硬いほど速く，剛管内であれば340m/秒，気道のように弾性をもつ管内では80m/秒といわれている。気道内のある点で空気がウェーブスピードで通過しているとき，その点をチョークポイントという。このチョークポイントにおける気道の断面積とウェーブスピードを乗じたものが，口腔内の最大呼気流量（$\dot{V}max$）となる。臨床用語でのフローリミテーションと混同しないように注意が必要である（COPDなどのようにFEV_1/FVCが70％未満に低下した状態）[1]。

(2) 等圧点理論

　Meadらの等圧点（EPP）理論を説明する（図3.3.5）。呼気時の胸腔内圧は陽圧である。肺胞内圧（Palv）は肺弾性圧（PL）と胸腔内圧（Ppl）の和である（Palv ＝ PL ＋ Ppl）。
　たとえば，胸腔内圧を15cmH₂O，肺弾性収縮力を30cmH₂Oとすると，肺胞内圧は45cmH₂Oとなる（図3.3.5）。次に口腔内圧をゼロ（0）とすると，肺胞内圧と口腔内で圧勾配が生じて，上気道へ行くほど気道内側圧が低下する。そのため，気道外側圧である胸腔内圧と等しくなる部位が発生する。これをEPPとよぶ。
　また，EPPより肺胞側の気道では，胸腔内圧に比べ気道内側圧のほうが高くなり，気道を広げる力が働く。EPPより口腔側では，胸腔内圧のほうが気道内側圧より高くなり，気道を押し潰す力が働く。つまり，肺胞内圧が低下した場合（COPDなど）では，EPPは肺胞側へシフトする。また，努力呼出による胸腔内圧の上昇もEPPを肺胞側へシフトさせる要因となる。
　正常肺の場合は肺弾性収縮圧が保たれ，肺胞内圧が高いためEPPは気管支軟骨が存在する上気道で起こる。この状態で，ある程度努力して呼出すれば，それ以上努力しても最大呼気流量は変わらない（努力非依存性）フローリミテーションが起こり得る。COPDなどの肺弾性収縮力が低下している場合は，肺胞内圧が低下してEPPは気管支軟骨が存在しない末梢気道側で起こり，気道閉塞が起こりや

用語　最大呼気流量（peak expiratory flow；PEF），最大呼気流量比（maximum expiratory flow rate；MEFR），等圧点（equal pressure point；EPP）

3.3 | フローボリューム曲線

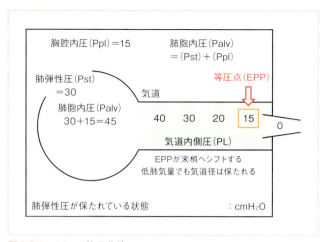

図3.3.5　Mead等圧曲線

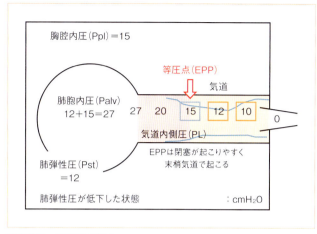

図3.3.6　COPDの場合

すい（図3.3.6）。そのため，早い段階（高肺気量位）でフローリミテーションが起こり，最大呼気流量（$\dot{V}max$）に達するのである。

MEMO

検査説明の一例

「どれだけ強く一気に最後まで吐ききることができるかを測定します。今度は勢いと吐く速さを見ます。最初は普通に呼吸をします。"吸って"と合図をしたら，めいっぱい吸えなくなるまで吸って，そこで"吐いて"と声をかけますから，胸とお腹を一気に縮めるようにして，できるだけ強く速く，一息に最後まで吐ききってください」。

4. 基本的な手技検査の流れ

基本的な手技検査の流れと，そのときの注意事項を図3.3.7に示す。かけ声は患者とともに検査を行っているようなイメージで行うことが大切である。また，患者との目線の高さも重要である。上から見下ろすのではなく，同じ高さか，もしくは下から見上げるように声をかけることが大切である。患者の状態によっては十分な検査回数ができない場合，要領が悪い場合，喘息患者で繰り返し検査によって気管支の攣縮を誘発して再現性が得られない場合があるので，できる限り少ない回数で検査を終了できるように努める。また，1回しか最良のデータを得ることができず，その1回のデータを採択する場合は，その理由を報告書に明記することが望ましい。

最大努力によるフローボリューム曲線を記録する前に安静換気時のフローボリューム曲線を記録することで，肺気量分画を見ることができる。また，双方の曲線を比較（予備呼気フロー）することで，おおまかな呼吸の予備能力を推察することができる。

また，できる限り安静換気のループを記録してから検査を開始するようにする。安静換気ループは，2回以上記録すると波形が重なり評価がしにくくなるため，患者の安静呼吸を観察しながら測定をスタートさせ，なるべく1回のループにする。

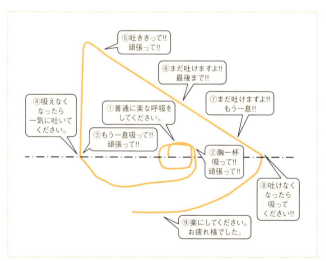

図3.3.7　努力肺活量検査の進め方

3章 呼吸機能検査

検査室ノート　測定方法

①マウスピースを咥えてもらいノーズクリップをする。口元や鼻からの息もれがないように確認する。

②安静換気を最低1回以上行う。「普通に楽な呼吸をしてください」など声かけする。

③安静呼気位から最大吸気をしてもらう。「胸一杯に空気を吸い込むように吸ってください！」など，適度な速さで吸うように指示する。

④最大努力呼気をしてもらうために「一気に吐いて！」（大きな声で）と合図する。肺気量分画測定時の最大吸気量を参考にして行う。

⑤最後まで一息で吐ききってもらう。「吐いて！そのままスーっと，吐き続けて，最後まで吐ききって，もう一息」。途中で「うまくいってますよ！そのまま吐ききって！！」など，上手にできていることを伝えながら最大呼出をしてもらうとよい。努力非依存性の部分では逆に肩の力を少し抜き最後まで吐ききってもらえるように誘導する。

⑥プラトーが確認できたら終了。「吐けなくなったら吸ってください」，「お疲れさまでした」など，労いの言葉を必ずかけること。

● 5. 努力肺活量測定の妥当性，再現性と採択基準（表3.3.1）

(1) 妥当性

・フローボリューム曲線のパターンで，検査全般に十分な努力が得られており（最大吸気，すばやい呼気開始，ピーク，呼気の持続），アーチファクト（呼気早期の咳，声出しなど）がないこと。

・呼気開始が良好であること。外挿気量がFVCの5%あるいは100mLのうち，いずれか大きいほうの値より少ないこと（図3.3.8）。

・十分な呼気。

・呼気プラトーが最低1秒以上で呼気量の変化が0.025L未満の確認と，呼気プラトーにならない場合呼気時間が15秒以上である。

・FIVCとFVCとの差：100mLあるいは，FVCの5%のいずれか大きい値より少ないことだが，必須ではない。（FIVC：努力呼気をさせたのち努力吸気肺活量を行う）

(2) 再現性

①妥当な3回のF-V曲線で比較する。

②最大のFVCと2番目に大きいFVCの差が0.15L以下であること。

③最大のFEV_1と2番目に大きいFEV_1の差が0.15L以下であること。

表3.3.1　努力肺活量測定の妥当性，再現性と採択基準

	基　準
妥当性	①F-V曲線のパターンが良好 ・最大吸気，呼気開始，ピーク，最大呼気努力の確認が得られている ・アーチファクト（喉や声出しなど）がない ②呼気開始が良好 ・外挿気量が0.10LあるいはFVCの5%のいずれか大きい値より少ない ③十分な呼気 ・呼気プラトー（最低1秒以上呼気量の変化が0.025L未満）の確認 ・プラトーにならない場合は呼気時間が15秒以上 ④FIVCとFVCの差が小さい ・FIVC-FVCが0.10LあるいはFVCの5%のいずれか大きい値より少ない
再現性	①妥当な測定結果3回のF-V曲線のパターンを比較 ②最大のFVCと2番目に大きいFVCの差が0.15L以下 ③最大のFEV_1と2番目に大きいFEV_1の差が0.15L以下
採　択	ピーク到達までの呼気量が少なく，ピークフローが大きい，呼気努力の最も良好な曲線の測定を採択（FVCとFEV_1との和がより大きいことも参考にする）

（日本呼吸器学会肺生理専門委員会呼吸機能検査ハンドブック作成委員会（編）：呼吸機能検査ハンドブック，日本呼吸器学会，東京，2021より引用）

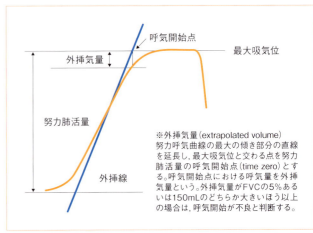

図3.3.8　外挿気量

※外挿気量（extrapolated volume）
努力呼気曲線の最大の傾き部分の直線を延長し，最大吸気位と交わる点を努力肺活量の呼気開始点（time zero）とする。呼気開始点における呼気量を外挿気量という。外挿気量がFVCの5%あるいは150mLのどちらか大きいほう以上の場合は，呼気開始が不良と判断する。

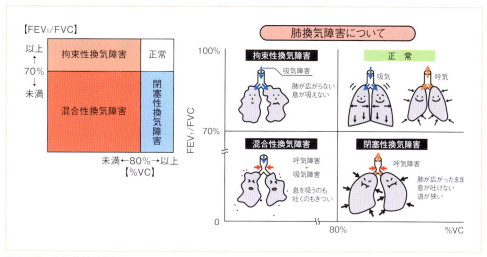

図3.3.9　換気機能診断図

(3) 採択

最良のフローボリューム曲線（ピークが高く，ピークに到達するまでの呼気量が少なく，最大努力の得られているもの）をベストカーブとし，その測定結果を採択する。ベストカーブ採択にあたり，FEV_1＋FVCの和が大きいことも参考する。

● 6. スパイロメトリーによる換気機能診断 (図3.3.9)

(1) 拘束性換気障害

肺の拡張が何らかの原因で拘束されている。胸膜癒着，肺結核後遺症，肺癌，肺線維症，初期の気管支拡張症，ベリリウム中毒，四肢麻痺，胸部外科術後，消化器外科術後など。%VC：80％未満，FEV_1/FVC：70％以上（正常）。

①病　態
a) 種々の原因により拘束され，換気運動の範囲が制限されることによる肺胞換気状態。
b) 肺や胸郭のコンプライアンスが低下し，とくに吸気方向の弾性仕事量が増大している。そのため換気運動に要する酸素消費量が増大している。
c) 上記a，bのため，肺胞換気状態をさらに悪化させ，ADLにおける身体への酸素供給がますます不足する。1回換気量が減れば呼吸回数を増やさなければならない。呼吸数が増えれば人工呼吸等が必要となる。

(2) 閉塞性換気障害

気道に何らかの原因で閉塞が起こり気流が妨げられる。慢性肺気腫，慢性気管支炎など。%VC：80％以上（正常），FEV_1/FVC：70％未満。

①病　態
a) 何らかの原因により気道に閉塞が起こり，換気が制限されるため肺胞低換気の状態にある。
b) 気道抵抗が増加して非弾性仕事量が増大し，さらに酸素消費量を増す悪循環を生じる。
c) 多くの場合，拡散や換気血流比（$\dot{V}_A/\dot{Q}$）不均等や血流の異常による呼吸不全を伴っており，呼吸効率をさらに低下させる。

(3) 混合性換気障害

%VC：80％未満，FEV_1/FVC：70％未満。

拘束性疾患に閉塞性疾患が合併し混合性換気障害となることは稀であり，そのほとんどは，COPDなどの閉塞性疾患が重症化したものである。重症化する過程でエアートラッピングが強くなり肺気量が呼出できなくなるため，VCが低下し混合性換気障害を呈する。拘束性疾患によりVCが低下する機序とは異なるため，二次性の肺気量低下として区別される。

参考：
拘束性疾患である肺線維症と閉塞性疾患である肺気腫が合併した場合，混合性換気障害とはならない。すなわち気腫合併肺線維症（CPFE）とよばれる病態である。それぞれの特徴である肺気量の減少と過膨張，肺コンプライアンスの低下と上昇等，互いに相殺するためにVCやFEV_1/FVCは正常付近をとることが多い。その病態の綱引きになるため，どちらが主病態であるかで結果は異なる。詳細はJAMT技術教本シリーズ呼吸機能検査症例集『気腫合併肺線維症』参照。

用語　気腫合併肺線維症 (combined pulmonary fibrosis and emphysema；CPFE)

3章　呼吸機能検査

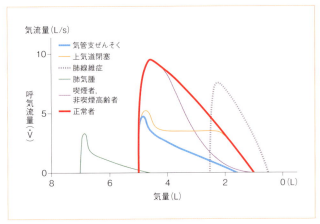

図3.3.10　各肺疾患におけるフローボリューム曲線パターン①
（執筆・監修：順天堂大学大学院医学研究科 准教授（呼吸器内科学）塩田智美, 時事メディカルより引用）

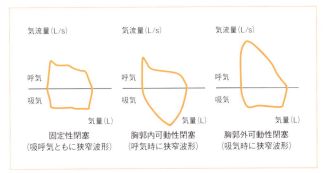

図3.3.11　各疾患におけるフローボリューム曲線パターン②

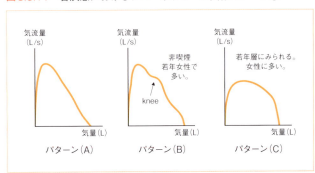

図3.3.12　健常者パターン

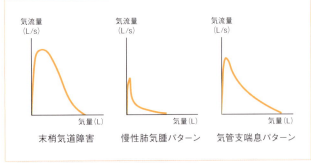

図3.3.13　末梢気道閉塞パターン

● 7. 各肺疾患における
　　 フローボリューム曲線パターン
　　 （図3.3.10〜3.3.11）

　各肺疾患におけるフローボリューム曲線のパターンから，ある程度の疾患を予想することができる。各測定器に表示されるフローボリューム曲線は，呼気開始点がゼロとなるため

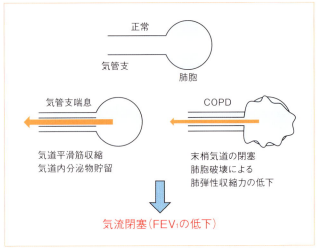

図3.3.14　末梢気道閉塞

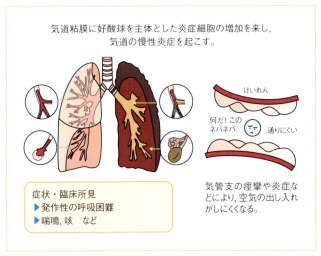

図3.3.15　気管支喘息

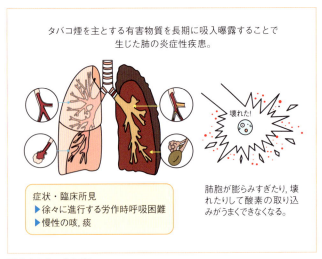

図3.3.16　COPD

全肺気量を見ることができない。慢性肺気腫では残気量が増加し全肺気量は増加している。また，間質性肺炎などでは全肺気量が減少していることに気をつける必要がある。

(1) 健常者パターン（図3.3.12）

　健常者の場合，急峻な立ち上がりと高いピークフローがみられる。肺気量の減少に伴い，直線的かあるいは上に凸

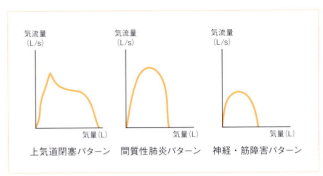

図3.3.17　上気道狭窄パターン，間質性肺炎パターン

となるパターンと，高中肺気量位にフローが肺気量軸から見て凸となる「knee」[7]がみられることがある。

(B)は非喫煙若年女性によくみられ，(C)は女性若年者によくみられる。

(2) 末梢気道閉塞パターン (図3.3.13～3.3.16)

気管支喘息低肺気量位での呼気流量のみが低下する。高齢者にこのようなパターンがみられることがある。慢性肺気腫パターンは，ピークフローに達すると直ちに呼気流量が急速に低下（スパイク状のピークフロー）し，その後は直線的に経過する。多くの場合$\dot{V}max$は，安静換気時の呼気流量より低値となる。気管支喘息パターンはその状態により異なるが，発作時には各肺気量での呼気流量の減少となり，しかも直線的な減少となるパターンが多い。

(3) 上気道閉塞パターン (図3.3.17)

高肺気量位での呼気流量の低下がみられる。

(4) 間質性肺炎パターン (図3.3.17)

高度の肺活量減少がみられる。フローボリューム曲線のパターンとしては，上に凸の曲線を基本とし，さらに呼気の終わり近くまで大きく保たれた呼気流量が急激に減少し呼気を終了する。

● 8. COPD病期（重症度）分類 (表3.3.2)[2]

スパイロ検査は，COPDの診断には欠かせない検査で，肺活量と，息を吐くときの空気の通りやすさを調べる。

COPD患者は息が吐き出しにくくなっているため，FEV_1をFVCで除したFEV_1/FVCの値が70%未満のとき，COPDと診断される。また病気の進行に伴い，FEV_1が予測値（年齢，性別，体格が同じ日本人の標準的な値）よりも低くなっていく。

COPDにおける病期分類は，気流制限の程度を表すFEV_1で行い，予測1秒量に対する比率（対標準1秒量；%

表3.3.2　COPDの病期分類

病期		定義
Ⅰ期	軽度の気流閉塞	%FEV_1≧80%
Ⅱ期	中等度の気流閉塞	50%≦%FEV_1＜80%
Ⅲ期	高度の気流閉塞	30%≦%FEV_1＜50%
Ⅳ期	きわめて高度の気流閉塞	%FEV_1＜30%

気管支拡張薬投与後のFEV_1/FVC70%未満が必須条件。

（日本呼吸器学会：COPD（慢性閉塞性肺疾患）診断と治療のためのガイドライン2022〔第6版〕より引用）

FEV_1）にもとづいて分類され，重症度を反映する。FEV_1/FVC値を用いないのは，中等症以上では重症度を適切に反映しないためである。病期分類には気管支拡張薬投与後のFEV_1を用いる。また，COPDの重症度は，呼吸機能に加えて労作時の呼吸困難などの症状や運動能力低下の程度，併存症の有無，増悪の頻度などから総合的に判定される。

病期分類はⅠ期：軽度（%FEV_1≧80%），Ⅱ期：中等度（50%≦%FEV_1＜80%），Ⅲ期：高度（30%≦%FEV_1＜50%），Ⅳ期：きわめて高度（%FEV_1＜30%）とする[2]。

● 9. ATS/ERS2019の採用基準

ATS/ERS2019の採用基準では，FVC，FEV_1は最大値（別々の波形でもよい）を採用し，フローボリューム曲線のパラメータはFVC＋FEV_1の和が最大のものを採用することを推奨している。また，妥当性に関する基準として，アーチファクトがない（咳，漏れ，マウスピースによる閉塞など），良好な開始（extrapolated volume：外挿気量がFVCの5%または100mLいずれか大きいものより小さいこと），十分な呼気プラトー（最低1秒以上呼気量の変化が0.025L未満）などをあげている。

再現性については個々のFVC，FEV_1の差が150mL以内であることとし，測定回数については，最低3回，多くて8回行うとしている。ATS/ERSの基準は標準化を目指したものであり評価されるべきである。しかし，すべての事例においてベストとはいいきれない場合がある。

たとえば，閉塞性換気障害では呼出時にPEFが最大ではない（努力度がやや劣る）ほうがFVC＋FEV_1が大きくなる場合も少なくない。そこでFEV_1が最大値であることを採用基準で重要視せず，PEF，FVC，フローボリュームカーブの急峻な立上りとスムーズ性において総合的に判断して良いと思われるデータを採用すること。また回数についても一般的には最低3回以上行うようにとなっているが，患者の状態によって，Volume的にVC値でチェックされ，再現性が良く，フローカーブがスムーズであり，前回値など参考にしたうえで，総合的にベストと判断した場合には，必ずしも3回以上行う必要性はなく，患者の状態に応じて臨機応変に行う。

用語　米国胸部疾患学会（American Thoracic Society；ATS），欧州呼吸器学会（European Respiratory Society；ERS）

3章 呼吸機能検査

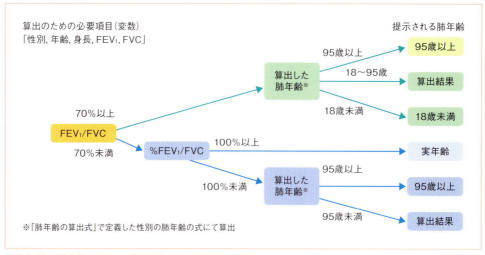

図3.3.18 肺年齢のフローチャート
(相澤久道,工藤翔二:「肺年齢を用いたCOPD啓発について」, PROGRESS IN MEDICINE, p176, ライフサイエンス, 2007(10)より引用)

● 10. 肺年齢

肺年齢とは，健常同性同年代と比較した肺年齢と実年齢から，肺の健康状態を把握してもらうために提唱されたものである。「肺年齢」は，一般社団法人日本呼吸器学会の登録商標である(登録第52(登録第5265501号)。自分の呼吸機能がどの程度であるかを確認できる。呼吸機能(1秒量)は，20歳前後をピークに加齢とともに低下する。肺年齢を知ることで肺の健康意識を高め，健康維持や禁煙指導，呼吸器疾患の早期発見・早期治療に活用できる。

(1) 肺年齢の算出方法

年齢によるFEV_1の低下速度は，喫煙者でタバコ感受性がある人では低下速度が大きく，非喫煙の健常者やタバコ感受性のない人と比較して老化速度が速くなる。この健常者との差を肺年齢として表して，実年齢との差を自覚してもらうのである。肺年齢の算出方法は，FEV_1の予測式に実測のFEV_1と身長を代入して求められる。実際に算出された年齢は18歳以下になったり，95歳以上になったりする場合がある。また閉塞性換気障害(COPDなど)でFEV_1/FVCが70％未満であっても，％FEV_1が100％を超える人は肺年齢が実年齢より若くなるので，それらを補正して表す(図3.3.18)。

(2) 肺年齢の評価 (図3.3.19)

肺年齢は単独で使用するのではなく，それに応じた評価コメントと詳細コメントを併せて提示して，肺年齢とコメントの両方を示して指導を行うことが重要である。

肺年齢は実年齢との乖離から呼吸機能異常を患者に自覚してもらうことが第1の目的であり，総合的な呼吸機能評価は他の検査と併用して評価することが望ましい。

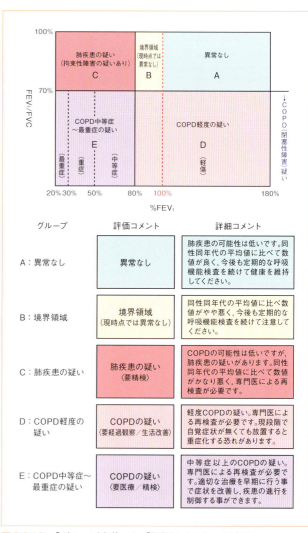

図3.3.19 「グループ定義」と「評価コメント」を表示
(相澤久道,工藤翔二:「肺年齢を用いたCOPD啓発について」, PROGRESS IN MEDICINE, p177, ライフサイエンス, 2007(10)より引用)

3.3 フローボリューム曲線

MEMO

FEV₁の予測式（18〜95歳）[3]
男性：FEV₁ = 0.036 × 身長 − 0.028 × 年齢 − 1.178
女性：FEV₁ = 0.022 × 身長 − 0.022 × 年齢 − 0.005

性別，身長，FEV₁を
もとに逆算式で
肺年齢を算出

肺年齢の計算式
男性：肺年齢（歳）＝（0.036 × 身長 − 1.178 − FEV₁）／ 0.028
女性：肺年齢（歳）＝（0.022 × 身長 − 0.005 − FEV₁）／ 0.022

● 11. フローボリューム曲線のポイントについて（図3.3.20）

①呼出開始時に息が漏れているか，息こらえをしている。
②努力不足，一気に吐けていない。
③呼出の途中で息が止まる。息継ぎをしてしまった。
④声が出てしまった。咳が強い。

MEMO

フローボリューム曲線再検査時は，フローボリュームカーブを見て，どこが悪いのか指摘して再検査する必要があると考える。できれば，手振り素振りで患者にわかりやすく説明する必要もある。再検査はできるだけ少なくすることが望ましい。

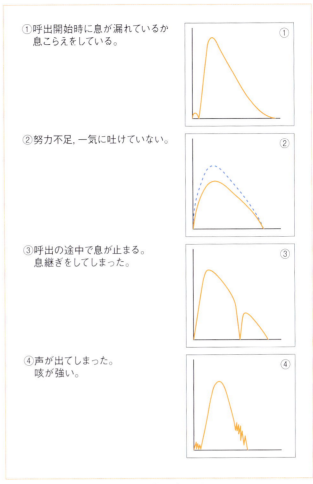

①呼出開始時に息が漏れているか息こらえをしている。
②努力不足，一気に吐けていない。
③呼出の途中で息が止まる。息継ぎをしてしまった。
④声が出てしまった。咳が強い。

図3.3.20　フローボリューム曲線のポイント

［髙谷恒範］

📖 参考文献

1) 田口善夫（監修）：ココが知りたい!! スパイロメトリーの基本と秘訣！― 呼吸機能検査きれいに記録！しっかり判断！，克誠堂出版，東京，2010．
2) 日本呼吸器学会COPDガイドライン第6版作成委員会（編集）：COPD（慢性閉塞性肺疾患）診断と治療のためのガイドライン2022〔第6版〕，メディカルレビュー社，東京，2022．
3) 日本呼吸器学会肺生理専門委員会：呼吸機能検査ガイドライン−スパイロメトリー，フローボリューム曲線，肺拡散能力，メディカルレビュー社，東京，2004．
4) 肺機能セミナー臨床呼吸機能検査，第6版，東京：ライフメディコム，東京，2004．
5) 自動呼吸機能検査研究会：呼吸機能検査，天理時報社，奈良，2014．
6) 日本呼吸器学会肺生理専門委員会（編）：臨床呼吸機能検査　第8版，メディカルレビュー社，東京，2016．
7) 日本呼吸器学会肺生理専門委員会呼吸機能検査ハンドブック作成委員会（編）：呼吸機能検査ハンドブック，日本呼吸器学会，東京，2021．
8) Standardization of Spirometry 2019 Update. An Official American Thoracic Society and European Respiratory Society Technical Statement.

3.4 呼吸機能検査データの見方について

呼吸機能検査データは，年齢，性別，体格などをもとにした予測式により求めた予測値と比較して評価される。予測値は各予測式によって異なり，実測値とのパーセンテージが変化するため，どの予測式を使用するか，各施設で検討が必要である。また，前述のように肺活量はBaldwinでFEV₁はBerglundなど各項目で作成者の異なる予測式を用いると，予測値による割合（FEV₁/FVCなど）が異常値を示し，評価が難しくなる場合がある。そのため，できる限り同じ作成者の予測式を採用することが望ましいと考える。

最近の機器による検査結果の一例を図3.4.1，3.4.2に示す。肺年齢だけではなく6角チャートにて視覚的に肺機能の各項目を分析でき，評価が一目でわかるようになってきた。また，じん肺法の評価なども一目でわかるように表記されるようになってきた。予測式については今現在も問題が残っている。じん肺法によって，肺生理専門委員会肺機能検査基準値2001年度版による予測式を用いて行うと定められ，身体障害者福祉法によって呼吸機能障害判定が制定されて久しいが，障害判定基準値としてBaldwinの予測式を用いて行うと定められている。これらについても，どの予測式を使用するか，各施設で検討が必要である。

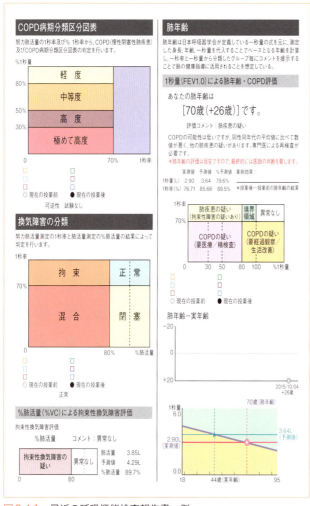

図3.4.1　最近の呼吸機能検査報告書一例

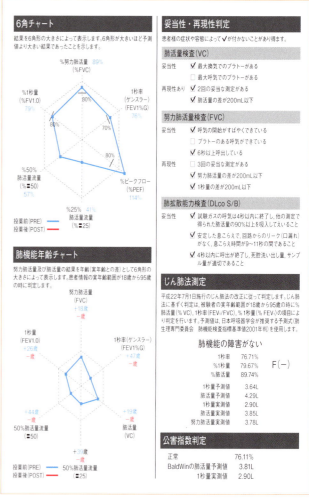

図3.4.2　最近の呼吸機能検査報告書一例（6角チャート）

［高谷恒範］

3.5 ピークフローメーター

● 1. ピークフローとは

　気道閉塞を客観的に評価することができる簡易型測定装置で行う。したがって，発作の強さや，発作時の治療の効果を自己で評価できる。また，自覚，および他覚症状がない早期の時点で，気道閉塞を客観的に認識することで早期に適切な治療ができ重症化を阻止できる。検査方法は，十分息を吸い込んだ状態で，おもいきり速く息を吐き出したときの最大呼気流量を測定する。喘息発作が起きたときに，気管支には気道の収縮や粘膜の浮腫，分泌物の増加などを来し，ピークフローは普段に比べ低下する。つまりピークフローは気管支の状態を表しているとされている。ピークフローの変化は非常に敏感である。自覚症状の乏しい喘息発作でもピークフローに変化が現れることがある。ピークフローを測定する簡易な方法にピークフローメーターがある。現在は，喘息患者の自己管理に使用されている。

> **Q** ピークフローを測定することによって，何を評価するの？何をみてるの？
>
> **A** 測定時の気道閉塞を客観的に評価することができる。
>
> 　発作の強さや，発作時の治療の効果を知ることができ，呼吸困難感（主観的評価）との比較をすることができる。また，自覚および他覚症状がない早期の時点で，気道閉塞を客観的に認識し，早期に適切な治療をすることにより，発作を予防，または重症化を阻止することができる。ピークフロー値の低下について，なんらかの傾向があるかどうかを探ることにより，特定のアレルゲンや誘発因子を明らかにすることができる場合もある。
> 　また，定時で日々測定結果を表示するのみで，日内変動，日間変動を知ることができる。ピークフローの日内変動は喘息の重症度を反映し，変動が大きいほど，気管支喘息のコントロール不良が考えられ，現在の治療が十分でないともいえる。ある治療法を開始し，変動が減少することによりその治療法の効果を評価でき，またある治療法を減量中止にする際に，それによってピークフローが悪化しないかどうかをみることで，減量中止が妥当であったかを評価できる。

▶参考情報

　その他，気管支喘息の病態や治療の効果などを患者にも客観的に示すことができ，患者教育に役立てることができる。これらのことを通じて患者と医師のコミュニケーションの促進にも貢献しうる。

● 2. ピークフローメーターの種類 (図3.5.1)[1]

(1) ミニライト (ATS目盛) 換算表にて変更
① 測定範囲　小児：30〜400L/min，成人：60〜800L/min
② 重量　小児：54g，成人：74g
③ 主な特徴　世界で最初に製品化され，最も多く使用されている。

(2) ザ・ピーク
① 測定範囲　50〜750L/min
② 重量　60g
③ 主な特徴　丸いハンドル付きで，針にふれずに持つことが可能。4色あるカラーから選べる。

(3) エアゾーン
① 測定範囲　60〜720L/min
② 重量　44g
③ 主な特徴　小型で軽量。ゾーン管理に便利なゾーンマーカー付き。保持ハンドルを装備。

(4) トルーゾーン
① 測定範囲　60〜800L/min
② 重量　35g
③ 主な特徴　最も軽量。クリアボディで針が本体内部にあ

3章 呼吸機能検査

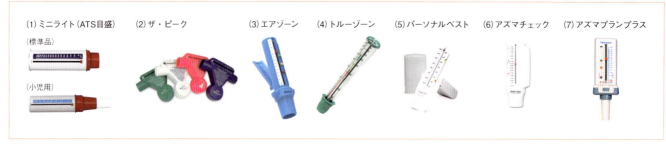

図3.5.1　ピークフローメーターの種類

るため，持ちやすい。

(5) パーソナルベスト
①測定範囲　小児：50～390L/min，成人：60～810L/min
②重量　60g
③主な特徴　計測時は持ち手となる専用ケース付き。ゾーン管理用ゾーンポインター装備。

(6) アズマチェック
①測定範囲　60～810L/min
②重量　約56g
③主な特徴　小型で軽量。可動式のゾーン管理用カラーマーカーを装備。

(7) アズマプランプラス
①測定範囲　小児：25～300L/min，成人：50～800L/min
②重量　74g
③主な特徴　可動式のゾーン管理用カラーマーカーを装備。

● 3. 検査方法（測定方法）
※ノーズクリップは不要である。

①測定は，立位で行う（立位になれない場合は，そのときの姿勢を記録しておく）。
②ピークフローメーターの針を目盛りのゼロあるいはスケールの一番下にセットする。
③できる限り大きく息を吸う。
④ピークフローメーターを口に咥え，唇でマウスピースの周囲をしっかり包んで閉じる。
⑤できるだけ速く一気に呼出する（すべて吐ききる必要はない）。
⑥目盛りを読む。目盛りの中間に針があったときは，より近い目盛りを読む。
⑦さらに2回，同様に測定する。
⑧ノート（日誌）に値を記載する。

● 4. ピークフローのパターン分類[1]

(1) brittle型（不規則変動型）
　種々の治療に抵抗性で不規則な変動を示す。ピークフローが低値のときに，しばしばβ2刺激薬使用で改善をみるが，定時の予防治療に，DSCG（Disodium Cromoglycate：インタール）やステロイド薬にも反応しない。アトピー性，非アトピー性どちらでもありうる。当然，症例によっては，特定の治療法に反応することもある（図3.5.2）。

(2) morning dipper型（朝のおちこみ型）（図3.5.3）
　早朝にピークフローが低値となり，自然にまたは気管支

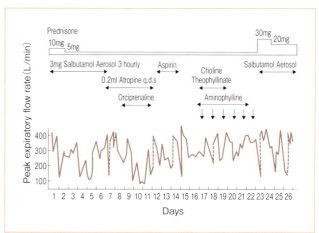

図3.5.2　brittle型
種々の治療に抵抗性があり，図には示されていないが，DSCGや長期間の高用量ステロイド薬にも反応しない。

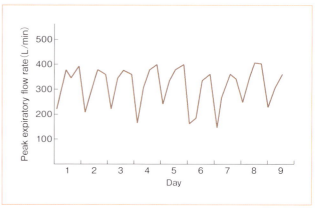

図3.5.3　morning dipper型
早朝（午前6時ころ）に低値となり，自然にまたは気管支拡張薬により正常化し，それが1日中維持される。

3.5 ピークフローメーター

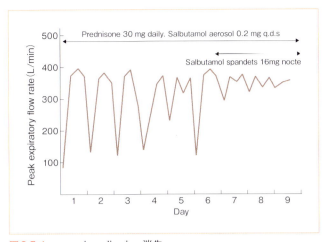

図3.5.4　morning dipping消失
就寝前の徐放性β₂刺激薬投与によりみられる。

拡張薬吸入により正常化し，それが1日中維持されることが図3.5.3よりわかる。喘息死は患者がICUにいるときよりも，日中のピークフローやその他の指標が大きく改善してから3，4日後の夜にみられることがある。図3.5.3は非常に強い喘息発作からの回復途中にみられるmorning dippingで，この時期が過ぎてピークフローが安定するまで注意深く治療を続けることが重要である。夜間に喘息が悪化することはよくみられる現象であり，ふとんのダニのアレルギーが影響している場合もあろうが，非アレルギー性の要素（副腎皮質ホルモンやカテコラミンのサーカディアンリズムなど）もさらに重要である。喘息の日内変動は，ノルアドレナリンやアドレナリンの値と連動する。図3.5.4は，就寝前にβ₂刺激薬を投与することでmorning dippingが消失している例である。

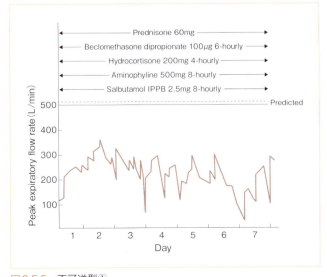

図3.5.5　不可逆型①
激しく不規則な変動があり，自然にまたはβ₂刺激薬吸入で部分的に改善するが，不可逆的要素も残る。

(3) 不可逆型

①ピークフローが正常にならないが，自然に，または適切な薬物により可逆性を認めるもの
②FVCは可逆的だが，FEV₁とピークフローは不可逆的であるもの
③drifter（ゆっくり変化）型で，不可逆的な気道閉塞があるが，徐々に，または集中治療により改善をみるもの

喘息は気道閉塞の可逆性がみられることが特徴であるが，不可逆的な変化が起きていることがある。この型には，いくつかのパターンがあるとされる。

激しく不規則な変動があり，自然にまたはβ₂刺激薬吸入で部分的に改善するが，不可逆的要素も残る。

①ピークフローが正常にならないが，自然に，または適切な薬物により可逆性を認めるもの

ピークフローが予測値に比べると低値であるが，変動は激しく，可逆性を認める（図3.5.5）。

長期間にわたり不可逆性の気道閉塞を認めていたが，ステロイド薬により可逆性が回復している（図3.5.6）。

気管支拡張薬，DSCG，ステロイド薬に反応しないが，アトロピン吸入に反応した例（図3.5.7）。これらのパターンは，アトピー型の若い患者に多く，小児期から呼吸困難の既往があり，プリックテストで陽性のアレルゲンが多くみられ，血液，痰に好酸球増多がみられる。非アトピー型の成人発症で，慢性気管支炎や肺気腫の診断で無治療になっている場合もある。臨床的に重要なことは，適切な治療を受けると改善をみることであり，それを判定するためにピークフローモニタリングが必要となる。

②FVCは可逆的だが，FEV₁とピークフローは不可逆的であるもの

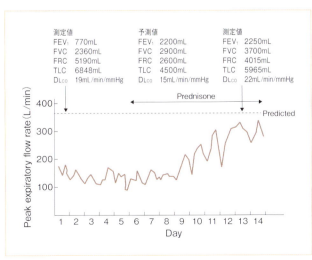

図3.5.6　不可逆型②
気管支拡張薬に反応しない長期の気道閉塞がステロイド薬で改善した例。

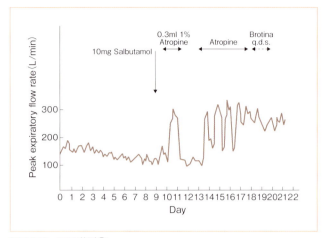

図 3.5.7　不可逆型③
気管支拡張薬，DSCG，ステロイド薬に反応しないが，アトロピン吸入に反応した例。

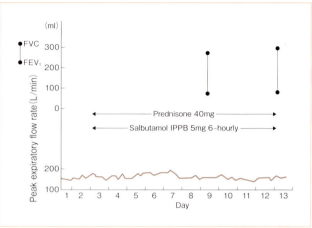

図 3.5.8　不可逆型④
FVCは改善するが，FEV₁やPEFRは改善しない例。

治療（ステロイド薬であることが多い）により自覚症状が著明に改善し，FVCも上昇するが，FEV₁やピークフローはほとんど改善しない(図 3.5.8)。

その病態については明確ではないが，肺の過膨張が改善して肺活量が正常化してくるものの，分泌物の貯留や気道の障害などのための気道閉塞自体は残っている状態と考えられる。ピークフローだけをみて，有効な治療を無効と判断しないことが重要である。

③drifter（ゆっくり変化）型

不可逆的な気道閉塞があり，FVCはあまり変わらないが，ピークフローは非常にゆっくりと改善していく。とくにステロイド薬が有効で，ピークフロー以上に症状の改善が著しい。効果はステロイド薬の投与量によることもある(図 3.5.9)。

ピークフローによる喘息のパターン分類は，現在は以上のような分類法がよく引用されているが，経験的な部分が

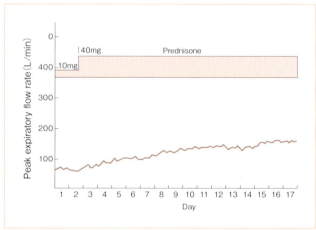

図 3.5.9　drifter型
ステロイド薬でPEFRは徐々に改善し，呼吸困難や運動発作などの自覚症状に改善がみられた例。

多く，未完成の状態であると思われる。今後の研究によってこのパターン分類と喘息の病態との関係が解明され，治療法の選択や治療目標の設定などに使用可能となることが期待される。

Q ピークフローの評価法は？

A 以下の式は2001年に報告されたもので[2]，6〜18歳の健常者2,600人あまりを対象として，ミニライト®（ATS目盛り）のスタンダードレンジのピークフローメーターを用いて測定した値をもとに算出したものである。対象者の年齢と身長がピークフロー値に有意に影響していたことから，それらを因子として採用しているが，とくに男子では身長の3乗，年齢の2乗による回帰式となっているのが特徴である。

標準式は以下のとおりである。

男子 (L/min) = 77.0 + 64.53 × 身長 (m)^3 + 0.4795 × 年齢^2
女子 (L/min) = − 209.0 + 310.4 × 身長 (m) + 6.463 × 年齢

▶ピークフロー測定とぜん息日誌記入について

ピークフローは毎日，朝・(昼)・夜の1日2〜3回測定して記録しておくと，ぜん息のコントロール状況をつかむのに効果的である。とくに値が低くなってきたときは，発作のサインと考えられる。そのような場合の対処法について，事前に医師と相談しておくこと。

[高谷恒範]

参考文献

1）独立行政法人環境再生保全機構：ピークフローメーター活用ガイドブック
2）森川昭広，西間三馨，日本小児アレルギー学会：小児気管支喘息治療・管理ガイドライン2005，協和企画，東京，2005．
3）日本呼吸器学会肺生理専門委員会呼吸機能検査ハンドブック作成委員会（編）：呼吸機能検査ハンドブック，日本呼吸器学会，東京，2021．
4）肺機能セミナー臨床呼吸機能検査，第6版．東京：ライフメディコム，東京，2004．
5）自動呼吸機能検査研究会：呼吸機能検査，天理時報社，奈良，2014．
6）日本呼吸器学会 肺生理専門委員会（編）：臨床呼吸機能検査 第8版，メディカルレビュー社，東京，2016．

3.6 機能的残気量

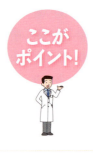

ここがポイント!
- He閉鎖回路法は，Heの希釈率からFRC値を求める方法である。
- 測定中は，息漏れがないか，姿勢や安静呼吸が適切か，患者をよく観察する。
- 開放回路法の測定原理，正しい測定方法を理解する。
- 開放回路法の測定失敗を未然に防ぐための注意点を理解する。
- 検査の妥当性をよく確認した後，妥当性が得られなければ再検し，測定終了とする。

はじめに[1~7]

安静呼気位では，肺が縮もうとする力（肺弾性収縮力）と胸郭が広がろうとする力（胸郭弾性拡張圧）が均衡を保っている。この時の安静呼気位の肺気量を機能的残気量（FRC）といい，予備呼気量（ERV）と残気量（RV）の分画からなる。FRCは，肺弾性収縮力と胸郭弾性拡張圧の力学的均衡の影響を受け増加／減少することが知られており，疾患肺でその変化は著明となる。

また，安静呼吸状態ではFRC下でガス交換が行われており，FRCはガス交換の視点において血液中の酸塩基平衡の緩衝剤（Buffer）としての役割を持ち，生体の恒常性維持に役立っている。

FRCの増加は安静呼気位での過膨張状態を意味する。FRCが増加することで緩衝作用が大きくなり，肺胞気の酸素および二酸化炭素分圧の変動が小さくなる。しかし，一方でFRCに対する1回換気量の割合が少なくなり，換気効率が悪化する。

また，FRCの著しい減少によって，肺胞気酸素分圧は呼吸周期に伴い容易に変動し，吸気時には吸入気酸素分圧に，呼気時には混合静脈血酸素分圧と近い状態となる。そのため，呼気相で酸素拡散が低下し，低酸素血症の原因となる。

3.6.1 He閉鎖回路法

1. 測定原理[1~7]

Heは不活性ガスであり体内には吸収されない。He閉鎖回路法は，再呼吸してもHeの絶対量が変化しないことを利用し測定される。図3.6.1.aは，安静呼気位の肺内の気量でFRCに相当する。

測定機器の装置内容量は10L，装置内のHeガスを10%に調整する（セットアップ状態）。次に安静呼気位で三方コックを切り替えて，再呼吸を行う。装置内のHe濃度は再呼吸により徐々に低下し，やがて肺胞内と装置内で平衡に達し，ここでは7%になったと仮定する（図3.6.1.b）。

その間に呼出された二酸化炭素はソーダライムで吸収し，酸素はその都度供給され，ベルポジションを絶えず一定に保つように設定されている。

検査中，機器内から気道・肺胞は閉鎖回路であるため，Heの絶対量は変化しない。そのため，測定開始前および平衡状態での装置内He濃度を用いて下式によりFRCを算出することができる。

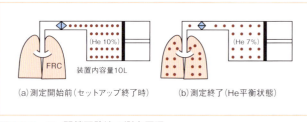

図3.6.1　He閉鎖回路法の測定原理
(a)は機器のセットアップが終了し，装置内はHeが10%に設定され，測定開始前の状態である。
(b)は再呼吸を繰り返し，肺内と装置内のHe濃度が平衡（7%）に達し測定終了した状態である。
再呼吸中は呼出されるCO_2はソーダライムで吸収され，消費されたO_2は自動的に補充され，ベルポジションは一定に保たれる。Heの絶対量は変わらないため，下式が成り立ちFRCが求められる。
　$10L \times 10\% = (10L + FRC) \times 7\%$　$FRC = 4.29L$

用語　機能的残気量（functional residual capacity；FRC），予備呼気量（expiratory reserve volume；ERV），残気量（residual volume；RV）

装置内容量※×装置内He濃度＝（装置内容量※＋FRC）×平衡He濃度

FRC＝装置内容量※×（装置内He濃度－平衡He濃度）／平衡He濃度

※装置内容量＝デッドスペース

● 2. 検査の実際 (図3.6.2)[1〜7]

(1) 機器の準備

① O_2 ガス，2種混合ガス（He-O_2）または純Heガスの残量確認をする（Heガスは機器により異なる）。

② 回路内のCO_2吸収用ソーダライム（ソーダライムボックス内）を定期的に交換する。

測定機器のメーカーごとにソーダライムの交換推奨時期が示されている。交換時期の目安を，測定回数60回以内または30日以内とする機器や，CO_2濃度センサーを有し，FRC測定中の機器内部のCO_2濃度が0.5％を超える場合とする機器もある。

ソーダライムボックスのソーダライムを交換した場合は回路内のデッドスペースを必ず測定する。

③ 件数に合わせて，または件数が多い施設では始業時ごとに，ガス分析用の水分除去剤および，ソーダライムを定期的に交換する。

交換時には，以下の2点に注意する（図3.6.3）。

1. 容器のスポンジをつぶしていないか
2. 容器の接続部に水分除去剤，ソーダライムの粒が入っていないか

④ 各メーカーの取り扱い説明書に従い，機器の精度確認を行う。特にデッドスペース測定後には必ず精度管理を実施する。精度管理値が，変動範囲内に入っていることを

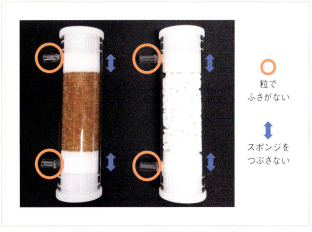

図3.6.3　水分除去剤容器，ソーダライム容器の注意点
容器のスポンジをつぶさず，接続部に水分除去剤やソーダライムの粒を入れないように注意する。

確認する。

(2) 測定の進め方

① 患者に検査の内容や目的と注意点を説明する。
注意点として，
1) Heガスを漏出させないこと
2) 姿勢を保持すること
3) 安定した安静呼吸を繰り返すことがあげられる

 MEMO

説明例
　これは最大限呼出しても肺の中に残る気体の量を測定する検査です。
　いつもの楽な呼吸を4〜5分位，口だけで行うことで測定ができます。
　ただしこれから説明する3点にご注意ください。
　　1) 口や鼻から息が漏れないこと。
　　2) 姿勢が崩れないこと。
　　3) 一定の安静な呼吸を一定のリズムで行うこと。

② 機器のセットアップを行う。
③ セットアップ中に，ノーズクリップを装着し呼吸の練習をする。その際，背筋を伸ばした姿勢を保持できるように椅子の高さや背もたれを調節する。
④ セットアップが終了したら，マウスピースをくわえ，ノーズクリップを装着し，安静呼吸を開始する。口元を観察し，漏れがないか確認する。安定した呼吸が得られた後に測定を開始する（自動で測定開始に切り替わる設定もある）。
⑤ 測定中は絶えず口元を観察するとともに，装置内He濃度の推移からも漏れがないことを確認する。さらに1回換気量が安定しているかどうかを観察する。
⑥ He濃度が平衡状態になったことを確認し，各測定装置

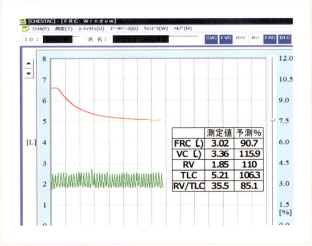

図3.6.2　FRC測定の実際（He閉鎖回路法）
測定中の1回換気量は一定で安定した呼吸状態である。
He濃度は指数関数的に低下し，約7.5％で平衡に達した。

表3.6.1 測定機器ごとのFRC測定終了基準

CHESTAC-8900/8900α チェスト㈱	FUDAC-7 フクダ電子㈱
以下の1, 2すべてを満たすこと 1. He濃度安定幅：0.03% 2. He濃度安定時間：20秒	40秒間のFRC値が以下の1, 2すべてを満たすこと 1. 変化量：100mL以内 2. 変化率：2%以内

CHESTAC-8900/8900α（チェスト㈱）ではHe濃度で，FUDAC-7（フクダ電子㈱）はFRC値で平衡状態を判断している．

の基準（表3.6.1）に従い測定終了とする．最後に肺活量を測定するとERVの目安となるが必須ではない．
平衡状態と判断する基準もメーカーによって異なる．
⑦再検査する場合は，気道および肺胞内のHeガスを洗い出しすることを目的に，前回測定から5分以上間隔をあけてから行う．肺内換気不均等分布により平衡状態への到達に時間を要する患者では平衡状態到達に要した時間を目安に検査間隔をあける（例：平衡状態到達に8分間を要した患者では検査間隔を8分以上あける）．

(3) 検査に工夫がいる場合
①酸素を吸入している場合

回路内の酸素濃度は約20%が標準であるが，最近の装置はそれ以上の濃度で供給することができる機能が搭載されている（高濃度酸素モード等）．その際，患者が酸素吸入をしている場合は必要量の酸素を補充できるよう設定を行う（例：酸素を鼻カニューレ2L/分吸入時には酸素濃度を28%に設定等）．設定値は細かく設定可能な場合と，不能な場合があり，自施設の装置の取り扱い説明書を確認しておくとよい．しかし，高濃度の酸素吸入は重度の肺気腫症患者ではCO_2ナルコーシスを呈する危険性もあるため，患者によっては注意が必要である．検査中はパルスオキシメータで動脈血酸素濃度をモニタリングし，低酸素血症が生じないように注意する．検査前に「苦しいときは手を挙げてください」と指示しておくとよい．筆者の施設ではSpO_2の低下は90%（最大85%）以下になったら中止する．

②口からガスが漏れやすい場合
口が緩んでガスが漏れやすい場合は，患者に了解を得て，検査者が唇を抑えるなどの介助を行う．

③姿勢の保持が困難な場合
椅子に深く座ってもらい，バスタオル等を背中と椅子の背もたれの間に挟み込むことで猫背など姿勢がくずれることの予防になる．

④安定した呼吸が難しい場合
口呼吸がうまくできない場合は，患者本人に鼻をつまませることで口呼吸ができることをしばしば経験する．また，安静呼気位が上昇しないよう，呼気を意識する目的で「軽いため息をつくような呼吸」をさせることは有効である．

⑤鼓膜穿孔がある場合
測定中はガスを漏出させない目的で患者自身に耳を塞ぐことを依頼するか，検査技師が患者の了解を得て耳を塞ぐ．

(4) 検査の妥当性の確認
①姿勢が正しいこと．
②安静呼吸が行われていること．1回換気量が適正であり，安静呼気位が一定であること．
③漏れがないこと．He濃度の変化は指数関数的にスムーズに低下する．漏れがあると，不自然なHe低下を認める．また，一般的には4分以内に平衡に達するが，肺内換気不均等分布が強いほど平衡に達する時間がかかる（7分など）．He平衡時間が病態に合わない場合，漏れなどの技術的アーチファクトも考慮する．
④測定は技術的要求を満たす測定結果が得られれば1回でよい（再現性は10%以内）．
⑤病態と合致した変化を確認．一般的に拘束性換気障害で，FRCは減少，閉塞性換気障害では増加する．
⑥他の関連項目との比較をする．TLCの値は1回呼吸法で求めるTLCの値（DL_{CO}測定のV'_AやCVのTLC）よりやや高い値が得られる．ただし，肺気腫のように肺内換気不均等分布が強い場合はその程度に応じて差が開くので注意する．

［湯舟恵子］

3.6.2 開放回路法

開放回路法は閉鎖回路法と違い，吸気と呼気の回路が分離され，呼出された窒素（N_2）を再吸気することがないためこのように呼ばれており，肺から洗い出されたN_2量を測定してFRCを算出する．別名「多呼吸N_2洗い出し（Multiple breath nitrogen washout）法」ともいう．

● 1. 測定原理

(1) 開放回路法の始まり〜Darlingらの方法（1940）〜
最初の開放回路法として1940年にDarling, Cournandらによって，安静呼気位から100%酸素（O_2）を約7分間吸

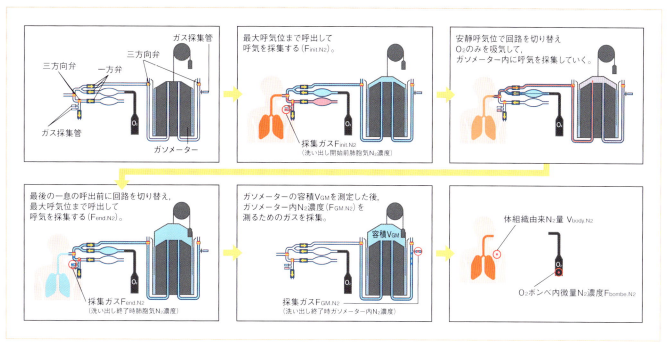

図3.6.4　Darlingらの方法

入しながら呼吸し，肺内のN_2を洗い出して100Lガソメーターに集めるという手法が発表された[10, 11]。

開放回路法の基本的な原理を理解するためにDarlingらの方法に基づいて解説を行う（図3.6.4）。

Darlingらの方法では，まず洗い出し前に大気につながる回路で患者に呼吸をさせた後に最大呼出させ，呼気N_2濃度（$F_{init.N_2}$）を測定する。空気中には約79%のN_2が存在し，肺内に入るとO_2や二酸化炭素（CO_2）および飽和水蒸気などが存在するため，この時の肺内のN_2濃度は約75%となっている。患者を休ませて呼吸を落ち着かせた後，再度患者を呼吸回路で呼吸させる。はじめは大気につながる回路で安静換気を行わせ，安静呼気位でO_2ボンベにつながった回路に切り替え，100% O_2を吸入して呼吸していくと，肺内のN_2は次第にガソメーターへと洗い出されていく。7分間呼吸を行った後，回路を切り替えて最大呼出させ，洗い出し終了時の呼気N_2濃度（$F_{end.N_2}$）を測定する。そして7分間にガソメーターに呼出された呼気総量（V_{GM}）とガソメーター内のN_2濃度（$F_{GM.N_2}$）も測定する。

FRC算出のためにはこれらの測定データを肺から洗い出されたN_2量とガソメーターに流入したN_2量という2つの視点から考えて計算を行う。

7分間のO_2呼吸中に肺から洗い出されたN_2量は，洗い出し前のN_2量から7分洗い出し後に肺内に残ったN_2量を差し引くことで計算できることから，

$(FRC × F_{init.N_2}) − (FRC × F_{end.N_2})$

つまり，

$FRC × (F_{init.N_2} − F_{end.N_2})$・・・①式

と表せる。

他方のガソメーターに流入したN_2量は，

$V_{GM} × F_{GM.N_2}$・・・②式

と表せる。

②式で表されたガソメーター内に流入したN_2量には，7分間の測定中に体組織の代謝によって発生し血液を介し肺内へと排泄されたN_2量（$V_{body.N_2}$）と，O_2ボンベ中に微量に存在しているN_2濃度（$F_{bombe.N_2}$）も含まれている。しかしながら，これらは元々肺胞内に存在していたN_2量には含まれておらず差し引くと，

$V_{GM} × (F_{GM.N_2} − F_{bombe.N_2}) − V_{body.N_2}$・・・③式

と表せる。

MEMO

$V_{body.N_2}$はCournandらの式[3]により体表面積（BSA）から求められる。
$V_{body.N_2} = (BSA × 96.5) + 35$ (mL)
O_2ボンベ中に微量に含まれるN_2濃度はボンベごとにあらかじめ測定される。

①式と③式は同じN_2ガスの移動量を異なる視点から見ているだけであるからイコールでつなぐことができ，

$FRC × (F_{init.N_2} − F_{end.N_2}) = V_{GM} × (F_{GM.N_2} − F_{bombe.N_2}) − V_{body.N_2}$
・・・④式

と表すことができる。

④式をFRCについて解くと，

$$FRC = \frac{V_{GM} × (F_{GM.N_2} − F_{bombe.N_2}) − V_{body.N_2}}{F_{init.N_2} − F_{end.N_2}}$$・・・⑤式

としてFRCを算出することができる。

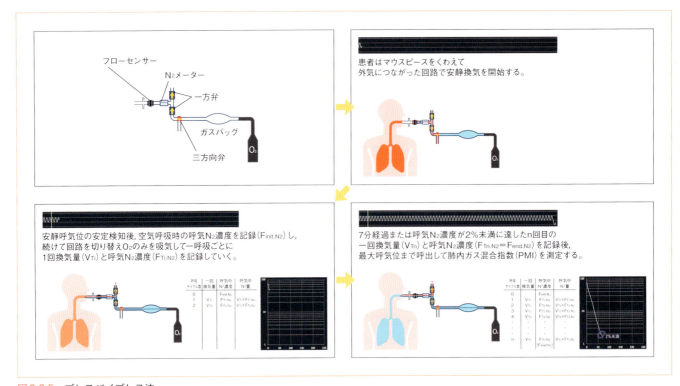

図3.6.5　ブレスバイブレス法
ブレスバイブレス法では測定中にスパイログラムと一呼吸ごとの呼気中N₂濃度を片対数グラフで表した波形が表示される。

(2) 現代の開放回路法〜ブレスバイブレス法〜

技術が発展した現代の開放回路法はブレスバイブレス法とも呼ばれる(図3.6.5)。

患者が行う手技自体はDarlingらの方法と大きな変化はなく，空気回路で安静換気を行い安定した後，安静呼気位でO₂回路に切替えO₂を吸入しながら呼吸しN₂を洗い出していき，呼気N₂濃度が2回以上連続して2%を下回る，あるいは洗い出し時間が7分経過したら患者に最大呼出させて終了するというものである。

原理については本法においてもDarlingらの方法と同様に，肺からO₂によって洗い出されたN₂量の計算については空気回路での洗い出し開始前の呼気N₂濃度を$F_{init.N_2}$，洗い出し終了時の呼気N₂濃度を$F_{end.N_2}$として計算(①式)される。異なる点としてはDarlingらの方法でいうガソメーターに流入したN₂量の計算部分である(③式)。現代の方法ではガソメーターに呼気を物理的に蓄積する代わりに，一呼吸ごとに口元の流量型スパイロメーターとN₂メーターによって1回換気量，呼気N₂濃度をそれぞれリアルタイムに測定し，呼吸ごとのN₂呼出量をデータとして蓄積してソフトウェア上で総和してFRCの算出をするという違いがあり，これがブレスバイブレス法と呼ばれる所以でもある。

洗い出し中の呼吸サイクル数(洗い出し開始から何回目の呼吸か)をi，1回換気量をV_{Ti}，呼気N₂濃度を$F_{Ti.N_2}$とすると，1回の呼吸で呼出されるN₂量は$V_{Ti} \times F_{Ti.N_2}$と表せる。1回目からn回目までの各呼吸サイクルにおける1回換

表3.6.2　各呼吸サイクルにおけるN₂呼出量

呼吸サイクル数 (i)	1回換気量 (V_{Ti})	呼気N₂濃度 ($F_{Ti.N_2}$)	N₂呼出量 ($V_{Ti} \times F_{Ti.N_2}$)
1	V_{T1}	$F_{T1.N_2}$	$V_{T1} \times F_{T1.N_2}$
2	V_{T2}	$F_{T2.N_2}$	$V_{T2} \times F_{T2.N_2}$
…	…	…	…
n	V_{Tn}	$F_{Tn.N_2}$	$V_{Tn} \times F_{Tn.N_2}$

気量と呼気N₂濃度，N₂呼出量を表にまとめると表3.6.2のようになる。

すべての呼吸サイクルを通してのN₂呼出量の総和は，$(V_{T1} \times F_{T1.N_2}) + (V_{T2} \times F_{T2.N_2}) + \cdots + (V_{Tn} \times F_{Tn.N_2})$となるが，式が冗長になるためΣを用いて表現すると，

$$\sum_{i=1}^{n}(V_{Ti} \times F_{Ti.N_2}) \cdots ⑥式$$

となる。

⑥式はDarlingらの方法でいうところの②式に相当する。

Darlingらの方法と同様に，体組織から発生するN₂量($V_{body.N_2}$)とO₂ボンベに微量に含まれるN₂濃度($F_{bombe.N_2}$)を⑥式から差し引くと，

$$\sum_{i=1}^{n}\{V_{Ti} \times (F_{Ti.N_2} - F_{bombe.N_2})\} - V_{body.N_2} \times \frac{t}{420} \cdots ⑦式$$

なお，ブレスバイブレス法においては7分以内に測定が終了する場合もあるため，$V_{body.N_2}$はCournandの式で得られた値を420秒(=7分)で除し，洗い出し時間t(秒)をかけて補正している。

また，吸気中にもN_2濃度は測定されており，O_2ボンベに含まれる微量N_2濃度としてはこの値を用い，$F_{bombe.N_2}$とする。

①式と⑦式は等しいため，

$$FRC \times (F_{init.N_2} - F_{end.N_2}) = \sum_{i=1}^{n} \{V_{T_i} \times (F_{T_i.N_2} - F_{bombe.N_2})\} - V_{body.N_2} \times \frac{t}{420} \cdots ⑧式$$

⑧式をFRCについて解くと，

$$FRC = \frac{\sum_{i=1}^{n} \{V_{T_i} \times (F_{T_i.N_2} - F_{bombe.N_2})\} - V_{body.N_2} \times \frac{t}{420}}{F_{init.N_2} - F_{end.N_2}}$$

・・・⑨式

となる。

(3) CFRC補正

ここまで開放回路法によるFRCの算出について解説を行ってきたが，⑤式や⑨式が成り立つにはO_2を最初に吸入し始めた瞬間の肺気量位が正確に安静呼気位であるという前提が必須である。

仮にO_2吸入を開始した時点で安静呼気位以外の気量位から吸入を開始してしまったとすれば，⑤式や⑨式で算出される値は真のFRCではなく，ただO_2吸入を開始した時の肺気量を算出しているだけになってしまう。

そこで，この問題を解決するため現代の測定機器では，空気呼吸時に安定を確認された安静呼気位とO_2吸入開始時に肺気量位のズレを検知すると，ズレの大きさを補正値（CFRC）として差し引き補正する仕組みが備わっているものがある（図3.6.6）。

CFRC補正を含めたブレスバイブレス法における最終的なFRCの算出式は以下のとおりになる。

$$FRC = \frac{\sum_{i=1}^{n} \{V_{T_i} \times (F_{T_i.N_2} - F_{bombe.N_2})\} - V_{body.N_2} \times \frac{t}{420}}{F_{init.N_2} - F_{end.N_2}} - CFRC$$

・・・⑩式

● 2. 検査の実際

以下の内容はミナト医科学社製のオートスパイロメーターSYSTEM21を例に解説する。

(1) 測定機器の準備

① O_2ボンベまたは医療用ガスアウトレットの接続とガス残量確認を行う。

② 加湿器の水位と定期的な交換の確認を行う（加湿器に使

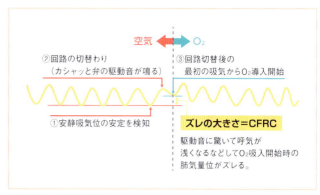

図3.6.6　CFRC補正

用する水は水道水で問題ない）。

③ 機器の較正および精度確認を行う。

・熱線式流量計はガスの種類による影響を受けるため，空気環境下とO_2環境下でそれぞれオフセット（ゼロ調整），較正を行う必要がある。

・精度確認方法の詳細は本書の10章参照。

(2) 測定の進め方

① 検査手順の概要を患者に説明する。

② 口呼吸をうまくできない患者の場合は，測定開始前に鼻をノーズクリップで押さえ，口呼吸で安静呼吸の練習を行う。

③ O_2ガスで呼吸回路の洗い出しを行い機器のセットアップを行う。

④ 椅子の高さ，位置を調節し座位で背筋を伸ばし，顎を引き，肩の力を抜き，マウスピースを咥えリークテスターなどを用い，口や鼻から漏れのないことを確認する。

・姿勢の悪さは測定手技や結果に種々の悪影響を及ぼす。
■ 安静呼気位がズレる。
→ FRC結果値の誤りに直結する。
■ 患者の首が疲労してマウスピースを咥え続けることがつらくなる。
→ 息漏れにつながる。
■ 横隔膜の運動が腹部臓器によって制限されるため1回換気量が低下し，洗い出しに必要な換気回数が増える。
→ 測定時間が延長するためつらい姿勢が長時間続き患者の疲労が増加する結果，上記と同様息漏れにつながる。

⑤ 安静呼吸を行い，安定した呼吸が得られると回路が切り替わる（またはボタンを押して切り替え），O_2の吸入を開始する。

・測定中は絶えず患者と測定波形の両方を観察し，測定が問題なく行われていることを確認する。

以下，測定中に確認すべき事項の例をあげる。

⑤-1　息漏れの確認

測定中に息漏れがあると，洗い出したN_2量が正しく

3章　呼吸機能検査

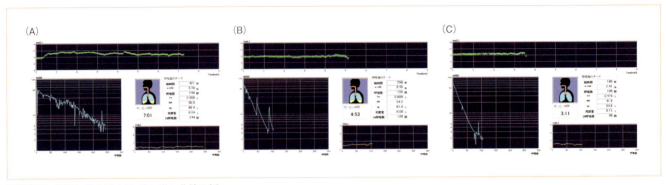

図3.6.7　息漏れ発生時のN₂洗い出し曲線の例
(A) 洗い出し直後からスパイログラムが吸気側にシフトしており，この時点で息漏れが起きている。測定終了間際には上向きのスパイクもみられる。
(B) 洗い出し中に唇が開いて2回にわたり外の空気を吸ってN₂濃度が急上昇しスパイクがみられる。
(C) 洗い出し終了間際に唾飲み込み（下向きのスパイク部分）があった後，呼吸の乱れる中で息漏れが発生し上向きのスパイクがみられる。

測定できなくなるため測定失敗となる。
息漏れ発生時のN₂洗い出し曲線の例を図3.6.7に示す。

■患者の口元

- シリコンマウスピースが唇と歯茎の間にはめ込まれているか。
- 患者の唇の技師側は比較的口元の確認が容易だが，反対側はシリコンマウスピースに隠れて死角になっており，時折覗き込んで確認しないと隙間ができていることに気づかない場合があるため注意すること。

■測定波形

- N₂洗い出し曲線で上向きのスパイクで濃度が再上昇していないか。
- N₂洗い出し曲線の下りが極端に悪くなっていないか。
- スパイログラムがドリフトしていないか。

⑤-2　姿勢の確認
　患者の背中が測定中に曲がって肩が下がり，首だけを伸ばした状態になっていないか（この姿勢で長時間続けることは患者の身体的負担が大きく息漏れなど起こしやすくなる）。なっている場合，背筋を伸ばし顎を引くよう指示する。

⑤-3　患者の意識
　慢性II型呼吸不全患者の中には高濃度O₂の吸入によってCO₂ナルコーシスが引き起こされる場合があるため，測定中患者から決して目を離さない（医師の付き添いの下実施することがより望ましい）。

⑥呼気N₂濃度が2回以上連続して2%を下回る，あるいは7分経過したところでFRC測定を終了させ，その次の呼吸で，最大呼出をさせ肺内ガス混合指数（PMI）を測定する。図3.6.8に測定の成功例を示す。

(3) 検査に工夫がいる場合

①息が漏れやすい場合

①-1　しっかりと咥えられない患者の場合
　顔面神経麻痺などマウスピースをしっかりと咥えられない患者の場合は，技師はあらかじめ手袋を装着し患者の唇の上下を指で軽くおさえながら測定する（図3.6.9）。

①-2　入れ歯が口に合っていない場合
　測定開始時は入れ歯と唇の隙間にマウスピースがうまくはまっていても，測定中にずれることもある。また，入れ歯が動いてはまりにくい場合は外してから測定してもよいが，外すとより息漏れしやすくなる場合もあるため注意すること。

①-3　小児用マウスピースを使用している場合
　小児の場合や開口障害などがあり大人用のシリコンマウスピースが入らない場合は，小児用のシリコンマウスピースを使用すると検査可能であるが，小さくなることで息漏れのリスクは高くなる。小児だから，開口障害があるからと杓子定規に全例で小児用マウスピースを使用せず，入りそうであれば極力一度は大人用シリコンマウスピースを試し，入らなかった場合に小児用で対応することが息漏れを防止するという点においては望ましい。

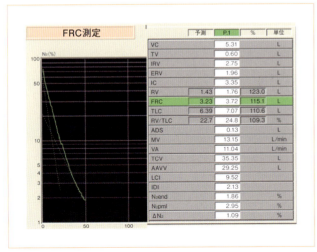

図3.6.8　測定成功例
N₂の洗い出し曲線はスムーズに低下し，1.86%まで洗い出された。測定中の漏れはなく正常肺の洗い出し曲線である。

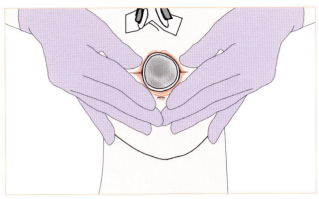

図3.6.9　口元をおさえる方法
上下唇を左右から中心に寄せるようにおさえる。また患者の頭が後ろにもたれると唇を抑える指の力だけで息漏れを防ぐことが難しくなるため，患者の後ろに立ち頭が下がることを防止する。測定操作を行う技師と口元を抑える技師の2名で分担するとよい。

①-4　鼓膜穿孔などにより耳から漏れる場合

　耳と鼻腔は耳管で通じており，症例によってはここから漏れることがある。この場合は耳栓もしくは両耳の穴を指で押さえて測定する。耳内で体液が付着する可能性も考慮し耳栓はディスポーザブルなものを使用することが望ましい。

①-5　涙点から漏れる場合

　鼻涙管を介して鼻と眼の涙点は通じており，ここから漏れる場合も稀にある。この場合は閉眼して測定する。

①-6　気管切開・永久気管孔がある場合

　シリコンマウスピースの突起部分を切り落とすなどあらかじめ加工したものを患者の気管切開・永久気管孔に押し当てて測定することが可能である。息漏れがみられる場合は，必ず患者の同意を得た上で，サージカルテープなどを使用して密着させることも試してみる。ただし，100％息漏れが発生していないという確証はないため，検査コメントに参考値となる旨を記載すること。

②再検する場合

　原理的には洗い出し開始前のN$_2$濃度と洗い出し終了後のN$_2$濃度と，その間に洗い出されたN$_2$量を測定してFRCを計算するため，再検時に前回測定時のO$_2$が肺内に残存していても，計算上は問題なく測定できる。とはいえ，実際には患者によっては肺内不均等換気の存在などにより洗い出し開始時に測定したガス濃度が肺全体の平均的なN$_2$濃度を反映していない可能性もあるため，より正確に検査を行うためには深呼吸を数回行った後，N$_2$洗い出しにか

かった時間の2倍程度[13]時間をあけて検査を行う，あるいはスパイロメトリーなどの検査を合間に行うなどして最後に再検することが望ましい。慢性閉塞性肺疾患（COPD）など肺内不均等換気が高度な患者の場合はより長い時間をあけることが推奨される。

　FRC検査は1回で技術的要求を満たす結果が得られるように患者にしっかり説明し，十分に練習したうえで測定する。

③O$_2$吸入患者の場合

　O$_2$吸入患者の測定をする場合も考え方は上記再検時と同様である。ただし，O$_2$吸入を止めて時間をあけて測定する場合にはO$_2$吸入を中断してもよいかを主治医に確認する。吸入停止時間は再検の場合と同様とし，O$_2$を止めている間は必ずパルスオキシメーターで酸素飽和度（SpO$_2$）をモニタリングする。

④N$_2$洗い出し曲線が異常な変化を示す場合

　通常の安静呼吸が行えていれば呼気N$_2$濃度はスムーズに漸減していく。浅く速い呼吸の場合は呼気N$_2$濃度が上下しN$_2$洗い出し曲線が開始直後からジグザグ状になり，きれいに描けないことがある。この場合は少し大きめに呼吸するとよい。また，唾を飲み込んだ場合は飲み込んだ瞬間に呼気終末N$_2$濃度が0％と測定されてしまい，N$_2$洗い出し曲線に切れ込みができたようになることがあるが，口が開いていなければ，測定はできている。しかしながら，1回換気量の測定が不確かとなる可能性が高く，一定の呼吸が得られるように誘導することが要求される。

(4) 妥当性の確認

①姿勢が正しいこと。
②洗い出し開始前に安静呼気位が正しく測れていること。
③洗い出し開始時のN$_2$濃度が妥当な値であること。
④漏れがないこと。洗い出し曲線において呼気終末N$_2$濃度の急激な上昇がないこと。
⑤測定は技術的要求を満たす測定結果が得られれば1回でよい（再現性は10％以内[13]）。
⑥病態と合致した変化を確認。一般的に拘束性換気障害では減少，閉塞性換気障害では増加する。
⑦他の関連項目との比較。TLCの値は1回呼吸希釈法で求めるTLCの値（DL$_{CO}$測定のV'$_A$やクロージングボリューム（CV）測定のTLC）よりやや高い値が得られる。また，一般的に％VCや％TLCも同様な変化を示す。

［田淵寛人］

3.6.3 結果の解釈[1〜8]

安静呼気位における肺と胸郭の力学的均衡は，肺の弾性収縮力と胸郭の弾性拡張圧により保たれている（図3.6.10）。

肺気腫では肺胞が破壊され肺の弾性収縮力が低下することで，FRCが増加する。一方で肺線維症のように肺弾性収縮力が増加するとFRCが減少する。

FRCの変化は全肺気量（TLC），肺活量（VC），RVといったその他の分画にも影響を与えるため，各分画の変化から病態を判断する必要がある。

以下にFRCに影響を及ぼす生理的要因と病的要因を示す。

1. 生理的要因

（1）年　齢

肺気量分画は年齢により影響を受ける。VCは20〜60歳の間に10年ごとに150〜300mLの割合で低下，RVは200mL，ERVとTLCは100mL減少し，RV/TLCは3〜4%増加するといわれている。これらの変化は加齢で胸郭が硬くなり，胸壁の運動が減少し，吸息方向への安静時の中心点の移動がおき，RV，FRCの増加と，VCの減少がおこると考えられる。

（2）体位変換[9]

仰臥位では腹腔内臓器が背側に移動するため，肺の拡張を阻害し，腹臥位ではベッド面が胸郭の運動を阻害する。座位では腹腔内臓器が重力により尾側に移動することで臥位と比較してFRCが増加する。

2. 病的要因（図3.6.11）

（1）拘束性換気障害

a）FRCは肺の弾性収縮力を増加（コンプライアンスの減少）させる組織学的変化（間質性肺炎，胸膜肥厚・癒着など）と，胸郭の弾性拡張圧の減少（脊柱側弯症など）によって低下する。神経筋疾患等に伴う呼吸筋力低下では，胸郭の弾性特性に変化が生じていなければFRCは変化しない。ただし経過が長期になると胸郭の特性が変化し，それに伴いFRCに変化が生じる。

b）RVは，肺切除や胸郭内腫瘍など容積を変化させる病態で減少するが，コンプライアンスの低下ではほとんど減少しない。呼吸筋障害では増加する。

（2）閉塞性換気障害

a）RV・FRCはともに増加することが多い。

b）RVは末梢気道閉塞（airway closure）により増加する。

c）FRCは，気腫型COPDなど肺の気腫化による肺弾性収縮力の低下，呼気延長，気管支喘息に認める呼吸筋（平滑筋）のトーヌスにより増加する。

（3）その他：高度の肥満，腹部膨張，腹水貯留，妊娠

高度の肥満ではRVは変化しないが，肋骨横隔膜周囲および腹腔内に脂肪が沈着することでERV，FRCは減少する。

腹部膨張は，腹腔内ガス増加等に起因し，腹腔内圧が上がることにより横隔膜が下がらず胸腔が広がらないため，肺も広がらない。

腹水貯留ではFRC，VC，RVが低下を示すが，ERVを

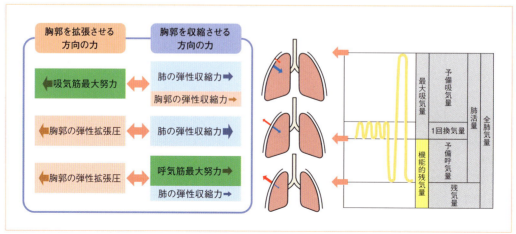

図3.6.10　肺と胸郭の力学的均衡

用語　胸腔内気量（thoracic gas volume；TGV）

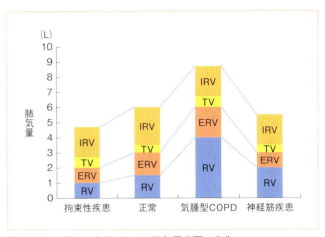

図3.6.11　種々の疾患における肺気量分画の変化
(日本呼吸器学会 肺生理専門委員会(編)：臨床呼吸機能検査 第8版,
メディカルレビュー社, 2016を参考に作成)

最も大きく減少させる。

　妊娠では週数が経過するにつれて横隔膜に対する腹腔からの圧迫が増加し，胸郭は横に拡大する。それによりERV，FRCは減少するが，同時にRVも減少するためVCは大きな変化なく保たれる。

● 3. 胸腔内気量（TGV）の解釈

　TGVは体プレチスモグラフで測定したFRCで，胸郭内のすべての気量を測定するため，解剖学的に気道と交通のない領域の気腫性囊胞（Bulla）や気道閉塞や虚脱による機能的変化で閉ざされた領域なども含める。一方，ガス希釈法で求めるFRCはこの領域は測定できない。このためTGVからFRCを差し引いた値は解剖学的＋機能的なとらえ込み量と解釈され，健常人でも原理的にTGV＞FRCが成り立つ。

　また体プレチスモグラフ法は極めて短時間で測定ができ患者の負担が小さいことも大きな利点であるが，微細な変化を捉えるため，少しの漏れ，気道の閉塞などに影響されるなど手技的に難しく技術が要求される検査でもある。

　また，下記に示すような原理上避けられない誤差要因もあり，これらの特徴をよく理解したうえで測定結果を解釈しなければならない。

①上腹部ガスが測定結果に影響する（呼吸の仕方に関係する）。
②高度の閉塞性換気障害がある場合，肺胞内圧は局所間で同一ではなく，口腔内圧が肺胞内圧と等しくないため，胸郭内気量が過大に算出される。
③巨大ブラでは表面体積比が少なく，さらに等温性変化ではなく断熱変化するため，ボイルの法則が成り立たない。

検査室ノート　患者をよく観察することの大切さ

　FRC測定に限らず肺機能検査全般において言えることであるが，患者をよく観察することが重要である。検査がうまく行えない場合，患者本人が検査の説明を理解できているのか，理解はできているが実際に指示通りに行うことが難しいのか，体調が悪くうまくできないのか，その理由を判断する。

　検査担当者が，速やかに患者の状態を判断し，患者毎に説明方法や検査手技を工夫することで，より少ない検査回数で患者の状態をより反映した検査結果を得ることが可能となる。

　例えば，FRCは安静呼吸を口呼吸で3分以上行うが，事前に行うSVC（肺活量）検査時の安静呼吸で安静呼気位が安定しているかをよく観察する。安定しない場合には，FRC測定開始前に，ノーズクリップを装着し口呼吸の練習をする。それでも難しい場合には，患者本人に鼻をつまませて口呼吸させることが有効な場合もある。

　ガスの漏れがないよう適切にマウスピースが咥えられているかを，あらかじめよく確認し指導する。

　座っている姿勢が崩れやすい場合には，背もたれと背中の間に折りたたんだバスタオルをはさみ，安定した姿勢を保てるように工夫する。

　このような工夫により最低限の検査回数で適切な結果が得られるようになり，不要な再検を減らし，患者の疲労によって本来の結果が得られなくなるという事態を回避することが可能となる。

検査室ノート　二酸化炭素吸収剤について

　ソーダライムは水酸化ナトリウムが約5％，水酸化カルシウムが70％以上，水が12～18％の混合物である．FRC測定中に用いる二酸化炭素吸収剤はソーダライムが主流であった．その後，水酸化ナトリウムを含有しない二酸化炭素吸収剤（例：ヤバシライム-f），が登場し用いられるようになってきている．これはソーダライムと異なる物質であるが，本稿では二酸化炭素吸収剤の総称として，以前から慣習的に使われている「ソーダライム」という用語を使用した．なお，ソーダライム以外の二酸化炭素吸収剤も強アルカリのため，素手での取り扱いは避けるべきである．

　また，ソーダライムの粒を球体としたことで粉の発生を抑えるタイプ（例：ソファーソーブ）も発売されている．

［湯舟恵子］

参考文献

1) 日本呼吸器学会肺生理専門委員会（編）：呼吸機能検査ハンドブック．32-35．日本呼吸器学会．東京．2021．
2) ERS/ATS technical standard on interpretive strategies for routine lung function tests. European Respiratory Journal. 2021.
3) 日本呼吸器学会肺生理専門委員会（編）：臨床呼吸機能検査．第8版．18-21．メディカルレビュー社．東京．2016．
4) 日本臨床検査技師会：呼吸機能検査の実際．59-75．社団法人日本臨床検査技師会．東京．2005．
5) 鈴木範孝：呼吸療法で活かす！呼吸機能・血液ガスの知識．29-35．167-176．191-207．真興交易（株）医書出版部．東京．2015．
6) 肺機能セミナー（編）：臨床肺機能検査．肺機能セミナー：23-34．東京．1994．
7) 阿部紀一郎，森田敏子：関連図で理解する呼吸機能学と呼吸器疾患の仕組み．168-169．172-183．日総研．東京．2009．
8) 山本雅史：得意になれる！機能的残気量（FRC）肺拡散能力（DLCO）．Medical Technology．2022: 50: 516-525.
9) 松本匠平他：体位の違いが咳嗽・呼吸機能に与える影響．日本呼吸ケア・リハビリテーション学会誌．2019: 28: 85-90.
10) Darling RC et al.: Studies on the intrapulmonary mixture of gases. I. Nitrogen elimination from blood and body tissues during high oxygen breathing. J Clin Invest, 1940; 19(4): 591-597.
11) Darling RC, et al.: Studies on the intrapulmonary mixture of gases. III. An open circuit method for measuring residual air. J Clin Invest, 1940; 19(4): 609-18.
12) Cournand A et al.: Studies on intrapulmonary mixture of gases. IV. The significance of the pulmonary emptying rate and a simplified open circuit measurement of residual air. J Clin Invest, 1941; 20(6): 681-9.
13) Bhakta NR et al.: European Respiratory Society/American Thoracic Society technical statement: standardisation of the measurement of lung volumes, 2023 update. Eur Respir J, 2023; 62(4): 2201519.

3.7 体プレチスモグラフ

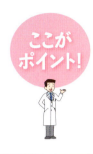

ここがポイント！

- ボイルの法則に基づき，一定温度の条件で一定量のガス容積が圧力に反比例する原理を利用している。
- 一般的に，気道抵抗は体プレチスモグラフ法，肺抵抗は食道バルーン法，呼吸抵抗はオシレーション法で測定されている。
- 胸腔内気量（TGV）＝ガス希釈法FRC＋ブラなどの交通が遮断された気量である。

● 体プレチスモグラフとは

体プレチスモグラフは全身を密閉された箱（ボディボックス）の中に入れ，呼吸に伴う体の容積変化ΔVを，箱内の容積変化あるいは箱内の圧力変化をとらえて測定する方法である。

気体の物理法則（ボイルの法則）に基づき，一定温度の条件で一定量のガス容積が圧力に反比例する原理を利用している[1]。

ΔVを計測する方法により，量型，圧型，圧量型（流量型）の3タイプに分けられる。

体プレチスモグラフィー（ボディボックス）で測定可能な項目を図3.7.1に示す。この中でボディボックスを用いなければ測定できない項目は胸郭内気量，気道抵抗と肺血流量である[2]。

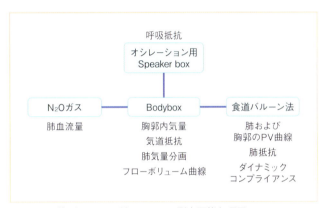

図3.7.1　体プレチスモグラフィーで測定可能な項目

(中村雅夫，ほか：換気力学検査，実践！呼吸機能検査，95，真興交易㈱医書出版部，東京，2005より引用)

3.7.1 気道抵抗

● 1. 測定原理

(1) 気道抵抗・肺抵抗・呼吸抵抗の関係（図3.7.2）

換気の気流量は，呼吸筋力と抵抗・弾性・慣性などの力学的要因によって決まる。

このうち，抵抗は，空気抵抗や組織の摩擦などに起因し，常に換気を妨げる方向に働く。

抵抗のうち，気道部分の抵抗を気道抵抗（Raw），気道に加えて肺胞や臓側胸膜などの肺の組織抵抗まで加えた抵抗を肺抵抗（R_L），またさらに胸郭部分を加えて呼吸器系全体の抵抗は呼吸抵抗（Rrs）と呼ぶ。

(2) 気道抵抗

気道抵抗は，気道を流れる空気の「通りにくさ」を意味し，気道内径の変化を伴う気道障害の指標となる。

気道抵抗（Raw）の測定には，圧差と気速の測定が必要である。気速（$\dot{V}$）と口腔内圧（Pm）は測定が容易であるが，肺胞内圧（Palv）は実測できない。したがって，Palvはいくつかの仮定に基づき間接的に求める。Palvの測定（気道抵抗の測定）に最もよく用いられている方法は体プレチスモグラフ法である[3]。

一般に2点間の気流発生に際し，その圧較差（ΔP）と気流量（$\dot{V}$），抵抗（R）の間には次の式が成り立つ。

$R = \Delta P / \dot{V}$（文献4）より

気道抵抗は，肺胞内圧（Palv）と口腔内圧（Pm）の圧較差を気流量（$\dot{V}$）で除したものである[5]。

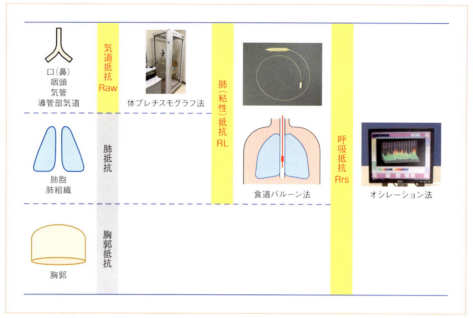

図3.7.2 気道抵抗・肺抵抗・呼吸抵抗の種類と関係，測定法

圧較差 = Palv − Pm (cmH$_2$O)
気流量 = $\dot{V}$ (L/秒)
気道抵抗 (Raw) = 圧較差／気流量 = (Palv − Pm)／$\dot{V}$
気道抵抗の測定は，2つのステップから成る。
①気速 ($\dot{V}$) と箱内圧 (P$_{BOX}$) の関係 (図3.7.3.左)
　被検者は密閉した箱に入り，マウスピースを介し，箱内の空気を呼吸する。声門を開けた状態かつFRCレベルで少し大きく呼吸を繰り返し，この時の$\dot{V}$ (flow) と箱内圧 (P$_{BOX}$) の関係を求める。

　その時の勾配は　$\tan\theta_1 = \varDelta\dot{V}／\varDelta P_{BOX}$ ・・・・①式

②箱内圧：P$_{BOX}$ と口腔内圧 (Pm) の関係 (図3.7.3.右)
　次に，シャッターを閉じ，声門を開いた状態で速く呼吸を繰り返す (panting)。
　その時の勾配は　$\tan\theta_2 = \varDelta Pm／\varDelta P_{BOX}$ ・・・・②式
　シャッターが閉じたとき，肺胞から口腔までつながり，全体でひとつの袋とみなせば，Pm = Palv と仮定できる。

したがって，$\tan\theta_2 = \varDelta Pm／\varDelta P_{BOX} = \varDelta Palv／\varDelta P_{BOX}$
・・・・②'式

FRC近傍での気道抵抗 (Raw) は，
Raw = $\varDelta Palv／\varDelta\dot{V}$ = ($\varDelta Palv／\varDelta P_{BOX}$)・($\varDelta P_{BOX}／\varDelta\dot{V}$)
・・・・③式

③式に①式と②'式を代入すると

Raw = $\tan\theta_2$・$(1/\tan\theta_1) = \tan\theta_2／\tan\theta_1$

①，②2つの測定から得た2つのリサージュの勾配から気道抵抗を求めることができる。
※リサージュ：VとPの関係を表した，抵抗の大きさに応じた傾きの閉じた曲線のこと

②の手技により，同時にTGV (thoracic gas volume：胸郭内気量) も求められる[3]。

● **2. 検査の実際：体プレチスモグラフ法（RawとTGVを測定する場合の一例）**[6]

(1) 測定機器および被検者の準備 (図3.7.4)
①機器の圧・気量の自動較正を行う。
②被検者に検査内容を十分説明し，ボックス内に入って検査ができるか確認する。
　ボックス内の容積が測定に影響するため，ボックスには被検者が単独で入る必要があり，付き添いは入ることができない。また扉を閉めた密閉状態に耐えられない場合や，点滴中や体格が大きくボックス扉を閉められない場合，検

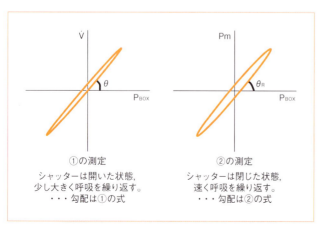

図3.7.3　気道抵抗の測定
(気道抵抗，肺機能テキスト第2版，124，文光堂，東京，2003より引用)

3.7 | 体プレチスモグラフ

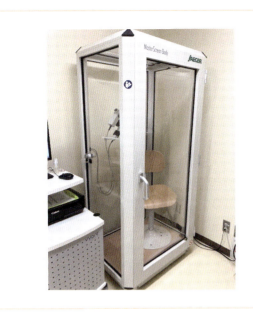

図3.7.4　ボディボックスの例

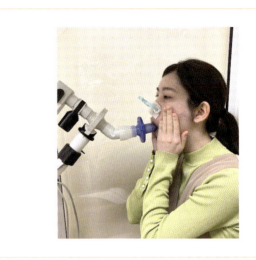

図3.7.5　チークサポート

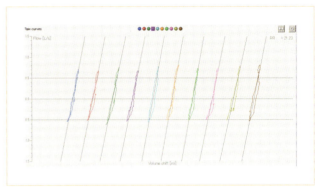

図3.7.6　Raw測定波形の例

査ができない。

(2) 検査の進め方
① 検査は装置によりパンティング呼吸法または普通呼吸で行う方法があり，実施する呼吸法を確認する。
　パンティング呼吸法：解剖学的死腔量の空気（約0.2L）を出し入れする程度の換気量で，胸式呼吸で0.5～1.5Hzの速さで「フッフッフッ」と換気を行う。
　普通呼吸法：1分間に20～30回程度の速さの普通呼吸を行う。
② 測定中にシャッターが閉まり，息が一瞬吸えなくなるがそのまま慌てずに同様の呼吸を続けることを被検者に説明する。
③ マウスピースの高さを合わせ，ノーズクリップで鼻を閉じ，扉を閉める。
④ 準備時間経過後，マウスピースを咥えてもらう。漏れのないよう唇はしっかり閉じるよう指示する。
⑤ 被検者に両手指で頬を軽く押さえるよう指示する（チークサポート：シャッターが閉まり口腔内圧が上昇すると頬が膨らむなど，口腔内圧測定に誤差を生じてしまうのを防ぐ目的）(図3.7.5)。
⑥ パンティングまたは普通呼吸で呼吸をする。肩の力を抜きリラックスしながら安静換気をしてもらう。速さや回数を確認しながら，必要時声をかけて調整する(図3.7.6)。
⑦ 安静呼気位でシャッターを閉じたときにそのまま呼吸を続けてもらう。
⑧ 続けて肺活量測定を行う（装置により異なるため仕様書に従う）。
⑨ 測定後はすぐに扉を開け，ノーズクリップを外す。
⑩ 検査は複数回行い，再現性を確認する。

(3) 検査に工夫がいる場合
・チークサポート時には肩や肘が上がると安静呼気位に影響を及ぼすため，体に必要以上の力を入れないように十分説明する。
・天候，気温，室内の圧力変化（部屋のドアの開閉）などに敏感に反応するため測定時は注意する。ボックス内で被検者が壁に触れたり寄りかかったりしないよう注意する。

(4) 妥当性の確認
① シャッターが閉まる前の呼吸が安定しており，安静呼気位で測定されていること。
② 漏れがないこと。特にパンティング呼吸のときは注意する。
③ 口腔内圧変化と箱内容積のリサージュが1本の直線となること。ただし，閉塞性換気障害ではループは開く。
④ 正しい姿勢で行えたこと。
⑤ 再現性があること。
⑥ 本測定法で測定したTGV値が，ガス希釈法で測定したFRC値と比べて同じかあるいは大きいこと。

3. 結果の解釈

気道抵抗（Raw）は通常中枢基部の気管支までの抵抗を表す。末梢の気道は断面積が広くなるため反映されない。

気道抵抗は肺気量に反比例し，肺気量が大きいほど小さくなる。

気道抵抗の逆数（気道コンダクタンス：Gaw）を肺気量で除したspecific airway conductance（sGaw）という指標は肺気量の影響が排除され，気道の状態を評価できる[7]。

【正常値】Raw　0.6〜2.4（cmH$_2$O/L/sec）
　　　　　sGaw　0.22〜0.26（sec^{-1}・cmH$_2$O^{-1}）[8]

(1) 気道抵抗が上昇する疾患[4]

閉塞性換気障害を呈する病態。

- COPDの非気腫型や気管支喘息発作時（気道炎症や気道平滑筋の収縮などにより気道内径が狭小化するため）
- COPDの気腫型（肺実質の破壊により気道壁の支持組織が減少し，気道壁の外向きに作用している弾性収縮力が減少するため）
- 反回神経麻痺や腫瘍などの占拠性病変による中枢上気道閉塞

(2) 気道抵抗が低下する疾患

喘息やCOPDで，気管支拡張薬に反応して気道が拡張した場合。

(3) 気道抵抗の上昇がみられない疾患

肺線維症（肺実質が増加，肺弾性収縮力が強くなる）。

3.7.2　胸腔内気量

1. 測定原理

密閉した箱（ボディボックス）の中で患者に呼吸してもらい，このときの肺気量，口腔内圧の変化を測定して，ボイルの法則によって肺胸郭内にある肺容量を測定する方法[9]。

体プレチスモグラフを用いたFRC測定は，ブラなどの交通が遮断された気量まで測定されるため，ガス希釈法のFRCと異なり，胸腔内気量（TGV）と表現される。

> TGV＝ガス希釈法FRC＋ブラなどの交通が遮断された気量※
>
> （※解剖学的＋機能的なとらえこみ量）

参考として，ブラは胸膜直下にできる径1cm以上の気嚢で，ブレブは臓側胸膜内にできる気嚢のことである。

安静呼気位で息が止まった状態の胸腔内圧は大気圧（Pb）と同じであり，そのときの肺内はV$_{tg}$である（図3.7.7.a）。その状態で口元の気流を遮断し息ませると点線で表すようにV$_{tg}$は減少し，肺胞内圧が上昇し圧力はP，気量はVと変化する（図3.7.7.b）。

温度が一定のとき，ボイルの法則に従い以下の式が成り立つ。

V$_{tg}$・Pb ＝ V・P　　V$_{tg}$ ＝ V・P/Pb

密閉された箱内（ボディボックス）で測定することで，変化した圧力（P）と気量（V）を求めることができる。すなわち，息ませてV$_{tg}$が減少すると斜線で示す気量（⊿V）が増加する。この量をボックス内外圧差で測定する。圧力はPbから⊿Pだけ上昇しその圧力を口腔内圧（⊿Pm）で測定する。したがって，

Pb・V$_{tg}$ ＝ (Pb ＋ ⊿Pm)・(V$_{tg}$ − ⊿V)
⊿Pm・V$_{tg}$ ＝ Pb・⊿V ＋ ⊿Pm・⊿V
　　V$_{tg}$ ＝ (⊿V/⊿Pm)・Pb(1 ＋ ⊿Pm/Pb)
　　ここで⊿Pm/Pbは小さいので(1 ＋ ⊿Pm/Pb)≒1
　　∴ V$_{tg}$ ＝ (⊿V/⊿Pm)・Pb

さらに，肺内は水蒸気で飽和されているため，肺内の圧力は大気圧（Pb）から体温の飽和水蒸気圧（P$_{H_2O}$）を差し引

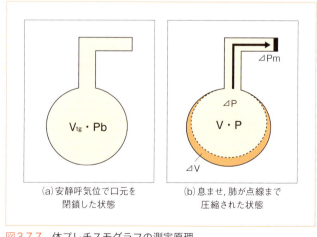

(a) 安静呼気位で口元を閉鎖した状態　　(b) 息ませ，肺が点線まで圧縮された状態

図3.7.7　体プレチスモグラフの測定原理

用語　胸腔内気量（thoracic gas volume：Vtg）

3.7 | 体プレチスモグラフ

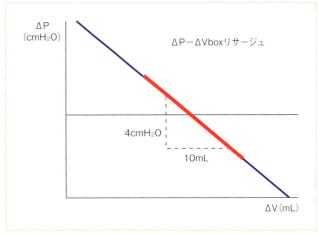

図3.7.8　体プレチスモグラフ測定例
大気圧は760mmHg，ボックス内気量の変化は10mL，口腔内圧の変化は4cmH₂O変化したと仮定する。
$V_{tg} = (\Delta V / \Delta Pm) \times (Pb - P_{H_2O})$
$V_{tg} = (10/4) \times (760 - 47) \times 1.36 = 2.42 (L)$
※1.36は水銀柱圧を水柱圧に変換する指数

いた値となり下式で計算される（通常，cmH₂Oで示す）。

$V_{tg} = (\Delta V / \Delta Pm) \cdot (Pb - P_{H_2O})$（文献6）より）

● 2. 検査の実際

「3.7.1 気道抵抗　●2. 検査の実際」（p62）を参照。

● 3. 結果の解釈

TGVは胸郭内のすべての気量を測定するため，解剖学的に気道と交通のない領域のブラ，気道閉塞や虚脱による機能的変化で閉ざされた領域なども含め測定される。一方，ガス希釈法で求めるFRCはこの領域は測定できない。このためTGVからFRCを差し引いた値は解剖学的＋機能的なとらえこみ量と解釈される。

体プレチスモグラフ法は極めて短時間で測定ができ被検者の負担も小さいという利点があるが，微細な変化を捉えるため，少しの漏れ，環境，気道の閉塞などに影響されるなど主義的に難しく技術が要求される検査でもある。

また，下記に示すような原理上避けられない誤差要因もあり，これらの特徴をよく理解したうえで測定結果を解釈しなければならない。

① 上腹部ガスが測定結果に影響する（呼吸の仕方に関係する）。
② 高度の閉塞性換気障害がある場合，肺胞内圧は局所間で同一ではなく，口腔内圧が肺胞内圧と等しくないため，TGVが過大に算出される。
③ 巨大ブラでは表面積比が少なく等温性変化ではなく断熱変化しボイルの法則が成り立たない[6]。

3.7.3　肺コンプライアンス

肺組織の硬さ・軟らかさの弾性圧を表現する指標として，コンプライアンス（compliance：C，圧縮率）が用いられる。ある圧（ΔP）を肺に加えたときの容積変化（ΔV）から求める[7]。

$C (L/cmH_2O) = \Delta V (L) / \Delta P (cmH_2O)$
C：コンプライアンス
ΔV：肺に入った空気の量
ΔP：胸腔内圧変化[3]

● 1. 肺コンプライアンスの種類

(1) 静肺コンプライアンス（Cst）

気道での空気の流れがない状態での肺気量と圧の変化の関係を圧量曲線（P-V曲線）で示したとき，この曲線の傾きがコンプライアンスである。コンプライアンスの低下では肺は膨らみにくく（硬い），コンプライアンスの上昇では肺は膨らみやすい（軟らかい）ことを表す。

(2) 動肺コンプライアンス（Cdyn）

動肺コンプライアンスは気道での空気の流れがある状態で呼吸周波数を変化させて測定し，コンプライアンスの変化率より周波数依存性の有無を検査し，末梢気道病変の存在を検出する[1]。

● 2. 測定原理

【食道バルーン法】食道内圧変化を胸腔内圧変化とみなして測定する。食道内に薄いゴムで覆ったバルーンを挿入後ふくらませ，肺気量を変えたときのバルーン内圧変化を測定する。

(1) Cst

気流がない場合に肺弾性圧は胸腔内圧に反映されると考えられ，その代用となる食道内圧（Pes）をPとして測定する。食道バルーンを横隔膜より10cm上に挿入する。安静換気を数回行い，ゆっくりと最大吸気し，その後ゆっくり

✎**用語**　静肺コンプライアンス（static lung compliance：Cst），動肺コンプライアンス（dynamic lung compliance：Cdyn）

3章 呼吸機能検査

と呼出，呼気側の安静呼気位より0.5L吸気した位置での圧力変化からC＝⊿V/⊿Pを求める。

(2) Cdyn

食道バルーンを挿入した状態で，0.5Hzから1.2Hzまで徐々に呼吸を速くし，その換気量と圧力変化から周波数ごとのコンプライアンスCdyn＝⊿V/⊿Pを求める。

各周波数のCdynを最小二乗法により接線を引き，0HzのCdyn値に対し1Hzの変化率を求める[7]。

Cdynは呼吸数の増加に依存して低下する（周波数依存性：frequency dependent）。この周波数依存性が大きいと換気の不均等分布が示唆される[10]。

● 3. 検査の実際

食道内圧測定用バルーンカテーテルは内径1.4mm，外形1.8～2.0mm，長さ約100cmのポリエチレンチューブの末端を長さ10cm，周径3.5cm，厚さ0.06mmのラテックスゴムの袋で覆ったもので，バルーンで覆われたカテーテルの部分には多数の穴が開けられている。

原則として食後2時間以上経過後，座位にて経鼻的にバルーンをストローで水を飲ませながら起こる嚥下運動に合わせて挿入する。鼻腔より45cmほど挿入したところで声帯を閉じながら呼出努力（Valsalva法）を行うと，そのとき胸腔内圧（食道内圧）は陽圧となり，バルーン内気量はゼロとなる。ここで0.2～0.5mLの空気を入れる。この状態で測定しながら60cmほど挿入すると，バルーン全体が胃内に入るので陽圧となる。吸気時に陽圧は高まる。それを確かめてからカテーテルを徐々に引き抜き，バルーン基始部が横隔膜を越えて胸腔内に入ると，吸気時に陰圧になる。そこからさらに10cmほど引き抜いたところが下部食道1/3の位置であり，バルーン全体が食道内に収まっている状態になる。この位置で得られた食道内圧が胸腔内圧に相当する[10]。

(1) Cst

肺の容積変化⊿Vの測定には3種類の方法（①スパイログラフィー，②気流計の積分，③体プレチスモグラフィー）がある。容積変化を口から出入りする空気量の変化で測定する場合は温度変化の補正が必要となるが，体プレチスモグラフィーの場合は肺の容積変化を直接測定しているので補正の必要はない。

食道バルーン内圧と口腔内圧の差圧⊿Pは気流ゼロの状態で測定する。

実際の肺P-V曲線の測定にあたっては，安静換気後，肺気量履歴（volume history）を一定にするため最大吸気位まで吸った後に行う。安静換気レベルまで戻った後，再度最大吸気位まで吸い込み，全肺気量（TLC）のレベルから口を小刻みに閉塞（気流停止）させながら残気量（RV）位までゆっくり呼気を行う（volume-step法）。気流停止時にはできるだけ胸郭をリラックスさせる。

気流停止時の圧と気量との関係をX-Y軸に表示したのが肺P-V曲線である。

P-V曲線は直線ではないため，評価するポイントでその傾きが異なる。そこで，CstはFRCとFRC＋0.5L（0.5L吸気側の位置）の曲線上の2点を結んだ直線の傾きとされている。また，TLCで気流停止したときの最大陰圧を最大吸気位食道内圧（Pes max）といい，被検者のとり得る最大の肺弾性圧に相当するものと考えられる。

(2) Cdyn

呼吸数はメトロノームに合わせて30，40，50，60回/minで行い，各々の呼吸数のCdynを求めて横軸に呼吸数を，縦軸にCdynをとり評価する。通常，静肺コンプライアンスに対する呼吸数60回/min（1Hz）の動肺コンプライアンスの比が80%以下の場合にCdynの周波数依存性が認められたと判定される[10]。

● 4. 結果の解釈

(1) Cst

肺P-V曲線の正常パターンは年齢によって異なり，加齢とともに左方（肺弾性圧が低い方）へシフトする。Turnerらの正常曲線が利用されている（図3.7.9）。

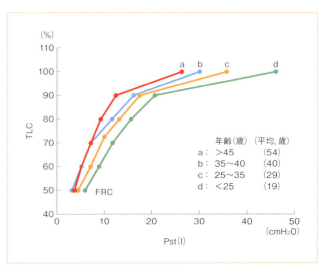

図3.7.9 健常人の静肺P-V曲線と年齢

（黒澤一，ほか：コンプライアンスと抵抗，臨床呼吸機能検査第8版，37，日本呼吸器学会肺生理専門委員会編，メディカルレビュー社，東京，2016より引用）

用語　全肺気量（total lung capacity：TLC），残気量（residual volume；RV）

正常域　Cst　0.15～0.30L/cmH₂O
　　　　Pes max　20～40cmH₂O

　慢性閉塞性肺疾患（COPD）で，特に気腫優位型であればP-V曲線は健常人に比べ左上方へシフトし，傾きも急峻となる（Cstは0.30以上）．TLCやFRCは上昇し，Pes maxは低値を示す．これは肺弾性圧の低下を意味し，肺実質の破壊である気腫化を反映しており，肺が伸展しやすい（膨らみやすい）ことを示している（図3.7.10）．

　同じCOPDでも肺実質の破壊がみられない場合には肺P-V曲線そのものは正常域に近いが，FRC付近から屈曲点をもち陽圧側へ急激な圧変化を示す．これは気道閉塞現象を示唆している．

　可逆性の気道閉塞を示す気管支喘息の場合，発作時にはTLCが増加し，Cstはやや上昇することもあるが，非発作時には閉塞性換気障害がない限り正常のP-V曲線を示す．

　肺線維症では肺P-V曲線は著しく右方（肺弾性圧が高い方）へシフトし，Pes maxは高値となる．これは肺実質が線維化し，肺の硬化の進行を反映するものと考えられる．肺弾性力が強く，肺を膨らませるには，多大な圧を要する状態である．

　以上のように，P-V曲線より肺実質の病変の有無を推測するに重要な情報が得られる．

(2) Cdyn

　静肺コンプライアンスに対する呼吸数60回/min（1Hz）の動肺コンプライアンスの比が80%以下の場合にCdynの周波数依存性が認められたと判定される．

　Cdynは健常人の場合，呼吸数を変えてもほぼ一定である．

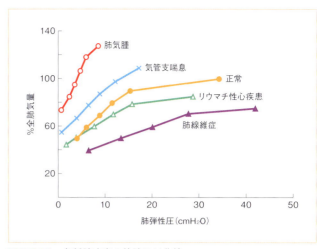

図3.7.10　各種肺疾患の静肺P-V曲線

（中村雅夫ほか：換気力学検査．実践！呼吸機能検査，102，真興交易㈱医書出版部，東京，2005より引用）

しかし1秒率や気道抵抗が正常でCdynの周波数依存性が認められた場合には，末梢気道の閉塞性換気障害のあることが考えられる．

　健常人でも加齢に伴いCdynの周波数依存性が大きくなる傾向にある．

　また，健常人でも測定時の肺気量位や体位によって影響を受ける．低肺気量位では末梢気道の閉塞性換気障害が起こり換気の不均等性が増加するためと解される．

　末梢気道病変の検出法の1つとして利用されたが，現在では臨床検査として行っている施設はほとんどない．患者の負担が大きく，そのうえ測定のばらつきが大きく，必ずしも臨床的に有用な指標とはいえなかった．しかしながらCdynおよびその周波数依存性は，換気の不均等分布を理解するうえで重要な概念の1つである[10]．

［情野千文］

用語　慢性閉塞性肺疾患（chronic obstructive pulmonary disease；COPD）

参考文献

1) 黒澤一ほか：スパイロメトリーと肺気量．臨床呼吸機能検査第8版，22-23，日本呼吸器学会肺生理専門委員会編，メディカルレビュー社，東京，2016．
2) 中村雅夫ほか：換気力学検査．実践！呼吸機能検査，90-108，真興交易㈱医書出版部，東京，2005．
3) 毛利昌史ほか：肺機能テキスト第2版，115-132，文光堂，東京，2003．
4) 換気力学検査．新呼吸器専門医テキスト改訂第2版，142-145，日本呼吸器学会（編），南江堂，東京，2020．
5) John B.Westほか：気道抵抗．ウエスト呼吸生理学入門・正常肺編第2版，133，メディカル・サイエンス・インターナショナル，東京，2017．
6) 宮澤義：機能的残気量．呼吸機能検査技術教本，46-52，日本臨床衛生検査技師会（監修），じほう，東京，2016．
7) 宮澤義：換気力学検査．呼吸機能検査の実際，91-102，(社)日本臨床衛生検査技師会，㈱高山，東京，2005．
8) 久保田勝ほか：基準値と各種ノモグラム．臨床呼吸機能検査第8版，317，日本呼吸器学会肺生理専門委員会（編），メディカルレビュー社，東京，2016．
9) 田村東子：機能的残気量．臨床検査，2017；61：1168-1177．
10) 黒澤一ほか：コンプライアンスと抵抗．臨床呼吸機能検査第8版，35-45，日本呼吸器学会肺生理専門委員会（編），メディカルレビュー社，東京，2016．

3.8 クロージングボリュームと肺内ガス分布

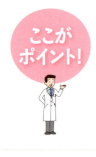

ここがポイント!

- 測定原理を理解する。
- 正しい測定方法を理解する。
- 末梢気道病変とクロージングボリュームの関係およびガス交換能力に及ぼす影響を理解する。
- 肺内ガス分布異常が換気障害や拡散障害に及ぼす影響を理解する。

● はじめに

　生理的な気道閉塞は内径2mm以下の末梢気道から始まり，早期の検出は臨床上重要である。この末梢気道病変の検出法の1つにクロージングボリューム（CV）検査がある。測定方法にはレジデントガス法とボーラス法があり，本邦ではレジデントガス法が多く使用されている。このレジデントガス法は単一呼吸法ともよばれ，CVと肺内ガス分布を同時に測定できる方法である。単一呼出曲線の第Ⅲ相の傾き（ΔN_2）で肺内ガス分布を表し，第Ⅳ相はCVといい末梢気道を反映する。CVの増加は末梢気道の易虚脱性を表し，末梢気道病変の存在を示唆する[1,2]。

　肺内ガス分布とは，どれだけスムーズに肺胞に酸素が入っていくかを表し，気道の狭窄等があると不均等となる。この肺内ガス分布には，局所的な気道の狭窄や肺コンプライアンスの変化により生ずる局所的不均等分布を示すものと，肺気腫や慢性気管支炎のように直列的不均等分布を示す2つが考えられる[1]。肺内ガス分布の測定方法には単一呼吸法と多呼吸洗い出し法がある。多呼吸洗い出し法はFRC測定の酸素開放回路法のことであり，測定中の洗い出し曲線を用い肺内ガス分布の指標が測定できる。CVおよび肺内ガス分布測定は，スパイロメトリーでは捉えられない内径2mm以下の末梢気道（small airwayの領域をsilent zoneという）病変の検出，換気血流比不均等の検出に有用である。本節では，主にレジデントガス法におけるCVおよび肺内ガス分布の理論と検査法について解説する。

3.8.1 測定原理

● 1. レジデントガス法の測定原理[1〜7]

　最大呼気位（RV位）から100％酸素（O_2）をゆっくりと最大吸気し，その後ゆっくりと最大呼気位まで準静的な呼出をすると，図3.8.1に示す単一呼出曲線が得られる。この曲線の呼気の初めは口腔内や気管の解剖学的死腔域の100%O_2（N_2濃度ゼロ）が呼出される第Ⅰ相，次いで気道と肺胞の混合気体の急峻な立ち上がりがみられる領域の第Ⅱ相，続いて圧勾配により肺底部から呼出が始まり呼出が進むにつれ肺尖部方向の肺胞気が呼出されていく。その際，重力効果により肺胞内のN_2濃度勾配があるため軽度の傾きをもつ第Ⅲ相（alveolar plateauとよばれ，cardiogenic oscillation

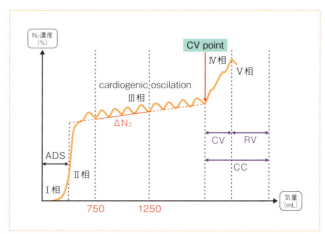

図3.8.1　単一呼出曲線（レジデントガス法）

用語　末梢気道（small airway），クロージングボリューム（closing volume；CV），レジデントガス（Resident gas），ボーラス（Bolus），局所的不均等分布（parallel model），直列的不均等分布（series model），肺胞台地（alveolar plateau），心原性振動（cardiogenic oscillation）

3.8 | クロージングボリュームと肺内ガス分布

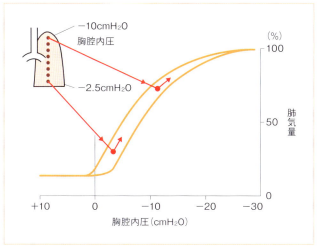

図3.8.2 肺の圧-量曲線（pressure volume curve）と胸腔内圧の重力方向の違い
100%の酸素を吸入した場合、肺尖部に比べ肺底部の容量変化が大きいため、その希釈効果の違いから肺底部の肺胞気N_2濃度は肺尖部に比べ低くなる。オニオンスキン・ダイアグラムは、肺尖部から肺底部までの局所肺気量と全肺気量の関係を示す。
(Milic-Emili J, Henderson JA, Dolovich MD, et al :Regional distribution of inspired gas in the lung. J Appl Physiol 21:749-759,1966 より引用)

の波が重なる）が形成される。第Ⅲ相の後に末梢気道閉塞の程度によりN_2濃度が急上昇し，第Ⅳ相のCVが出現する。

● 2. 単一呼出曲線の濃度勾配形成の原理

　肺は重力の関係で下に引っ張られているため肺の長さが30cmとした場合，肺尖部と肺底部では7.5cmH_2Oの圧差があり，肺尖部は肺底部に比べ陰圧である。このため吸気は肺尖部のほうから始まり，呼気は逆に肺底部より呼出され最後は肺尖部から呼出される。また，重力で引っ張られているため重力方向の位置に応じ局所的な容積差も生じている（肺底部に比べ肺尖部の肺胞は開いている）（図3.8.2）。
　測定時における肺内のN_2ガス分布の変化を図3.8.3に示す。
　図3.8.3.aは最大呼気位の状態である。肺尖部の肺胞は重力で引っ張られているため残気量位でも肺底部に比べ肺胞が開いており，N_2は多く存在している。図3.8.3.b，cは100%O_2をゆっくりと最大吸気した状態である。残気量位

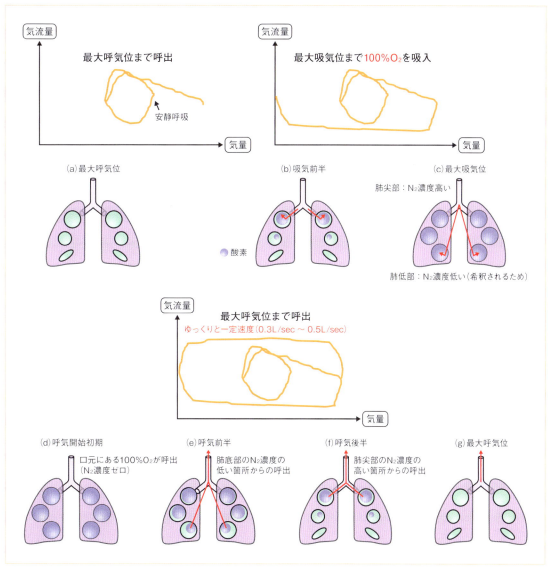

図3.8.3　単一呼出曲線の濃度勾配形成の原理

で肺胞の含気が異なるため、100%O_2を吸気すると希釈率が異なり、N_2濃度は肺尖部で高く肺底部では低い濃度勾配を生じている。

図3.8.3.d, e, f, gは最大吸気位からゆっくりと呼出をする状態で、圧差の関係から肺底部から呼出が始まる。図3.8.1に示すように呼気の始めは口元にある100%O_2(N_2濃度ゼロ)が呼出され、第Ⅰ相が出現する。次いで気道部分のガスと肺胞気ガスの混合ガスが呼出されて第Ⅱ相が出現する。したがって第Ⅱ相の面積を半分にした呼気量と第Ⅰ相を合わせて解剖学的死腔量(ADS)が求められる(Fowler法)(図3.8.1)。

次いでVCの30～80%にわたって徐々に上昇するプラトーの部分が第Ⅲ相であり肺胞から呼出される。肺胞内のN_2ガス濃度は重力効果により肺尖部で高く肺底部で低い。呼出は圧勾配により肺底部から呼出が始まり、呼出が進むにつれ肺尖部方向の肺胞気が呼出されてくるため、濃度の勾配(ΔN_2)ができる。吸入したO_2の肺内分布が均等ならば、第Ⅲ相の呼気N_2濃度はほぼ一定となりΔN_2の傾きは小さくなるが、吸入したO_2の肺内分布が不均等でO_2が一部の肺胞に偏って入る場合、肺胞間に著明なN_2濃度差が生じ、ΔN_2の傾きは大きくなる。この第Ⅲ相の領域には心拍動に同期した軽度の基線のゆれがみられる。これは心臓の拍動により肺が押され、肺底部からの気流が周期的に途絶され呼出領域が変わりN_2濃度が変動するためであり、心原性振動とよばれる。

さらに呼気終末に近づくと急激にN_2濃度が上昇して第Ⅳ層が出現する。このポイントをクロージングポイントとよび、肺底部の細気管支のairway closureが始まったポイントで呼出が進むにつれて閉塞が肺尖部に拡大し、肺尖部と肺底部のN_2濃度勾配があるためN_2の急上昇を示すと考えられている。その後N_2濃度が急激に低下し第Ⅴ相を示す症例もある。この第Ⅴ相の解釈には2つの説がある。1つは呼気終末の過大な筋収縮により重力による胸腔内圧勾配が消失し、横隔膜に近い肺底部から流量の再増加がみられ出現するという説。もう1つは第Ⅳ相の肺尖部からの呼出が終わると、やがて肺尖部もflow limitationを来し、流量が減少するために再び肺底部に向かい呼出されるためN_2濃度が減じて第Ⅴ相が出現する説である[1,8]。

3.8.2 測定方法[3,5]

● 1. 測定準備

①ガス分析装置安定のため、検査30分前には測定機器の電源をオンにしておく。
②酸素ボンベの残量を確認する。
③真空ポンプの電源を入れる[6]。

窒素メーターは、窒素ガス内の真空放電による青紫色の度合いでガス濃度を測定している(図3.8.4)。

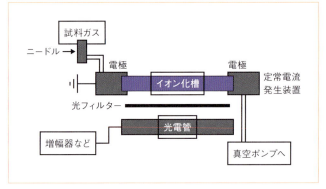

図3.8.4　Giesler管イオナイザー(ガス放電方式)

> **MEMO**
>
> **機器の精度管理(容量とガス濃度の確認)**
> 　3L較正用シリンジのシャフトを1.5Lの目盛りに合わせ、0.5L/secの速さで吸気と呼気を行う。測定されたVCが3.0L±2%(2.94～3.06)の範囲内に収まること、N_2濃度がゼロから立ち上がることを確認する。

● 2. 検査の進め方

①検査の説明を行う(十分な説明により理解を得てから測定に入る)。
「気道が狭くなっていないかや、肺に酸素がスムーズに入っていくかをみる検査です。普通の息からまず息を全部吐きます。その後ゆっくりと息を全部吸います。大きく吸えたらまた息を全部吐いてください。その時、強く吐かないでゆっくりとなるべく同じ速さで吐くようにしてください」。
②被検者の姿勢を確認したうえで、マウスピースを咥えてもらいノーズクリップを装着する(図3.8.5)。
③まず安静呼吸を測定する。次にゆっくりと呼出させ、最大呼気を確認後ゆっくりと100%O_2を最大吸気させる。最大吸気の確認後呼出を指示し、ゆっくりと最大呼気位まで0.3～0.5L/秒の一定な速度で呼出させる。

用語　解剖学的死腔量(anatomical dead space；ADS)

3.8 | クロージングボリュームと肺内ガス分布

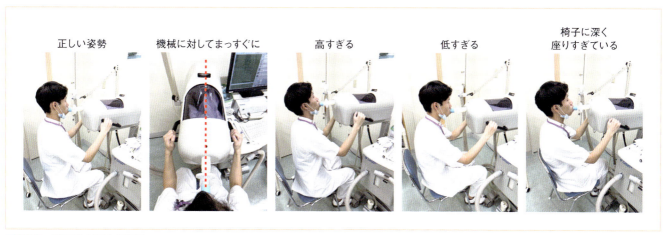

図3.8.5 測定時の姿勢の確認

> **MEMO**
>
> **(1) 酸素吸入をしている患者の場合**
> 酸素吸入を中断してもよいか主治医に確認をとる。可能であれば酸素吸入を中断し，しばらく時間をおいて肺内が室内気の状態になってから測定を開始する。その際はパルスオキシメーターで酸素飽和度を確認する。
>
> **(2) 再検査を行う場合**
> 測定直後は肺内に酸素が残っているので，再度測定する場合はしばらく時間をおき，肺内が空気呼吸の状態に戻ってから検査を行う。健常者の場合は最低5分以上空け，閉塞性換気障害の患者ではさらに長めに時間をおくと良い。

3. 検査の妥当性

①検査中は鼻や口元から息漏れがないかをよく確認すること。
②呼気と吸気速度はゆっくりと一定の速度（気流量は0.3～0.5L/秒）で行われていること。速い呼出は心原性振動が消失し，肺底部の虚脱（dynamic compression）が早期に起こり肺尖部からの呼気量が増大すると考えられ，正確なCVが得られない（図3.8.6）。
③吸気VCと呼気VCの差が5%以下であること。

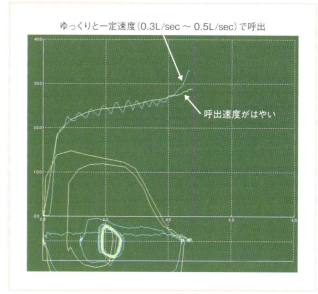

図3.8.6 呼出速度による波形の違い

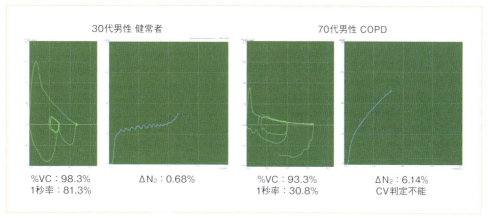

図3.8.7 健常者とCOPD重症例の比較
健常者は第Ⅲ相に心原性振動が出現し，クロージングポイントは明瞭であるのに対し，COPD重症例では肺が軟らかいため心原性振動は出現せず，肺内ガス不均等分布のため第Ⅲ相が急峻となり第Ⅳ相が隠れてしまい，CV判定困難となる例がある。

71

④実施ごとのVCの差が10%を超えないこと，できれば5%程度に収まること．
⑤肺内ガス不均等分布が著明な症例では，第Ⅲ相の傾きが大きく第Ⅳ相の傾斜が隠れてしまい，クロージングポイントが判定できない例がある (図3.8.7)．このような症例は無理にCVを計測しない．またこの場合，気道閉塞や分泌物の貯留，肺胞破壊に伴う弾性収縮力低下等により心拍動が肺に伝わりにくいため，心原性振動は出現しないことが多い[7]．

3.8.3 結果の解釈

1. CVの解釈

末梢気道壁や周囲組織の性状が障害されると，気道内・外圧の変化を来すため呼気時に気道がつぶれやすくなり，CV (第Ⅳ相) の増加が起こる．CVの増加は末梢気道の易虚脱性を表し，末梢気道病変が存在すると解釈される．末梢気道の閉塞は生理学的シャントの増大と換気血流比不均等により，酸素化障害の原因となる．

CVの評価法は，VCに対するCVの百分率 (CV/VC)，全肺気量に対するCVと残気量 (RV) の和であるクロージングキャパシティ (CC) の百分率 (CC/TLC) を求め，それぞれ予測値に対する割合CV/VC (%) またはCC/TLC (%) を用いて評価する．以下に標準予測式を示す．

MEMO

CV/VC (%)
　6〜15歳[10]　男女 26.12 − 1.25 × 年齢
　16〜85歳[11]　男性 0.562 + 0.357 × 年齢 (± 4.15)
　　　　　　　女性 2.812 + 0.293 × 年齢 (± 4.90)
CC/TLC (%)
　16〜85歳[11]　男性 14.878 + 0.496 × 年齢 (± 4.09)
　　　　　　　女性 14.420 + 0.536 × 年齢 (± 4.43)

MEMO

生理学的変化

CVは加齢・肥満・喫煙により増加する．加齢によるCVの増加は，肺弾性収縮力低下と気道壁が脆弱し気道がつぶれやすくなるためであると考えられている．

肥満は，横隔膜の挙上によりFRCが低下する．また，肺周囲の脂肪組織が厚いため肺が拡張しにくく肺容量は低下し，気道閉塞が起こりやすくなるためCVは増加する．CCがFRCを超えると安静呼吸中でも気道閉塞が起こるようになる．その部位ではシャントまたは換気血流比が低くなり低酸素血症が起こりうる．

2. 肺内ガス分布の解釈

著しい閉塞性換気障害や局所的な気道閉塞があると，肺内のガスは不均等に分布している．その領域は換気血流比の不均等が起き，換気障害や拡散障害のため酸素化障害の原因となる．

第Ⅲ相の傾き (ΔN_2) は肺内ガス分布を反映し，Comroe & Fowlerの方法では呼出750〜1250mLのN_2濃度差よりΔN_2を求め，基準値として1.00 ± 0.14%が一般的に用いられる[2]．また，Buistらの方法は呼出初期30%を捨て第Ⅲ相に最も適合する直線を引き，1LあたりのN_2濃度変化 ($\Delta N_2/L$) を測定する．

喫煙者を対象に13年間経過観察を行った研究では，ΔN_2と13年後の1秒量に極めて良い相関があったとする報告がある[14]．

また，肺内ガス不均等分布が著明な症例では，指標ガスが均一にならないためFRC (Heガス希釈法) やDLco (1回呼吸法) 測定において正確な結果が得られない場合があり，結果の解釈に注意が必要である．

［川邊晴樹］

用語　クロージングキャパシティ (closing capacity ; CC)

参考文献

1) 肺機能セミナー(編):不均等分布,臨床肺機能検査 第3版,193-230.
2) 日本呼吸器学会肺生理専門委員会(編):臨床呼吸機能検査 第8版,83-93,メディカルレビュー社,東京,2016.
3) 日本呼吸器学会肺生理専門委員会(編):ガス洗い出し法,呼吸機能検査ハンドブック,36-40,メディカルレビュー社,東京,2021.
4) 福地義之助:特集 肺機能検査の新しいガイドライン- 手技と装置(2)クロージングボリューム,1986;34:225-230.
5) 滑川妙子:N2単一呼出洗い出し曲線,呼吸機能検査の実際,85-90,日本臨床衛生検査技師会,東京,2005.
6) 高谷恒範:得意になれる!クロージングボリューム(CV)検査,Medical Technology,Vol.50 No.6,634-642,2022.
7) 鈴木範孝:吸入気不均等と末梢気道異常の早期発見のための呼吸機能検査 −クロージング・ボリューム(Closing volume):単一窒素呼出曲線−,呼吸機能・血液ガスの知識,105-139,真興交易(株)医書出版部,東京,2015.
8) 国枝武義:単一呼出曲線におけるphase Ⅴに関する研究,呼と循,1985;33:545-551.
9) 富田豊 他(編):臨床検査技師に必要な生理検査機器の常識:呼吸器計25-30,丸善,東京,2009.
10) Mansell A,Bryan C,Levison H.Airway closure in children.J Appl Physiol.1972;33:711-4.
11) Buist AS,Ross BB.Predicted values for closing volumes using a modified single breath nitrogen test.Am Rev Respir Dis.1973;107:744-52.
12) 西田修実:Closing volume,medicina,1979;16:496-501.
13) 富田友幸:血液ガスとクロージングボリューム,臨床病理,1979;27:310-311.
14) Stanescu D,Sanna A,Veriter C,et al.Identification of smokers susceptible to development of chronic airflow limitation:A 13-year follow-up.Chest.1998;114:416-25.

3.9 肺拡散能力

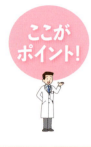

- 肺拡散能力は低酸素血症と密接な関係がある。
- 1回呼吸法が世界で最も利用されている。
- 息止め中に肺胞より血中へ移動した一酸化炭素（CO）の量を測定することにより，D_{Lco}を求め，ヘリウムにより検査用ガスの希釈率を求める。
- %D_{Lco}と%D_{Lco}/V_Aの正常値は80%以上である。
- 疾患によってD_{Lco}とD_{Lco}/V_Aの動きが異なる。

3.9.1 肺拡散能力とは

1. 肺拡散能力とは？

呼吸機能検査での肺拡散能力とは，簡単に言い換えると「肺から体内への酸素の取り込みやすさ」を調べることである。しかし，酸素（O_2）の拡散能力（D_{LO2}）を測定することは技術的に困難であり，実際の検査ではO_2の代用として一酸化炭素（CO）を利用しCOの拡散能力（D_{Lco}）を測定している。

2. 検査の目的

医師は呼吸苦を訴える患者や，低酸素血症を示す患者のガス交換機能を調べるため，肺拡散能力のオーダをする。すなわち，肺の拡散障害の有無を見ることができる。間質性肺炎や慢性閉塞性肺疾患（COPD）などによる拡散障害の程度や重症度を把握するため。薬剤性肺障害のチェックや，在宅酸素療法の導入のタイミングを図るためなど，さまざまな目的で用いられる。

 MEMO

薬剤性肺障害とは
治療に使われるさまざまな薬剤が原因となり間質性肺炎などの肺障害を引き起こす。原因となる薬剤の報告は現在までに非常に多く，抗不整脈剤のアミオダロン，肺がん治療薬のゲフィチニブ，抗がん剤のブレオマイシンなどは有名である。治療の原則は原因薬剤の中止である。その際のモニターにD_{Lco}は使われる。

3.9.2 肺拡散能力の検査

1. 歴　史[1)]

Marie and August Krogh（クロウ）夫妻がD_{Lco}の創始者であり一酸化炭素（CO）法が報告された（1909-15年）[2)]。しかし当時のこれらの手技はとても複雑だったため実用化には至らなかった。1957年Ogilvieら[3)]により1回呼吸法（SB法）の現在の形が提唱され，Batesら[4)]により恒常状態法（SS法）が報告された（1952-56年）。さらにRoughton-Forsterら[5)]がDLを肺胞毛細管膜と肺毛細管血量の2因子に分けて測定することに成功（1957年）して以来，肺のガス交換機能の指標として肺拡散能力は臨床で測定されるようになった。さらに1970～1980年代には連続呼気採取法（Intra-breath method）が報告された。現在では，中でも簡便に測定できる1回呼吸法が世界的に広く利用されている。

用語　肺拡散能力（diffusing capacity of lung for carbon monoxide；D_{Lco}），慢性閉塞性肺疾患（chronic obstructive pulmonary disease；COPD），1回呼吸法（single breath method；SB法），恒常状態法（steady-state method；SS法）

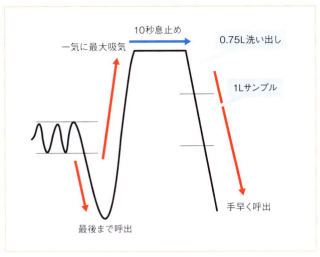

図3.9.1　1回呼吸法

2. 方　法

①1回呼吸法（SB法）
②恒常状態法（SS法）

　現在，測定法には主に2種類の方法がある。1回呼吸法は手技が簡単で再現性もよいことから，全世界で最も普及している方法である。しかし，後に詳細に解説するが1回呼吸法は，最低限必要な洗い出し量とサンプリング量が比較的多いため，肺活量が2.0L以下の患者だと測定が困難な場合がある。その際，他法を用いることで測定が可能な場合があるが，本邦で販売されている国産の測定機では恒常状態法はオプション扱いである。本節では，本邦で（世界的にも）広く採用されている1回呼吸法について述べる。

3. 1回呼吸法の原理

　検査には4種混合ガスを使用する。組成はCO：0.3%，He：10%，O₂：20%，N₂：バランスである。

　最大呼出後，低濃度（0.3%程度）のCOを含む4種混合ガスを最大吸気位まで一気に吸気する。その後10秒間息止めを行う。息止め終了後，急速に最大呼出させ，呼気の最初に得られる死腔の部分0.75Lを捨て，次に得られる肺胞気の部分を1.0L採取する。息止め中に肺胞より血中へ移動したCOの量を測定することにより，DLcoを求めることができる（図3.9.1）。

　実際には，最大呼出したとき，肺には残気量（RV）分の空気が残っており，最大吸気位まで吸った4種混合ガスのCOはそのRV分の空気で希釈されてしまう。COのみを測定しても，どれだけが希釈された分なのか？　拡散した分なのか？　がわからない。この希釈の程度を知るために，肺胞で一切拡散しないヘリウム（He）が利用して希釈率の

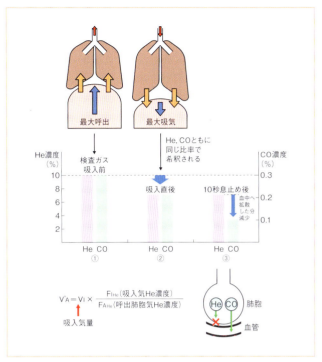

図3.9.2　1回呼吸法の原理

計算をする。

　図3.9.2で説明する。最大呼出を行った時点での吸入前のHeとCOの濃度はそれぞれ，10%と0.3%である（①）。次に最大吸気しCOとHeは同時に吸入されるので，吸入直後はRV分の空気で薄められ，②のようにそれぞれ同程度希釈される。10秒間息止めを行うと，COは血中に拡散するが，Heは拡散しないため，③のように2つのガスの間に濃度差ができる。このHeとCOとの濃度差が血中へ拡散したCOの量である。

4. DLcoとDLco/VA

　DLcoの数値は，肺自体の大きさが大きければ高く，小さければ低い，といったように肺の気量（大きさ）に依存することがわかっており，肺全体の状態を表す指標である。そのため，DLcoを肺胞気量VAで除することにより単位体積あたり（1.0Lあたり）のDLcoを算出することで，単位ユニットあたりのDLcoを評価することができる。その容量補正した指標がDLco/VAである。またDLco/VAのことをKcoともいう。疾患によってDLcoとDLco/VAは異なった動きをするので，片方ではなく両方みることが重要で価値が高い。

　しかし，DLco/VAの評価はDLcoとDLco/VAの特性をきちんと理解をしていないと誤って判断してしまうので，注意が必要である（p93，3.9.8項参照）。

用語　残気量（residual volume；RV），Kco（Krogh's constant for COもしくはcarbon monoxide transfer coefficient），吸入気量（inspired volume；VI）

5. D_{Lco} と D'_{Lco}，V_A と V'_A

肺拡散能力の値は，計算上，測定時の肺胞気量の値が必要である。その求め方は次の2つがある。

① 測定時に吸入したガス容積である吸入気量（V_I）と，機能的残気量（FRC）の測定（ヘリウム閉鎖回路法など）で得られたRVを足したものを，肺胞気量（V_A：ブイエー）という。

$$V_A = V_I + RV$$

② 測定時に吸入したガス容積である吸入気量（V_I）と，4種混合ガス中のHeの希釈率を使って求めたものを，肺胞気量（V'_A：ブイエーダッシュ）という。

$$V'_A = V_I \times \frac{F_{I_{He}}}{F_{A_{He}}}$$

$F_{I_{He}}$：吸入気ヘリウム濃度
$F_{A_{He}}$：呼出肺胞気ヘリウム濃度

V_A で計算した肺拡散能力を D_{Lco}（ディーエルシーオー）．V'_A で計算したものを D'_{Lco}（ディーエルシーオーダッシュ）と表現する。

Q 1回呼吸法の D_{Lco} は，どのような式で求めるのですか？

A 実際には，以下の式で求める。一見複雑にみえるが，D_{Lco} のことをある程度理解した後でよいので，この式をじっくりみてもらいたい。何がどのように影響するかがよくわかる。

$$D_{Lco} = \frac{V_A \times 60}{(P_B - 47) \times BHT(秒)} \times \ln \frac{F_{Aco}(0)}{F_{Aco}} \ (mL/min/mmHg)$$

V_A：肺胞気量（mL），P_B：大気圧（mmHg），BHT：息こらえ時間，
ln：自然対数，

$F_{Aco}(0)$：吸入直後の肺胞気CO濃度 $= F_{Ico} \times \dfrac{F_{A_{He}}：呼出肺胞気ヘリウム濃度}{F_{I_{He}}：吸入気ヘリウム濃度}$

F_{Aco}：呼出肺胞気一酸化炭素濃度

検査室ノート　V'_A の求め方の詳細

1995年ATSガイドライン[6]において，肺胞気量 V'_A の詳細な求め方が示された。
- V'_A には測定機の死腔量と解剖学的死腔量を含まないこと。
- サンプルガスからCO_2を除いている場合，その分の補正を行うこと。
  すなわち，以下の式で表される。

$$V'_A = (V_I - 機械的死腔量 - 解剖学的死腔量) \times \frac{F_{I_{He}} \times (1 + 0.05)}{F_{A_{He}}}$$

（分子の $(1+0.05)$ は ソーダライムで吸収されたCO_2の補正係数）

$F_{I_{He}}$：吸入気ヘリウム濃度，$F_{A_{He}}$：呼出肺胞気ヘリウム濃度
※機械的死腔量には測定機の死腔量とフィルターの死腔量を含む。

▶参考情報
国産の測定機ではソーダライムでCO_2を吸収するので左の式でよいが，ソーダライムを使用しない機器は，サンプル中CO_2濃度を測定し，その比を0.05の代わりに代入する。ガイドラインにて推奨されてはいるものの，メーカー（または測定機の時代）によっては若干の差があるのが実情である。

用語　機能的残気量（functional residual capacity；FRC）

> **Q** 海外の文献や海外のガイドラインで $D'L_{CO}$ という表記が見当たらないのはなぜですか？
>
> **A** DL_{CO} と $D'L_{CO}$ を使いわけていないため。
>
> 日本の教科書をみると DL_{CO} と $D'L_{CO}$ の説明があるが，海外の教科書や論文などをみても，DL_{CO} とだけしか書いていないのはなぜか？ それは，海外で肺拡散能力というとHeの希釈率から求める $D'L_{CO}$ しか算出しておらず，それを DL_{CO} と表示して使用している。つまり DL_{CO} と $D'L_{CO}$ を使いわけていないのである。よって，海外で $D'L_{CO}$ といっても通じず，V'_A も同様である。

▶参考情報

現在，日本国内でも肺拡散能力といえばHe希釈率から算出される $D'L_{CO}$ が非常に一般的であり，日本呼吸器学会誌などの日本語論文においても，かつては「$D'L_{CO}$」と表現されていた肺拡散能力は「DL_{CO}」と表記されているので，注意が必要である。もちろん両者を使った検討をする場合は，双方を明確に表記する必要がある。

3.9.3 検査の実際

● 1. 1回呼吸法の基本手技（図3.9.3）

(1) 安静換気を数回行った後，最大呼気位まで呼出させる（①）。
(2) 最大吸気位まで4種混合ガスを一気に吸入させる（②）。
(3) 10秒間息止めを行う。息止め終了後，急速に最大呼出させ，呼気の最初に得られる死腔の部分（0.75L）を捨てる（③）。
(4) 次に得られる呼気ガスを1.0L採取する（④）。
(5) 採取された呼気ガスはガスアナライザー（COメーターとHeメーター）へ送られ，濃度の測定が行われ，DL_{CO} が算出される（⑤）。

● 2. 測定の準備

・運動直後の検査は避ける
・食後2時間以上あけるのが望ましい
・喫煙後24時間以上あけるのが望ましい（喫煙していた場合は最終喫煙時間を報告書に記載するとより良い）
・酸素吸入をしている場合は，5分以上酸素吸入を中止したあと測定することが望ましい
・飲酒後4時間以上あける

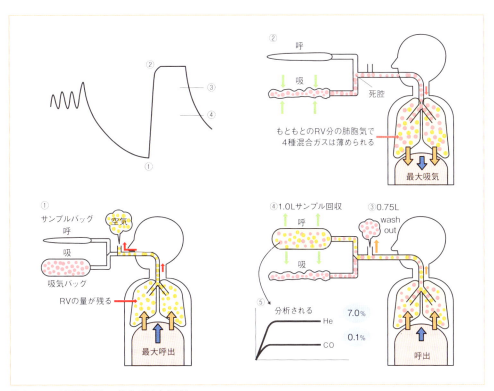

図3.9.3　1回呼吸法の基本手技と原理

3章 呼吸機能検査

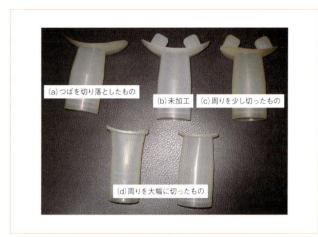

図3.9.4 シリコンマウスピースの例

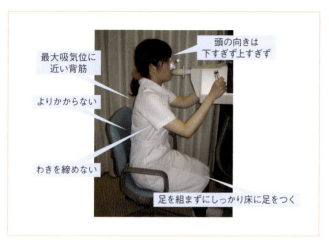

図3.9.5 検査の姿勢①

のユニットがあまり動かないので最大吸気位に近い背筋で。顔の向きは上すぎず，下すぎず。肩の力を抜く。また，機械に対してまっすぐにマウスピースを咥える。まっすぐに咥えないと口の横から漏れる原因となる (図3.9.5〜3.9.7)。

 MEMO

酸素吸入の影響で吸入気酸素分圧 (F_{IO_2}) が上昇し，肺毛細血管中の共存 P_{O_2} が増加することで，D_{LCO}は低下する。患者の状態にもよるが，可能な限り酸素を止めて測定することが望ましい。

● 3. マウスピースとフィルター

ガス濃度を測定する検査であり，検査ガスのリークは致命的であるため，漏れにくいシリコンマウスピースを使うほうがよい。シリコンマウスピースの例を図3.9.4に示した。口の小さな患者や，強皮症のように口を大きく開くことのできない患者のために，さまざまな大きさにカットしたものを用意しておくとよい。また，フィルターは使用することにより死腔量は増えてしまうが，患者の相互感染防止や測定機の汚染防止のメリットが大きいため必ず使用する。

● 4. 姿　勢

背もたれによりかからず，猫背にはならないように。D_{LCO}

● 5. 事前の検査説明の例

『この検査は，肺の中からの酸素の取り込みやすさを調べる検査です。まず，マウスピースを口で咥えていただきます。(ノーズクリップで)鼻を閉じますので，楽な呼吸(安静換気)をしてください。最初，ゆっくりでよいので，最後まで吐ききります(最大呼気位まで)。

その後，「吸ってください！」と言いますので，できるだけ一気に最大まで吸いきって下さい(最大吸気位まで)。そして，そのまま・・・約10秒間，息を止めます。

そして「吐いてください！」と言いますので，一気に空気を吐ききってください。すべて言っていきますので(合図させていただきますので)，大丈夫ですよ。簡単ですからね』。

※上記の説明を検者が，最大吸気や，息止めなどを実演しながら説明するとよい。

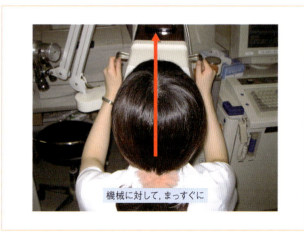

図3.9.6 検査の姿勢②

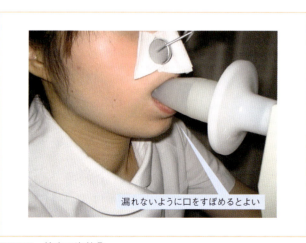

図3.9.7 検査の姿勢③

タイミング	声かけ	動作
開始前	「まずは，これ（マウスピース）を咥えていただきますね。」 「高さはこれでちょうど良いでしょうか？」 「では鼻を閉じます」	DLcoのユニットの高さを患者に合わせる。 ユニットの高さの微調整を行う，ユニットの手すりにつかまるように指示。 測定機にまっすぐ座っているかチェック！マウスピースを隙間なく咥えているかチェック。 ノーズクリップで鼻を閉じる。
①	「まずは，楽な呼吸から始めます。吸ったり吐いたり楽な呼吸をしてください。」	安静呼吸時にマウスピースを隙間なく咥えているか再度チェック！ 患者の表情を見て，極端に息苦しそうにしていないかを確認。 測定機画面で安静換気が安定したら次へ。
②	「では，息を吐いて～。全部ですよ。吐いて吐いて吐いて……。吐けなくなるまで…吐いて…限界まで吐ききってください！」	呼出中に4種混合ガスの切り替えスイッチを押す（※注）。モニターを見ながら最大呼気位（プラトーを確認）に達することを確認。
③	（最大呼気位のプラトーを確認後，間髪入れずすぐに） 「一気に吸ってー！最大まで胸いっぱい！まだまだ吸って！」	患者の右腕（肘付近）を下から支え，吸気と同時に少し持ち上げるように支持すると，胸郭が広がりやすく，最大吸気をしやすい。
④	（最大吸気を確認したら） 「はい，息を止めます。極端に力を入れなくてもいいですよ。」	最大吸気位を確認（ノーズクリップが震えるのを目安）。 患者の肩に手を置いて，極端な力みが有る場合は，力を抜くように促す。 測定機で10秒のカウントダウンが始まる。
⑤	（10秒たったら） 「吐いて！一気に吐いてください。」	最初の0.75Lは洗い出し量として捨てられる。続けて1.0Lがサンプルバッグに採取されるサンプリング量1.0Lが採取されたら，ストップボタン（※注）を押し測定は終了。
⑥	「お疲れ様でした。口からはずしていいですよ。」 「大丈夫ですか？ 気分はいかがですか？」	CO，Heの濃度を測定中，患者の容態の変化を観察する。

※注：測定機メーカーによってスイッチの押すタイミングが異なる

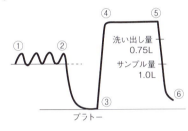

図3.9.8　検査の声かけと動作の例

6. 測定の実際

図3.9.8に具体的な検査の声かけと動作の例を示す。

Q　気管支喘息やCOPDの閉塞性肺疾患で上手に検査するコツは？

A　強制呼出よりも，少しゆっくりめに呼出する。

重度の気流制限をもつ患者の場合，強く呼出するとエアートラッピングのためサンプル回収に時間がかかる場合がある。図3.9.9のように強制呼出のループが安静換気のループの下を通っており，これは安静換気のようなゆっくりとした呼出よりも，強制呼出のような強い呼出のほうが，より呼気が出てこなく呼出に時間がかかることを意味している。このようなケースでは，"強制呼出よりも，少しゆっくりめに呼出する"ほうが，サンプル回収が早くスムーズにいく。

Q　気切の患者でも測定できますか？

A　可能。漏れさえなければ精度高く測定できる。

気切部のカニューレをはずし，つばを切ったシリコンマウスピースを縦に密着させ，気切部にあてがう。1人の技師が患者の後からマウスピースが外れないように両手で押さえ，もう1人が機器の操作と患者への指示を行う（図3.9.10）。

▶参考情報

解剖学的死腔量が変わることによる影響が考えられるため，報告書には気切部にて測定したことを記載する。

3章 呼吸機能検査

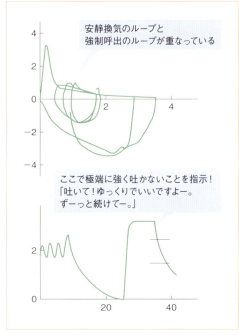

図3.9.9 気流制限が強い患者の検査のコツ

図3.9.10 気切の患者での測定

● 7. 妥当性の確認[7,8]

測定結果が得られたら，その波形の妥当性を評価し，逸脱するならば原則再検査を行う（図3.9.11）。

①検査中，空気のリーク（漏れ）がない
②吸入気量は肺活量の90％以上吸入している
③検査ガスの吸気は4秒以内に終了している
④息こらえのときに力みすぎていない
⑤息こらえ時間は9～11秒の間である
⑥サンプル回収は呼出から4秒以内（呼出時間は4秒以内）
⑦洗い出し量とサンプリング量が適切である

①検査中，空気のリーク（漏れ）がない
　漏れがあると肺拡散能力の値に影響を与える。
②吸入気量は肺活量の90％以上吸入している
　DL_{CO}は肺気量に依存するため，吸入気量が少ないとDL_{CO}が低下する。患者の検査手技などが原因で，どうしても90％以上の吸入気量が得られない場合は，「吸入気量不足」のコメントを記載する。
③検査ガスの吸気は4秒以内に終了している
　とくにOgilvieの息こらえ時間の場合は吸気開始直後から息こらえ時間がカウントされる。吸気に時間がかかると，検査ガスがガス交換の場である肺胞へ届くのに時間がかかるため拡散ロスが発生し，DL_{CO}が低下する[9]。実際の検査では，上気道閉塞がなければ，吸気に4秒かかることは多くなく2秒以内を目標とするとよい。上気道閉塞などが原因で4秒以上かかる場合は，コメントに記載する。
④息こらえのときに力みすぎていない
　（p81, Q&A：バルサルバ手技とミューラー手技参照）
⑤息こらえ時間は9～11秒の間である

> **MEMO**
> 健常人では，B.H.Tを長くするとDL_{CO}は低下し，B.H.Tを短くすると増加，もしくは変わらないと報告がある。一方，喘息や肺気腫ではB.H.Tを長くするとDL_{CO}は増加し，短くすると低下するとの報告がある[10～13]。

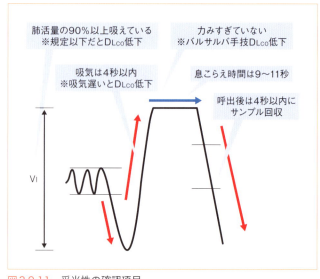

図3.9.11 妥当性の確認項目

用語 息こらえ時間（breath-hold time）

⑥サンプル回収は呼出から4秒以内

　一般的に健常人ではサンプル回収までの呼出時間の延長は拡散がより進むため，拡散能力は増加する。気流制限がなければ，通常2秒以内を目標とするとよい。

　気流制限（閉塞性）などの存在で，どうしてもサンプル回収に規定時間以上かかる場合はコメントに記載する。

⑦洗い出し量とサンプリング量が適切である

　肺活量が2L以下の低肺気量の患者の場合，洗い出し量とサンプリング量でギリギリの量になる場合があり，サンプリング量の採取後CO・He濃度測定中，モニター上でガス濃度がピークになったときにサンプルバッグにガスが少しでも残っていることを確認する（図3.9.12）。万一，ガス濃度がピークになる前に，空になってぺちゃんこになっている場合は，測定値の信頼性が乏しいため，たとえ測定値が出ても報告してはならない。肺活量が2Lより少ない場合，適宜，洗い出し量とサンプリング量を減量するとよい。洗い出し量とサンプリング量を変更した場合は，コメントに記載する。

MEMO

　COとHeの濃度分析が始まると，モニターにはリアルタイムに濃度が表示されていき，同時にサンプルバッグが小さくなっていく。モニター上でガス濃度がピークになったときにサンプルバッグ内にガスが残っていればOK。もし，ピークになる前にサンプルバッグが空になった場合は，そのDLco値は報告してはならない（参考値にもならない）。

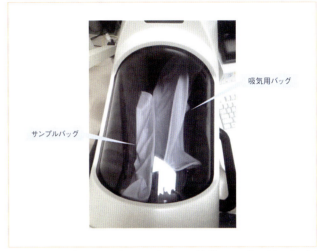

図3.9.12　吸気用バッグとサンプルバッグ（呼気サンプル回収用）の例
ガス濃度測定時，ピークを迎えたときにサンプルバッグが空になっていないことを確認する。

Q　バルサルバ手技とミューラー手技とは何ですか？

A　①バルサルバ手技（Valsalva maneuver）
　　　息止め時に息を吐こうと力をかける動作のこと。極端に力をかけ続けると，胸郭内圧が上昇，肺血流量が低下しDLcoが低下する。
　　②ミューラー手技（Muller maneuver）
　　　息止め時に息を吸い続けようとする動作のこと。極端にこの動作を行うと，胸郭内圧が低下，肺血流量が上昇しDLcoが増加する。

> **Q** 気管支喘息やCOPDで気流制限が強い場合，息こらえ時間が11秒を超えます。どうしたらよいですか？
>
> **A** 絶対に正しいといえる対応策はないため，各施設で考え方と対応を統一すべき。
>
> Ogilvieの方法ではサンプル採取開始まで，Jonesらの方法ではサンプル採取の半分までが息こらえ時間（breath-hold time）としてカウントされる。
>
> 強い閉塞性肺疾患をもつ患者の場合，患者の肺気量と閉塞の強さによっては，通常の方法だと呼吸機能検査ハンドブックや欧米のガイドラインで提示されている11秒を超えてしまうケースがある。しかしながら現状では，絶対これが正しいという対応策はない。ここでは考え方と対応案を紹介する。
> ① 通常9.5秒で設定しているbreath-hold timeを（たとえば）8.5秒と少し早めて，「吐いて」と合図するタイミングを早くすることで11秒以内に収める。
> ② breath-hold timeは9.5秒の設定のまま，洗い出し量を少し減量しbreath-hold timeを11秒以内に収める。
> ※ Jonesらの方法の場合にはサンプリング量も場合によっては減量。
>
> ①の場合は純粋なHoldingの時間が短くなり，②の場合は洗い出し量変更のため，サンプリング位置が変わる。疾患肺におけるbreath-hold timeの増減のD$_{Lco}$への影響，サンプリング位置が変わることによってのD$_{Lco}$への影響，こういった影響を加味した正しい肺胞気のサンプリング方法はまだ確立されておらず，①，②の方法が確実な対応策とはいえないのである。よって，各施設で考え方と対応を統一しておく必要がある。
>
> また，こういったケースでは，breath-hold timeを11秒以内に収めることができたとしても，サンプル回収までの呼出時間はおそらく4秒を超えるはずである。もし超えるならばコメントに呼出時間が延長していることを記載することが必要である。
>
> また，国産機器の一部では，breath-hold timeの設定（シャッターが開く設定時間）が9.5秒固定（短くも長くもできない）という機器もある。この場合①の方法は使用不能である。

● 8. チェックポイント

$$D_{Lco} > D'_{Lco}$$
かつ
$$D_{Lco} ≒ D'_{Lco}$$

D$_{Lco}$とD'$_{Lco}$は原理的に必ず，D$_{Lco}$＞D'$_{Lco}$の関係が成り立ち，数値の逆転はありえない。健常肺だとD$_{Lco}$とD'$_{Lco}$の値はほぼ同じ値となるが，それでもD$_{Lco}$＞D'$_{Lco}$の関係は成り立つ。

検査の妥当性を満たしているがその関係が逆転したり，D$_{Lco}$とD'$_{Lco}$の値の乖離がみられた場合は，図3.9.13をもとに原因を考え対処をする。

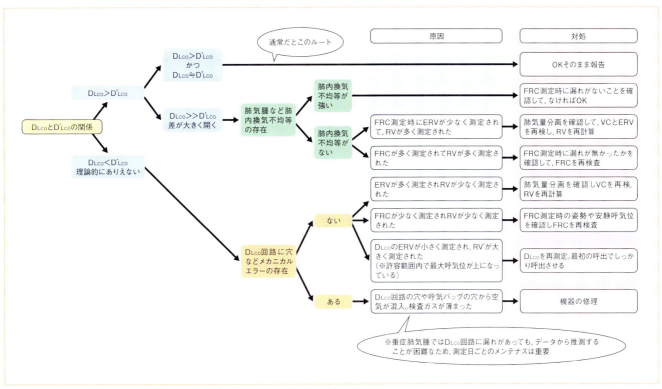

図3.9.13 　D_{Lco}とD'_{Lco}に乖離を認めた場合のフローチャート
※D_{Lco}が上手に測定できていることが前提。

検査室ノート　$D_{Lco} > D'_{Lco}$となる理由

　D_{Lco}とD'_{Lco}の差はV_AとV'_Aの差である。V_Aの計算に使用するRVはHe閉鎖回路法などで測定されるが，健常人でもHeが肺全体均一になるには2〜4分程度はかかる。一方，V'_Aは1回呼吸法の10秒間の息止め時のHeの希釈率から求められる。健常人では，息止め時間の10秒間で検査ガスがほぼ肺全体に広がると考えられるが，本当の意味での隅々には行き渡らないため，これがV_AよりV'_Aが必ず少なく測定される理由と考えられている。それは健常人でも，肺とはもともと不均一な臓器であり，肺内換気不均等がわずかながら存在するからである。

　つまり，それから考えると，気腫型COPDで$D_{Lco} > D'_{Lco}$の差が大きく開く理由は，肺胞壁の破壊や気道病変などにより肺内換気不均等が著しく増加するため，10秒間ではHeが入りにくいところが病的に増加し，その結果$D_{Lco} \gg D'_{Lco}$の差が大きくなるのである。

▶参考情報

　健常人で，体プレチスモグラフで測定したRVをもとに計算した$V_{A\text{-Body}}$と，He閉鎖回路法で測定したRVをもとに計算したV_Aと，1回呼吸法で測定したV'_Aを大きい順に並べると，
$V_{A\text{-Body}} > V_A > V'_A$
となる。つまりこれらの肺胞気量をもとにD_{Lco}を求め並べると，
$D_{Lco\text{-Body}} > D_{Lco} > D'_{Lco}$
となるわけである。

検査室ノート　他の検査値との兼ね合いとバランス

　呼吸機能検査はVC, FVC, FRC, DLcoなど，いろいろな検査がある。しかし患者の体は1つであり，それぞれの検査で得られる検査値が密接に関連することを理解してほしい。たとえば，上記の4種類の検査だが，どれも最大吸気〜最大呼出を行っているため，得られるVC, FVC, VC, VIの値はほぼ同じ値になっていなければならない。ほかにも，FRC測定で得られるTLCはDLcoで得られるV'A（BTPS）とほぼ同じ値でなければならないなど，関連する項目があるのである。ここに疾患肺，たとえばCOPDの条件が入ると，先のVC, FVC, VC, VIの関係は，FVCだけはエアートラッピングのためVCやVIよりも少なくなってもよいかもしれない。このように，検者は疾患によって影響の出るデータとその関連するデータとの相互関係を頭に入れて，「残気率がこれだけあるのだから，DLcoとD'Lcoの乖離はこれだけあってもよいかも…。」あるいは，「こんなに乖離するのはどうもおかしい…。」といった感覚を養っていただきたい。

　さらに勉強していくと，たとえば，肺気腫の肺HRCTをみたときに，「これだけ気腫化病変が多く実質が少ないのだから，D'Lcoはかなり低いだろう…。」とか，間質性肺炎患者で「前回値のD'Lcoがかなり低いから，VCやFVCなどを行った直後（労作時）にはSpO₂は相当下がるはず…。パルスオキシメーターでSpO₂を監視しながら検査を行おう…！」など他種の検査とのバランスにもつながり，日々の呼吸機能検査測定に役立つ。

● 9. 再検査

下記のような場合，再検査をする。

- 妥当性を逸脱している
- 妥当性は満たしているが，前回値と乖離する
- 初回（前回データがない）で予想以上に低値（高値）となった場合

再検査の注意事項として，次のことがあげられる。
① 1回目の検査ガスの洗い出しのため4分以上間隔をあける。
② 再測定は3回以内を目標とする。

　肺気腫のように肺内換気不均等がある患者の場合の再測定の間隔は，検査ガスがなかなか洗い出されないため，間隔をより長めにとる。肺内換気不均等が強い場合には10分以上間隔をあける。また，深呼吸を数回繰り返すことは肺内に残った検査ガスの洗い出しに効果がある。VCやFVCの再検査がある場合は，その待ち時間に行うと検査効率がよい。

※ He閉鎖回路法でFRCを測定している場合，Heが平衡になるまでの時間が参考になる。

例）Heが平衡になるまでに8分かかった場合，最低でも8分以上，多めにみて10分以上は間隔をあける。

MEMO

　再検査の間隔は，肺内換気不均等が強いほど長く必要。※FRC測定時のHeが平衡になるまでの時間が，その参考となる。

　原理的に回数が多くなるにつれDLcoの測定値は下がる傾向にあるため，再検査の回数は少ないほうがよい。これは，本来血中CO分圧は「0」のはずが，測定を行うたびにCOが血中に残存してくるためである（COのback pressureという）。ATS/ERS 2017のガイドライン[8]，呼吸機能検査ハンドブック[7]では5回以上の検査はCOHbが増加で検査結果に影響を与えるため4回以内にとどめること推奨しているが，より少ない回数で終えるよう3回以内を目標にする。

　また，2回測定してどちらにも技術的な問題もなく再現性が得られたならば1回目のデータを採択するほうがよい。

MEMO

　健常人のDLcoの再現性は変動係数CV (Coefficient of variation) で3.1％であると報告[14]がある。

3.9.4 検査に必要な設定値と消耗品の知識

1. 息こらえ時間（breath-hold time）

息こらえ時間は，いくつかの方法が提唱されている（図3.9.14）。過去の検討で最も精度が高いとされているのがJonesらの方法である[7,8]。しかし国内メーカーの機器では，歴史的にOgilvieの方法が採用されていることが多く，自身の扱う測定機がどの方法を採用しているかを知っておくことが重要である。最新の機器ではユーザーがbreath-hold timeの方法を選択可能な機器も出てきている。

2. 洗い出し量とサンプリング量

(1) 標準の設定では
・洗い出し量（washout volume）：口腔や気管などのガス交換に関係ない部分のガス（死腔ガス）の混入を避けるために呼出開始より0.75Lを捨てる。
・サンプリング量（sampling volume）：洗い出し量の後に得られるガス（肺胞気）を1.0L採取する。

> **MEMO**
>
> **解剖学的死腔の考え方**
> 解剖学的死腔の考え方は諸説ある[8]。
> ① 成人の解剖学的死腔は150mL：体格の小さな成人や小児には適合しない，という問題点がある。
> ② 2.2mL×体重(Kg)：肥満の場合は適合しない，という問題点がある。
> ③ BMI（Body Mass Index）が30未満の場合は②の式を用い，30以上の場合と体重がわからない場合は，24×身長(cm)×身長(cm)÷4545を用いる。

3. 洗い出し量とサンプリング量の減量とその考え方

肺活量（VC）が2.0L未満の患者では，洗い出し量0.75L，サンプリング量1.0Lだと検査不能となることがあるため，各種ガイドライン[7,8]においても洗い出し量0.5L，サンプリング量0.5Lまで下げてもよいことが推奨されている。その際，減量し測定した旨を報告書に記載する。

また，回収したガスをサンプルバッグからガスメーターへ送って測定となるが，CO・He濃度測定中，モニター上でガス濃度がピークになったときにサンプルバッグにガスが少しでも残っていることを確認する。万一，空になってぺちゃんこになっている場合は，測定値の信頼性が乏しい。

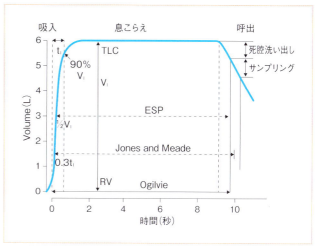

図3.9.14　息こらえ時間の設定
Ogilvieの方法では吸気開始から，サンプル回収（死腔分の呼出後）までを息こらえ時間としている。Jones and Meadeの方法では吸気時間の30%からサンプル開始時間の中央まで，Epidemiologic Standardzation Project（ESP）では吸気時間の50%からサンプル回収までの時間を息こらえ時間としている。

（日本呼吸器学会肺生理専門委員会，呼吸機能検査ハンドブック作成委員会（編）：呼吸機能検査ハンドブック，日本呼吸器学会，東京，2021より引用）

高度に進行した間質性肺炎では肺活量が1.0Lを切る場合もある。VCが1L未満は原則検査不能としても良いが，装置によっては分析に最低限必要なサンプリング量が0.5L未満でも可能であり，臨床的価値が高い場合（例：間質性肺炎の初回検査で著しいVC低下があり拡散能力を評価したい）などは，VCが1L未満でも検査を実施すると良い。その際，自施設で使用している装置のサンプリング量の限界点（信頼性の高い検査がどこまで可能か？）を事前に確認しておく必要がある。

また洗い出し量の減量は，機械的死腔量0.1～0.15L（フィルターを使うとさらに0.08L程度加算），解剖学的死腔量が身長に影響をうけ成人で0.15～0.2L程度（たとえば大きな人でも身長200cmだと計算では0.21L程度）である。そのため，身長が高い人で0.45L，低い人で0.40Lが限界と考える。いずれにしても，洗い出し量が0.5L，サンプリング量が0.5Lよりもさらに減量して測定する場合には，ガイドラインで示す最低量を下回っているため「規定量以下での検査のため参考値」であることを明示する必要がある。

具体的な減量方法ついては，さまざまな考え方があり議論がなされてきたが，いずれもエビデンスに基づいたものはない。施設でどのように減量するかを決めておくことが重要である。

用語　肺活量（vital capacity：VC）

MEMO

　洗い出し量やサンプリング量を変更すると，肺胞気の中でもサンプルされる位置が変わり，DLcoやVAに影響を与えることがわかっている（健常人のデータではDLcoはearly sampleだと低下，late sampleだと増加する）[15]。しかし疾患によっては肺内が著しく不均一になっているなど，健常人のデータと同じ動きをするとはいえない。技師がサンプルとして回収しようとしている場所がどのような状態となっているかは現状調べる手段がない。疾患肺，とくに肺内換気不均等分布が著しい患者においては，どこを採取したら正しい肺胞気か？　ということについて結論が出ていないということが，疾患肺での洗い出し量・サンプリング量の変更の標準法を定めにくい理由である。どの方法を選んだとしても必ず仮定と前提が存在し，どこかで妥協しているのが現状である。

● 4. 機械的ピットフォール 〜He・CO濃度計算の注意点

　測定終了後（サンプル回収後）図3.9.15.a，bのようなCO・He濃度解析画面に入る。CO，Heそれぞれのガス濃度がピークとなる値を計算で使用する必要がある。

　図3.9.15.aのようにゼロからピーク値を表示するタイプの測定機を使用している場合は問題がないが，図3.9.15.bのように測定機の設計上，ガス濃度の希釈率100％からリアルタイムに濃度表示をしている機器の場合，注意する点がある。

　図3.9.15.c〜eは，VC：1.2L（％VC：32.1％）の間質性肺炎患者の肺拡散能力のデータである。洗い出し量を0.5L，サンプリング量を0.5Lに減量し測定した。図3.9.15.cはそのときの濃度解析画面である。He希釈率（濃度）の曲線が一度ピークをむかえたあと，すぐに濃度が低下するような場合（ピーク値で安定しない場合），測定機の自動計算（オート）では，きちんとHeのピーク値をとってくれないケースがある。

　図3.9.15.eのように，真のHe濃度ではないためにDLco，D'Lcoともに真値とは異なった値となる。そのため，図3.9.15.dのようにマニュアルでガス濃度を修正し決定するとよい。修正後の肺拡散能力値であるが，図3.9.15.eのようにDLco：4.34 → 8.27，D'Lco：5.18 → 7.75と適正な値となった。

　このように計算を測定機まかせにしていると大きな間違いを生むことがあるため，濃度解析中の波形も監視し，その動きの意味を理解することが必要である。また必要であればマニュアル修正を行うことが重要である。

● 5. ソーダライムとシリカゲルの役割

> ソーダライム：CO_2の吸着
> シリカゲル：H_2Oの吸着

　サンプルガス中のCO_2とH_2Oの存在は，ガスメーターに影響を与え測定値に影響する。そのためソーダライムと

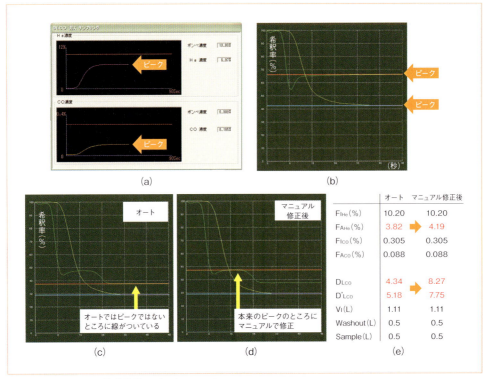

図3.9.15　He，CO濃度計算のピットフォール

3.9 | 肺拡散能力

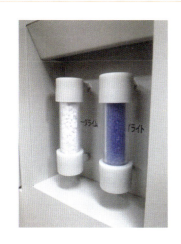

図3.9.16　ソーダライムとシリカゲルの例

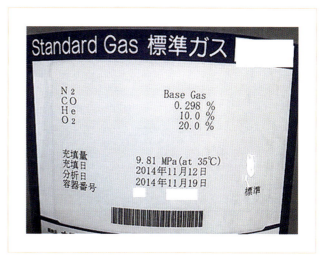

図3.9.17　ラベルの例

シリカゲルは交換時期に新品と交換すること。ソーダライムは5～10人程度測定で交換。シリカゲルは半分程度ピンク色に変わった時点で交換。使用する機器によってソーダライムやシリカゲルの使用量も異なるので，交換タイミングはそれぞれの施設で設定するとよい。図3.9.16は測定機実機のソーダライムとシリカゲルの例。

● 6. ガスボンベのCOガス，Heガス濃度の機器への入力

4種混合ガスボンベを交換したら，測定機に必ずガス濃度を入力する。この濃度が吸入前ガス濃度としてD_{Lco}の計算に使用されるため，正しく入力することが重要である。図3.9.17のようなラベルがガスボンベに貼られてくる。

● 7. バルーンヘッド

吸気時に吸うための検査用ガスをためておくバッグを吸気用バッグ。ガスアナライザーへ送るためサンプルガスをためるバッグをサンプルバッグといい，通常バルーンヘッ

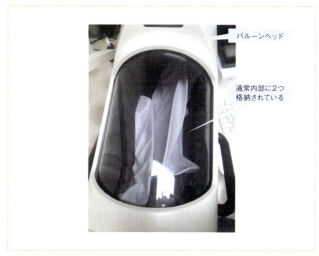

図3.9.18　バルーンヘッドの例

ド内に収納されている（図3.9.18）。

サンプルバッグに穴が開き，リークがあると測定結果に影響を与える。そのため，検査開始のウォーミングアップ時にバルーンヘッドを覗き込み，バッグが潰れるところできちんと潰れているか？　などをチェックするとよい。サンプルバッグに穴があくと，空のときに空気が流入するため呼気サンプルが薄まりD'_{Lco}が高く出る。

3.9.5　評　価

● 1. 基準値と予測式

一般的にD_{Lco}，D_{Lco}/V_Aともに，予測値に対して80%以上を正常と判断する（D'_{Lco}，D'_{Lco}/V'_Aも同様）。

%D_{Lco}	80%以上
%D_{Lco}/V_A	80%以上

今までに報告されたD_{Lco}とD_{Lco}/V_Aの主な予測式を表3.9.1，3.9.2に示す。

国内では，Burrows，西田，金上の予測式が使用されていることが多い。2022年にWadaら[16]より現代の日本人の予測式が発表された（表3.9.3）。この予測式は表3.8.1，3.8.2の予測式にみられる従来の線形回帰とは異なる方法で求められる。2017年にERS（Global Lung Function Initiative：GLI）より発表された白人の予測式[17]も同様の方法を利用しており，これまでの線形回帰では表現できなかった予測値（理想値）へのマッチングが図られている。

3章 呼吸機能検査

表3.9.1　1回呼吸法 D_{Lco} の基準値予測式

報告者	症例数	性別	予測式
Burrows (1961)	135 (男性+女性)	男性	15.5BSA − 0.238a + 6.8
		女性	15.5BSA − 0.117a + 0.5
Cotes (1969)	—	男性	(0.109h − 0.067a − 5.89)・2.986
		女性	(0.071h − 0.054a − 0.78)・2.986
金上 (1961)	39 (男性+女性)	—	(24.85 − 0.225a)・BSA
西田 (1976)	365 (男性+女性)	男性	(20.6 − 0.086a)・h/100
		女性	(15.9 − 0.038a)・h/100

A：年齢(歳)，h：身長(cm)，BSA：体表面積。
(日本呼吸器学会肺生理専門委員会呼吸機能検査ハンドブック作成委員会(編)：呼吸機能検査ハンドブック，p28，日本呼吸器学会，東京，2021より引用)

表3.9.2　1回呼吸法 D_{Lco}/V_A の基準値予測式

報告者	性別	予測式
Burrows (1961)	—	6.49 − 0.0298a
Cotes (1970, 1979)	男性	6.38 − 0.035a
	女性	5.90 − 0.008a
西田 (1976)	男性	6.50 − 0.031a
	女性	6.60 − 0.023a

A：年齢(歳)。
(日本呼吸器学会肺生理専門委員会呼吸機能検査ハンドブック作成委員会(編)：呼吸機能検査ハンドブック，p28，日本呼吸器学会，東京，2021より引用)

表3.9.3　Wadaらによる D_{Lco}，D_{Lco}/V_A の基準値予測式

性別		予測式
男性	D_{Lco}	exp[−3.05697 + 1.42677 × ln[身長(cm)] − 0.26486 × ln[年齢(才)] +Mspline]
	D_{Lco}/V_A	exp[5.35455 − 0.53705 × ln[身長(cm)] − 0.22823 × ln[年齢(才)] +Mspline]
女性	D_{Lco}	exp[−2.70593 + 1.26398 × ln[身長(cm)] − 0.16611 × ln[年齢(才)] +Mspline]
	D_{Lco}/V_A	exp[5.78602−0.68239 × ln[身長(cm)] − 0.14728 × ln[年齢(才)] +Mspline]

年齢ごとのMsplineは，文献16を参照。

どの予測式を使用しているかで％予測値が変わるため，自施設の予測式がどの予測式を使用しているか？　また，その特性を知っておく必要がある。

MEMO

肺機能の基準値は予測値に対するパーセンテージ(％)で評価することが多いが，世界的には正常域下限(LLN)という考え方がある。日本ではあまり馴染みがない表現だが，今後この考え方が取り入れられるかもしれない。

● 2. 鑑別診断への利用

D_{Lco} と D_{Lco}/V_A の動きは疾患によって異なっているため，鑑別診断にも用いられる。表3.9.4に代表的な疾患を示す。疾患の進行具合にもよるため，典型例の場合として考えてほしい。

①気管支喘息と気腫型COPD

両疾患ともに1秒率(FEV_1/FVC)が低下し，閉塞性換気障害となるが，気管支喘息は D_{Lco} が低下しないのに対し，気腫型COPDは低下する。

②気腫型COPDと特発性間質性肺炎

両疾患ともに D_{Lco} が低下するが，D_{Lco}/V_A では，気腫型COPDは強く低下するのに対し，特発性間質性肺炎の D_{Lco}/V_A は気腫型COPDほど早期から低下してこない。

このように疾患によって検査値の動きに特徴がある。

表3.9.4　代表的な疾患

	TLC	D_{Lco}	D_{Lco}/V_A
気管支喘息(軽度)	やや↑	⇔ or ↑	↑
気腫型COPD	↑	↓↓	↓↓
特発性間質性肺炎	↓	↓↓	⇔ or ↓*
重症筋無力症 (Extrapulmonary disease の例)	↓	↓	↑
肺高血圧症	⇔	↓	↓

※拡散障害の程度が弱い場合はやや↑

3.9.6　補正について

● 1. ヘモグロビン(Hb) 補正

Hb濃度は D_{Lco} の値に影響を与える。Hb濃度の上昇は D_{Lco} の増加，逆にHb濃度が低下する場合は D_{Lco} の低下となる。つまり，Hbが低いと肺自体に D_{Lco} を低下させるような要因(疾患)がなくとも D_{Lco} が見かけ上，低下する。この対策として，呼吸機能検査ハンドブック[7]や欧米のガイドライン[8]で，男性は14.6g/dL，女性と15歳未満の小児は13.4g/dLと仮定して補正することが推奨されている。

各種ガイドラインで推奨されている式を以下に示す。

用語　正常域下限(lower limit of normal；LLN)

MEMO

Hbによる補正式（Cotes）

男性：補正D_{Lco}＝実測値D_{Lco}×(10.22＋Hb)/(1.7×Hb)

女性・小児：補正D_{Lco}＝実測値D_{Lco}×(9.38＋Hb)/(1.7×Hb)

　臨床で遭遇するHb補正を必要とするケースとして最も多いのは，白血病などの治療で行われる造血幹細胞移植前後の肺拡散能力測定である。造血幹細胞移植治療後に移植片対宿主病（GVHD）関連肺合併症を発症することが知られており，発症のチェックとモニターを目的にフローボリューム曲線やD_{Lco}を測定する。しかし，患者が貧血を呈しているケースがあり，貧血（Hb濃度の低下）が原因で肺疾患がないのにもかかわらずD_{Lco}が低値を示す。このような場合はD_{Lco}のHb補正を行い，正しく肺拡散能力を評価する必要がある。

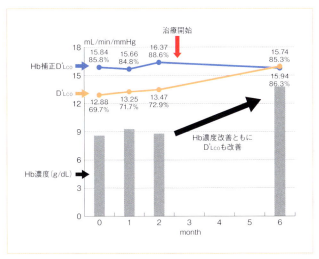

図3.9.19　貧血患者のD'$_{Lco}$とHb濃度の推移例

Hb 1g/dLの低下でD_{Lco} 5～7%の低下を来すとされている。

　例を図3.9.19に示す。これは30歳台女性，貧血患者（肺疾患なし）のD'$_{Lco}$とHb濃度の推移である。

　治療開始前0～2カ月目の%D'$_{Lco}$は69.7～72.9%と低値を示しているが，Hb補正を行うと，85.8～88.6%と改善した。貧血の治療を行いHbが8.8→13.6g/dLと改善すると，%D'$_{Lco}$も改善し，補正D'$_{Lco}$とほぼ同値になった。

　このように貧血の程度により肺疾患がないのにもかかわらず，実測D_{Lco}値が低下するため，貧血を呈している患者のD_{Lco}を評価するときには注意が必要である。

MEMO

造血幹細胞移植後のGVHD関連肺合併症

　最も多いのは，閉塞性細気管支炎（BO）である。その他では，頻度は低いが，BOOP，びまん性肺胞出血や間質性肺炎などが知られている。

● 2. 標高の影響

　標高が高い地域で測定されたD_{Lco}は，低い地域で測定されたものに比べ高値となる。これは大気圧の影響（吸入気O_2分圧：P_{IO_2}）であり，以下の式にて，高地で測定されたD_{Lco}を低地での測定値に変換する。

低地D_{Lco}＝高地D_{Lco}×(1＋0.0031×(P_{IO_2}－150))

　しかし日本国内の主要都市は低地にあることから，この補正式は国内ではほとんど必要がない。なお，日本で最も標高の高い市町村はおよそ海抜1,000m前後であるが，それで計算すると低地で測定したものよりD_{Lco}は約5%高値となる。もし，海抜8848mのエベレスト山頂でD_{Lco}の測定を行うと，低地で20.0mL/min/mmHgのD_{Lco}が，およそ30.0mL/min/mmHgと測定される。

3.9.7　臨床的意義・解釈

● 1. D_{Lco}を構成する因子

　D_{Lco}は，肺胞から赤血球のヘモグロビンへ結合するまでの過程を測定している（図3.9.20）。肺胞までたどり着いたCOがどのようにして，赤血球のヘモグロビンへ結合するか？　といった"COの旅"を知る必要がある。拡散の過程には次にあげる2つの要素が関係している。

①CO分子が肺胞壁と毛細血管壁を通過し血中へ拡散する相（物理拡散：膜成分D_M）
②血中へ移動したCOが赤血球膜を通過しHbと結合する相（化学結合：赤血球成分D_B）

　①の拡散は物理的な拡散であり，分圧の高いほうから低いほうに向かう流れであり，肺胞－肺毛細血管間では膜を介して行われる。ATPのようなエネルギーを一切使わず，

用語　移植片対宿主病（graft versus host disease；GVHD），閉塞性細気管支炎（bronchiolitis obliterans；BO），BOOP（Bronchiolitis obliterans organizing pneumonia）

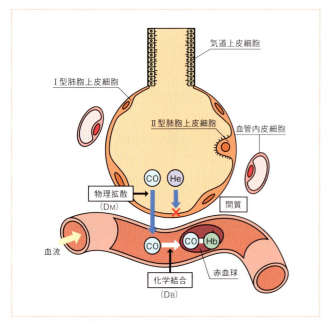

図 3.9.20　肺拡散能を構成する因子

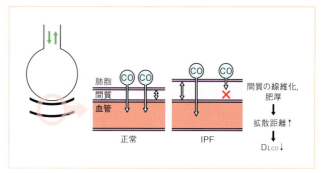

図 3.9.21　拡散距離の増加(特発性肺線維症の例)

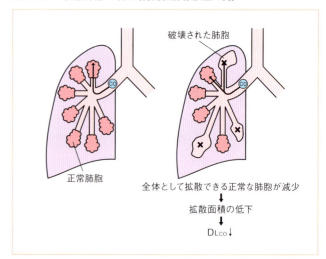

図 3.9.22　拡散面積の減少(肺気腫の例)

分圧の低いほうへ移動する。この部分をD_{Lco}の膜成分D_Mという。②の血中よりヘモグロビンへの結合過程を示す部分をD_{Lco}の赤血球成分D_Bという。

これらの関係はガスコンダクタンスとして下式のように表される。

$$\frac{1}{D_L} = \frac{1}{D_M} + \frac{1}{D_B}$$

D_Bの赤血球成分は$D_B = \theta \times V_C$に変換できるので，

$$\frac{1}{D_L} = \frac{1}{D_M} + \frac{1}{\theta \times V_C}$$

(θ：ガスとヘモグロビンの反応速度，V_C：肺毛細血管血液量(V：量，C：肺毛細血管；capillary))

と表現できる(Roughton-Forsterの式)。よって，肺拡散能力の値が，肺胞上皮などを含む膜成分が影響を受けたり，赤血球や血流を含む赤血球成分が影響を受けたりすることで増減するのは，この式から理解することができる。

> **MEMO**
>
> D_{Lco}は単純なガス拡散だけではなく，Hbとの化学結合も含んでいる。そのため，欧州ではトランスファーファクター(T_{Lco})とよばれて使用されている。単位が異なり得られる数値が違うことに注意が必要である。本邦では歴史的にD_{Lco}が使用されている。
>
> ガスコンダクタンスの考え方はRoughton, Fosterが導入した。

● 2. D_{Lco}低下の要因

D_{Lco}は以下の要因によって低下するが，疾患によっては要因が単一ではなく複合的な場合もある。ここでは代表的なものを示す。

(1) 拡散距離の増加：特発性肺線維症，肺水腫，肺胞蛋白症，肝肺症候群など

特発性肺線維症(IPF)を例に説明する(図3.9.21)。肺胞上皮と肺胞毛細血管上皮の間の間質が炎症，線維化を起こし壁が厚くなり，COの拡散距離が増加しその分拡散しにくくなる。そのためD_{Lco}は低下する。

(2) 拡散面積の減少：肺気腫，気腫型COPD

肺気腫を例に説明する(図3.9.22)。肺胞の破壊により，肺全体として拡散できる面積が減少することによりD_{Lco}は低下する。

(3) 肺毛細血管床の減少：肺血栓塞栓症，肺気腫，気腫型COPDなど

肺血栓塞栓症を例に説明する(図3.9.23)。下肢などで発生した血栓が心臓，肺動脈を経由しつまる。つまった先の

 用語　トランスファーファクター(transfer factor for carbon monoxide；T_{Lco})，特発性肺線維症(idiopathic pulmonary fibrosis；IPF)

3.9 | 肺拡散能力

末梢部は血流が途絶え，DLcoが低下する。

MEMO

肺気腫，気腫型COPDは肺胞破壊より肺全体としての拡散面積の低下が起こり，肺胞破壊とともに肺毛細血管床も破壊される。その結果V̇A/Q̇不均衡も示すため，DLcoが低下する。そのため肺拡散能力低下の要因は単一ではない。

(4) Hbの減少：貧血

(5) 換気血流比（V̇A/Q̇）の不均等分布：COPDなど

COPDを例に説明する（図3.9.24）。気道の狭窄，肺胞の破壊・癒合や肺毛細管血管床の破壊などの結果，換気と血流の不均衡が生じてDLcoが低下する。

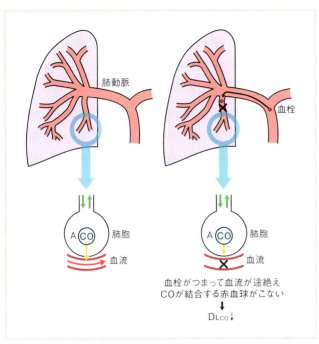

図3.9.23　肺毛細血管床の減少（肺血栓塞栓症の例）

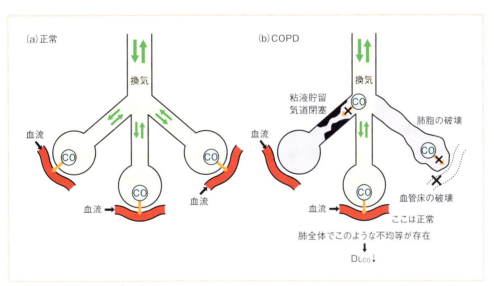

図3.9.24　換気血流比（V̇A/Q̇）の不均等分布（COPDの例）

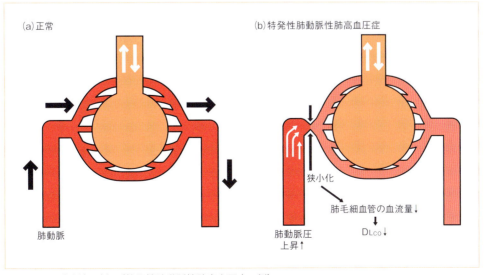

図3.9.25　肺血流の低下（特発性肺動脈性肺高血圧症の例）

MEMO

拡散は換気（V̇A）のある肺胞と，血流（Q̇）のある毛細血管が接していることではじめて成立する。換気があっても血流がなかったり，その逆も拡散の障害となる。これらの比を，換気血流比（V̇A/Q̇）という。

(6) 肺血流の低下：特発性肺動脈性肺高血圧症など

特発性肺動脈性肺高血圧症を例に説明する（図3.9.25）。

肺毛細血管抵抗が上昇し，肺毛細血管の血流量が低下するためDLcoは低下する。

(7) 肺疾患以外でのVAの低下：神経・筋原性疾患，特発性脊椎側弯症など

肺疾患以外でVAの低下を伴う疾患には，呼吸筋低下によりVAの低下を伴う重症筋無力症などの神経・筋原性疾患や，脊椎の歪みにより胸郭の変形・胸郭の運動制限が原因でVAの低下を伴う特発性脊椎側弯症などがある。

Q 肺気腫患者の肺拡散能力測定でDLcoとD'Lcoが大きく乖離することがあります。臨床への報告ではどちらを採用したほうがよいでしょうか？

A D'Lcoが実臨床に近いと考えられている。

　肺気腫などの肺内換気不均等が強い疾患の場合，FRC測定で得られたRVを計算で使うDLcoと，Heの希釈率で得られたD'Lcoとでは，それぞれの値が大きく乖離する場合が多々ある。では，どちらの値がより実臨床に近い値か？結論からいうと，現在ではDLcoよりはD'Lcoが実臨床に近いと考えられている。その理由は，肺気腫でみられる換気不良の肺胞ユニットのDLco/VA（Kco）は，全肺における平均DLco/VAより非常に低いと考えられる[18]。すなわち，VAから計算されるDLcoは全肺の拡散能力をかなり過大評価している可能性があるためである。

---

3. DLco増加の要因

(1) 肺血流の増加：運動時

重力の影響を受け，正常肺でも肺尖部の血流量は少なく，肺底部では血流量が多い。肺尖部の血管は普段は閉じているが（図3.9.26.a），運動時の血圧上昇に伴って開通し血流量が増加する（図3.9.26.b）。また肺底部の血管も血圧上昇によりさらに拡張することによりDLcoが増加する。運動時のDLco増加の要因はこれらのどちらか，もしくは両方であるとされている。

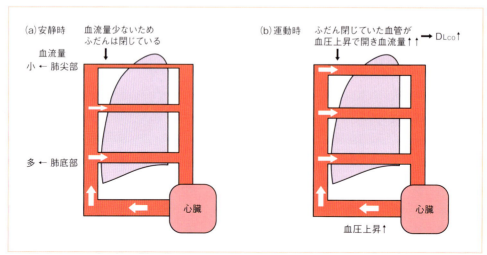

図3.9.26　肺血流の増加：運動時

（2）肺胞出血

病的に肺胞に出血がある場合，肺胞内に出血した血液のHbにCOが結合するため，DLcoが増加する。肺胞出血の場合，出血の程度でDLcoが変わるため，短期間複数回のフォローで測定値がばらつく。

MEMO
COは，流れのないHb（肺胞に出血したような，そこにとどまっているHb）にも容易に結合する。

（3）肺胞気量VAの増加：喘息（軽度の場合）

軽度の喘息の場合，エアートラッピングのため若干VAが増加する。そのためDLcoが増加する。

（4）肺うっ血：喘息（軽度の場合）

喘息の場合，上記のVAの増加以外に肺うっ血も来すため，DLcoが増加する。

（5）Hbの増加：多血症

3.9.8　DLcoとDLco/VAを評価するうえでのピットフォール

特発性肺線維症，50歳台，男性，身長163.5cm，体重65.0kgの例を示す。

VC：1.72L（49.0%）
FEV₁/FVC：76.8%
TLC：2.79L（50.2%）
D'Lco：11.41mL/min/mmHg（56.9%）
D'Lco/V'A：5.62mL/min/mmHg/L（114.7%）

%VCは49.0%と肺気量が減少し，D'Lcoも56.9%と低下しており拡散障害を呈している。しかし，単位ユニットあたりのDLcoを示すといわれているD'Lco/V'Aの値は114.7%と高値であり，絶対値も5.62と正常範囲である。では，単位ユニットあたりのDLcoが正常なので，「拡散障害がない」と判断してよいのか？

実は，これはDLcoとDLco/VAの肺気量（容量）による特性を知らなければならない。

図3.9.27は，健常人をさまざまな肺気量（最大呼気位からいっぱい吸気したり，ちょっと吸気して止めたりする）で測定し，DLcoとDLco/VAの動きを示した図である[19]。この図よりDLcoはVA（ここでは肺気量と同意）が小さくなれば，直線的に低下する。一方，DLco/VAはVAが小さくなればなるほど増加する。この増加は指数関数的に増加する[18, 19]のでVAが0.6倍に低下したときにはDLco/VAは約1.4倍，VAが0.4倍に低下したのならDLco/VAは約2倍近くにも増加するということがわかる。

つまり，肺気量によってDLco，DLco/VAの動きは大きく異なるのである。この理由を考えるときに，肺拡散能力が正常な健常肺を肺切除した場合を考えてもらいたい。部分肺切除を行うと肺容量は減少し（拡散に関わる肺胞ユニットは減少し）DLcoは低下する。しかし，心臓から肺へと送られる血流量は一定であり，切除した肺に流れ込んでいた血流は残存肺のほうに流れ込む。つまり切除後の単位体積あたりの血流量は，切除前より増加しており，その影響で単位体積あたりに直したDLco/VAは増加する。肺線維症のように肺容量が減少する（肺胞ユニットが減少する）ような疾患では，これと同じことが起こっており，上記患者のDLcoは低下しているのにもかかわらず，DLco/VAは低下していない（もしくは微増）のである。

よって，肺気量が低下している患者のDLco/VAは，単位体積あたりの血流量が増加し，その影響で疾患による拡散障害がマスクされており，肺気量の低下している患者の肺拡散能力を判断するときにはDLco/VA単独で判断してはいけない。

疾患によってDLcoとDLco/VAは異なる動きをするため，両方のパラメーターを評価することによって診断価値が高まるのである。

図3.9.27　さまざまな肺気量によるDLcoとKco（DLco/VA）への影響
Fraction at TLC：TLCに対しての割合（比）。たとえばVAが0.8になったら肺気量は20%低下したことになり，そのときのDLcoはもともとの状態の0.9倍。Kcoは1.2倍となると読む。

（Johnson DC. Importance of adjusting carbon monoxide diffusing capacity (DLco) and carbon monoxide transfer coefficient (Kco) for alveolar volume. Respir Med 2000；94：28-37を参考に作成）

では，次に提示する例はどうか？
特発性間質性肺炎，70歳台，男性，身長166.5cm，体重43.0kgの例を示す。

> VC：1.29L（40.8%）
> FEV₁/FVC：98.4%
> TLC：3.36L（59.4%）
> D'Lco：3.16mL/min/mmHg（31.0%）
> D'Lco/V'A：1.82mL/min/mmHg/L（43.4%）

先ほどの症例と同様に%VCは低下しており，肺気量の低下が起こっている。%DLcoは肺気量の低下，拡散障害によって低下している。一方，DLco/VAは先ほどの症例とは異なり43.4%と低下している。DLco/VAの特性から肺気量が低下する分，DLco/VAの値は増加するが，それ以上に拡散能力を低下させる障害が起こっていると考えられるため，このようなデータになっているのである。具体的にいうと，線維化が重症化し拡散障害がかなり進んだ，もしくは肺高血圧症などのDLcoを低下させるような病態が合併してきている，などが考えられる。間質性肺炎である程度進行しないとDLco/VAが低下してこないのは，このような理由があるからである。

このように，肺気量が低下するような疾患では，DLco，DLco/VAへ与える影響の割合を頭に入れながら肺拡散能力の数値を読み解く必要がある。

MEMO

間質性肺炎などの肺疾患では，重症例では続発的に肺高血圧症が合併する場合（第3群肺高血圧症）がある。この病態は肺血流量を低下させるため，DLcoは低下し，VAの変動がなければDLco/VAも低下する。

Q COを使う理由は？

A ①COは拡散依存性の高いガスである。
②COはHbとの結合が速くて，肺胞毛細血管血液中の分圧を「0」とすることができるため，O₂より有利である。

COを使うには理由がある。これを理解するためにはいくつか基本的な原理を理解する必要がある。

①COは拡散依存性の高いガスである
肺毛細血管血中へ拡散したCOは即座に赤血球内へ移動し，ヘモグロビンと結合する。そのため，いつでも血中CO分圧はほぼ「0」となり，「肺胞気CO分圧＞血中CO分圧」が常時保たれる。そのため取り込まれるCOの量は，ほぼ拡散に規定され，COは拡散依存性が高いガスといえる。酸素は血流と拡散の両方に依存するが，どちらかというと血流依存が強い。

②肺胞毛細血管血液中の分圧を「0」とすることができるため，O₂より有利である
はじめに，拡散とFickの法則を理解していこう。拡散とは，ある気体（物質）に濃度差がある場合，濃いほうから薄いほうへ移動することを拡散という。肺胞から血中へのガス拡散はFickの法則に従っている。

図3.9.28は肺胞から毛細血管へCOが拡散する模式図である。COは肺胞壁や間質などの膜を通過して血中へ拡散する。図が示すように，COの拡散量は，肺胞と肺胞毛細血管が接している面積Aと，肺胞内と血中のCO分圧の格差に比例し，膜自体の厚さT（拡散距離ともいう）に反比例する。DLcoを式で示すと

$$拡散能力 D_{Lco} = 拡散係数 K × 溶解係数 \alpha + \frac{拡散面積 A}{拡散距離 T}$$

である。

▶参考情報
呼吸生理の原理をきちんと理解するには，より詳しい専門書を一読するとよい。「John B. West著 呼吸生理学入門：正常肺編」[20]など非常に役に立つ。

▶Fickの法則
「拡散量（単位面積，単位時間あたりの）は，濃度勾配に比例する」。

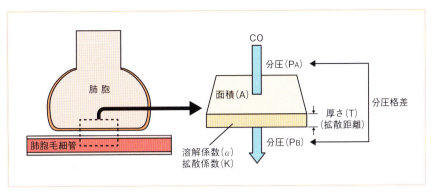

図 3.9.28　ガス拡散の模式図

次に，この膜を介した単位時間あたりのCOの拡散量Vは以下の式となる。

1分間のCO拡散量V＝拡散能力$D_{L_{CO}}$×(肺胞内CO分圧P_A－血中CO分圧P_B)

これを変形すると

拡散能力$D_{L_{CO}} = \dfrac{1分間のCO拡散量V}{肺胞内CO分圧P_A － 血中CO分圧P_B}$

と表すことができる。

　生理的にCOは血中に存在しておらず，膜を透過したCOは直ちに赤血球中のヘモグロビンHbに結合し，血中にはほとんど存在せず，血中CO分圧は「0」とすることができるくらい小さい。つまり式の血中CO分圧P_Bは「0」とすることができ

拡散能力$D_{L_{CO}} = \dfrac{1分間のCO拡散量V}{肺胞内CO分圧P_A － 血中CO分圧P_B}$ 〔0〕

拡散能力$D_{L_{CO}} = \dfrac{1分間のCO拡散量V}{肺胞内CO分圧P_A}$ (mL/min/mmHg)

となる。

「0」とすることができない，測定が困難

では，同様のことを酸素O_2で考えてみる。

拡散能力$D_{L_{O_2}} = \dfrac{1分間のO_2拡散量V}{肺胞内O_2分圧P_A － 血中O_2分圧P_B}$

　肺胞毛細血管血液中のO_2分圧は生理的に存在し「0」とすることができず，また採取・測定すること自体も困難である。これが$D_{L_{O_2}}$の測定が困難な理由である。COを利用することで，採取が困難なものがなく，測定困難なものもない。さらに計算が楽になるといったメリットがある。

▶参考情報

　COのHbとの結合の速さ（親和性）はO_2の210倍である。

▶参考情報

　喫煙直後に$D_{L_{CO}}$を測定すると$D_{L_{CO}}$は低下する。これは喫煙が原因で，血中CO分圧が上昇し，本来「0」のはずが「0」となっておらず，肺胞気－血中CO分圧格差が小さくなるためである。何度も肺拡散能力を連続測定することも同様のことが起こる。

▶Grahamの法則

　「拡散係数Kは溶解係数αに比例し，分子量の平方根に反比例する」。

Q 拡散能力は酸素と二酸化炭素で違いますか？

A 約20倍も違う。

　実は，ガスの種類によって拡散能力の値は異なる。酸素の拡散能力（D_{LO_2}）は一酸化炭素の拡散能力（D_{LCO}）の1.23倍であり，二酸化炭素CO_2の拡散能力（D_{LCO_2}）はD_{LO_2}の約20倍である。図3.9.29が拡散能力（拡散スピード）のイメージであるが，COとO_2のスピードは歩くスピード（3〜5km/h）と小走り（6〜8km/h）程度の違いしかなくあまり変わらないが，CO_2のスピードはプロ野球の投手の球速（120〜160km/h）ぐらい速い。

　実はこの性質が，単純な拡散障害において，低酸素血症は来しても，高二酸化炭素血症を生じにくいことに影響を与えているのである。

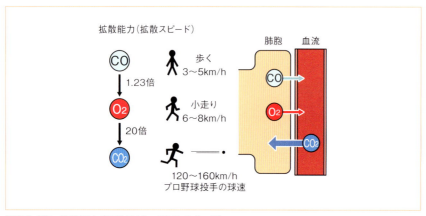

図3.9.29　拡散能力（拡散スピード）のイメージ

▶参考情報

D_{LCO}とD_{LO_2}の比は，拡散係数Kと溶解係数αおよび分子量との関係から求めることができる。

$$\frac{D_{LO_2}}{D_{LCO}} = \frac{\frac{1}{\sqrt{32}} \times 0.0244}{\frac{1}{\sqrt{28}} \times 0.0185} = \frac{\sqrt{28} \times 0.0244}{\sqrt{32} \times 0.0185} = 1.23$$

［山本雅史］

参考文献

1) Hughes JMB, Bates DV. Historical review: the carbon monoxide diffusing capacity(DLco) and its membrane(DM) and red cell(Theta. Vc) components. Respir Physiol Neurobiol. 2003. 138: 115-42.
2) A. Krogh, M. Krogh. Rate of diffusion into lungs of man, Skand. Arch. Physiol. 1909: 23: pp. 236-247
3) Ogilvie CM, Forster RE, Blakemore WS, Morton JW. A standardized breath holding technique for the clinical measurement of the diffusing capacity of the lung for carbon monoxide. J Clin Invest 1957; 36: 1-17
4) D.V. Bates, N.G. Boucot, A.G. Dormer, Pulmonary diffusing capacity in normal subjects. J. Physiol. Lond.1955: 129: pp. 237-252
5) ROUGHTON FJ, FORSTER RE. Relative importance of diffusion and chemical reaction in determining rate of exchange of gases in the human lung. J. Appl. Physiol. 1957: 11: pp. 290-302
6) American Thoracic Society. Single-breath carbon monoxide diffusing capacity(transfer factor). Recommendations for a standard technique--1995 update. Am J Respir Crit Care Med. 1995; 152: 2185-98.
7) 日本呼吸器学会肺生理専門委員会呼吸機能検査ハンドブック作成委員会(編)：呼吸機能検査ハンドブック，日本呼吸器学会，東京，2021
8) Brian L Graham, Vito Brusasco, Felip Burgos et al. 2017 ERS/ATS standards for single-breath carbon monoxide uptake in the lung. Eur Respir J. 2017; 49: 1600016
9) Graham BL, Dosman JA, Cotton DJ. A theoretical analysis of the single breath diffusing capacity for carbon monoxide. IEEE Trans Biomed Eng 1980; BME 27: 221-7.
10) Dressel H, Filser L, Fischer R et al. Lung diffusing capacity for nitric oxide and carbon monoxide: dependence on breath-hold time. Chest 2008; 133: 1149-54.
11) Graham, B. Mink, J. Cotton, D. Effect of breath- hold time on DLcoSB in patients with airway obstruction. Journal of Applied Physiology 1985; 58: 1319-25.
12) Kikuchi R, Sasaki T, Takishima T. Disappearance curves and single-breath DLco from consecutive samples during slow expiration. Tohoku J Exp Med 1982; 136: 419-31.
13) Ayumi Ohara, Satoshi Konno, Kaoruko Shimizu et al. Two cases of chronic obstructive pulmonary disease with undetectable diffusing capacity for carbon monoxide. Respir Investig. 2021; 59: 145-148
14) Punjabi NM, Shade D, Patel AM, et al. Measurement variability in single breath diffusing capacity of the lung. Chest 2003; 123: 1082-1089.
15) Cotton DJ, Newth CJL, Portner PM, Nadel JA. Measurement of single-breath CO diffusing capacity by continuous rapid CO analysis in man. J Appl Physiol 1979; 46: 1149-56.
16) Wada Y, Goto N, Kitaguchi Y et al. Referential equations for pulmonary diffusing capacity using GAMLSS models derived from Japanese individuals with near-normal lung function. PLoS One 2022; 21: e0271129
17) Stanojevic S, Graham BL, Cooper BG, et al. Official ERS technical standards: Global Lung function Initiative reference values for the carbon monoxide transfer factor for Caucasians. Eur Respir J. 2017; 50: 1700010.
18) J.M.B.Hughes, N.B.Pride：肺機能検査，メディカル・サイエンス・インターナショナル，東京，2001
19) Johnson DC. Importance of adjusting carbon monoxide diffusing capacity(DLCO) and carbon monoxide transfer coefficient(KCO) for alveolar volume. Respir Med 2000; 94: 28-37.
20) John B. West.：呼吸生理学入門 正常肺編，メディカル・サイエンス・インターナショナル，東京，2009

3.10 換気力学的検査

ここがポイント！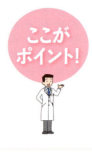

- 換気力学の3要素である圧，容積，気流の相互関係を整理して理解する。
- 換気力学の3特性である粘性，弾性，慣性とはどのような力なのかを整理して理解する。
- 理解しにくい分野を，たとえや身近な例を用いて楽しく考える。
- 代表的な換気力学的検査の手技を学び，測定精度を高める。

はじめに

呼吸は生命維持に不可欠な生理的現象であり，成人は1年で約1,000万回の呼吸を繰り返している。呼吸器系を構成する気道・肺組織・胸郭は，周期的に繰り返される呼吸により絶えず圧，容積，気流（以下3要素）の変化を受け，さらに呼吸を妨げる方向に働く3つの物理的特性（粘性，弾性，慣性）に打ち勝って呼吸を続けている。健常な呼吸器系においては，3要素は正常に変化し物理的特性も小さい。しかし呼吸器疾患など病的な状態においては，これらの状況に異常を来す。ゆえに，これらの要素を測定し特性を評価することは病態の的確な把握につながり，時系列的に測定することで治療効果判定にも役立ち臨床的に意義深い。本節において，まず初めに換気力学の3要素，3特性について述べる。次に3要素の相互関係を整理し，それぞれ何を意味する指標となるのか，また3特性はどの要素の組み合わせで評価できるのかを整理していく。そして現在，日常臨床において取り入れられている，簡便で患者への侵襲性が少なく，今後のさらなる普及が見込まれるであろう換気力学的検査について概説する。

3.10.1 総論

1. 換気力学の3つの構成要素

流体である空気は圧力の高いところから低いところへ移動する性質がある。つまり圧勾配により空気は管腔構造をもつ気管・気管支樹内を移動する。移動の際には気流が生じる。空気が移動することにより肺の容積も変化する。呼吸器系の圧勾配を作り出しているのは呼吸筋の収縮・弛緩である。呼吸により変化する圧，容積，気流を換気力学の3要素という。

2. 換気力学の3つの物理的特性

すべての物体には3つの物理的特性（粘性，弾性，慣性）が作用するが，呼吸器系を構成する気道（気管・気管支・細気管支）・肺組織・胸郭にもこれらの特性が働いている。

(1) 粘性特性

接した物体間に働くすべりやすさの度合いであり，加え

> **MEMO**
>
> 本節では換気力学の3要素は「①圧（cmH_2O），②容積（L），③気流（L/sec）」という語句と単位を用いたが，他の文献，教科書，雑誌の中では色々な語句が使われている。①圧は応力，pressure，②容積は換気量，体積，気量，肺気量，V，volume，③気流は気流量，流量，流速，気流速度，flow，$\dot{V}$（ブイドット）などが使われている。単位においては①cmH_2O（センチメートル水柱），kPa（キロパスカル），②L（リットル），③L/sec（リットル・パー・セコンド）が使われている。統一されていない語句や単位に混乱しないよう注意する必要がある。

られる圧と気流の関係を粘性という。粘性は流体特有の性質である。身近な例では，「ハチミツ」や「水あめ」の"粘っこさ"でとらえる。また柔らかい粘土は造形が楽であり，固い粘土ほど変形させるのに力を要する。そのようなイメージで考える。

①気道に作用する粘性

　換気によって気道の中を空気が出入りする際，空気と気道壁の間に生じる摩擦によって空気の流れを阻止しようと働く力。細い気道は太い気道に比べ空気が流れにくく，作用する粘性は大きいと考えることができる。粘性は管腔の大きさ（半径や長さ），流れる気体の性質，気体の流れ方（層流か乱流か）によって決定される。

②肺組織に作用する粘性

　換気によって肺が変形する際に変形を妨害し，肺内の空気の流れも妨げる力。固くなった肺は固くなった粘土と同じで変形させるのに力を要する。肺の変形は胸郭の変形に追従して起こる。肺の表面と胸郭内面には胸膜が存在する。胸膜表面はなめらかであり，胸膜腔内には少量の漿液が存在し，お互いを摩擦から守っている。

③胸郭に作用する粘性

　換気によって胸郭が変形する際に変形を妨害し，あわせて肺組織の変形を妨げ，肺内の空気の流れも妨げる力。胸郭の変形の際には呼吸筋，補助呼吸筋が働く。安静吸気時に胸郭の前後径，左右径の拡大（外肋間筋の収縮による），上下径の拡大（横隔膜の収縮による）がみられ，呼気時に元の形に戻る。深呼吸時には呼吸筋と補助呼吸筋が協同して働き胸郭を変形させる。

(2) 弾性特性

　接した物体間に働く力であり，加えた力と動いた距離の関係を弾性という。たとえば，ばねにおもりを吊り下げるとばねが伸びて変形するが，おもりをはずすと元の形，元の長さに戻る。そのようなイメージで考える。

①気道に作用する弾性

　気道には肺の弾性収縮力が常に作用しており，この力は気道を拡張させる方向に働いている。したがって肺の弾性収縮力が大きいほど，気道は大きく拡張する。さらに吸気時に肺が広がる際，同時に気道も少し拡張する。これらの機序として，肺胞を網状に取り囲む線維成分が気道を引っ張ると考えられている（テントを設営するとき，ロープで引っ張って固定する様をイメージ）。平滑筋，軟骨，結合組織で構成される気管・気管支そのものも弾性体である。気管は馬蹄形の気管軟骨に支えられ，軟骨と軟骨の間には結合組織が介在し長軸方向の弾力性を備えている。気管は左右に分かれ気管支となり，以後も枝分かれを繰り返す。気管，主気管支で規則正しく配列していた馬蹄形の大きな軟骨は次第に，不規則な小さな軟骨片となる。軟骨を持たない細気管支では，平滑筋が豊富に存在し弾性をもつ（図3.10.1）。

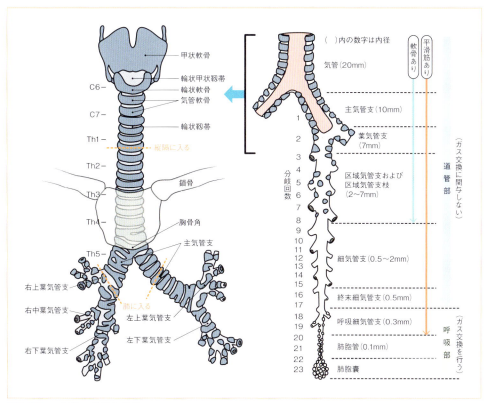

図3.10.1　気道の構造と分岐
　　直径約20mmの気管は2分岐を繰り返しやがて肺胞となる。肺胞1個の大きさは約300μmである。
　　肺胞の数は両肺で約3〜5億個といわれている。このように空気の通る道は微細で壮大な経路である。
　　　　　　　　　　　（牛木辰男，小林弘祐：カラー図解，人体の正常構造と機能，日本医事新報社，2012, p14, 15を参考に作成）

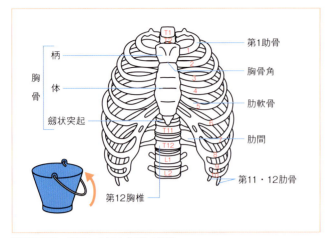

図3.10.2　前面から見た胸郭の構造
胸郭は胸椎・肋骨・胸骨から成る骨格である。呼吸による肋骨の回転運動はバケツの取手の動きにたとえられる。

②肺組織に作用する弾性

　非生理的ではあるが空気の入っていない"ぺちゃんこ"の肺（完全にしぼんだ風船をイメージ）を基本形とすると，空気が入って膨らんでいる状態では，常に収縮しようとする肺の弾性収縮力が働いている。肺の弾性収縮力は肺の容積（すなわち肺気量）が大きいほど大きく，気道へ作用する力も大きい。

　肺の弾性力を生み出している主要因は肺胞表面を被覆する液体の表面張力であり，その他に肺サーファクタント（肺表面活性物質），肺組織自身のもつエラスチンを主成分とする弾性線維（elastic fiber）やコラーゲン線維（collagen fiber），血管や血液，肺内気管支，平滑筋などがある。

③胸郭に作用する弾性

　胸郭は本来の大きさより広がると収縮しようとする力が働き（胸郭弾性収縮力）また，本来の大きさより狭くなると広がろうとする力が働く（胸郭弾性拡張力）。胸郭も肺組織同様，弾性に富む。胸郭は1個の胸骨と12個の胸椎とそれらをつなぐ12対の肋骨からなる骨格である。呼吸時に肋骨はバケツの取手のように上下に動き胸郭内容積を変化させる（図3.10.2）。

(3) 慣性特性

　慣性は「物体がそのままでいよう，速度を維持しよう」とする性質であり，力と加速度と質量の関係で表される。質量が大きいほど加速度は小さくなり，力が大きいと加速度も大きくなる。たとえば，走行中の車がブレーキを踏むと車には停止する力が働いて停止するが，乗っている人の体は前にのめりこむ（人には運動を続けようとする力が働くから）。大人より赤ちゃんや子供など質量が小さいほど大きく前にのめりこむ。また走行中の車のスピードが速いほどブレーキを踏んだ時大きく前にのめりこむ，そのような様子から慣性をイメージしていく。

①気道・肺組織・胸郭に作用する慣性

　気道，肺組織，胸郭および呼吸器内の空気が質量を有し，呼吸運動には加速度が伴うため慣性が作用する。質量が大きいほど慣性は大きく作用し動きにくい。

 MEMO

「重さ」と「質量」は異なる

　「重さ」は物体に働く「重力の大きさ」であり，場所によって大きさは変化する。一方，「質量」は「物体そのものの量」であり，場所によって大きさは変化しない。「重さ」の単位は力の単位を用い「ニュートン；N」であり，「質量」の単位は「キログラム；kg，グラム；g」である。無重力状態であっても質量はゼロにはならず，「質量」の大きいものほど動かすのに大きな力を必要とする。「質量」は「動かしづらさ」の指標であり，呼吸運動の際にも関係してくるのである。

● 3. 換気力学の3要素の組み合わせから得られる指標と特性

　圧，容積，気流の3要素を組み合わせ，相互関係を分析することが換気力学の目的である。3要素の組み合わせから得られる指標および特性を表3.10.1に示す。以下に換気力学的指標の簡単な説明を述べる。

表3.10.1　換気力学の3要素の組み合わせから得られる指標および意味する特性

関連する要素・単位	指標	記号	意味と特性
圧　加速度 $cmH_2O/L/sec^2$	イナータンス Inertance	I	呼吸インピーダンスの構成成分の1つ。慣性に関わる。
容積　圧 L/cmH_2O	コンプライアンス Compliance	C	肺の伸びやすさ，やわらかさを表す。肺の弾性を表す。
圧　容積 cmH_2O/L	エラスタンス Elastance	E	肺の膨らみにくさ，伸びにくさを表す。肺の弾性に関わる。 コンプライアンスの逆数（1/C）。
圧　気流 $cmH_2O/L/sec$	リアクタンス Reactance	Xrs	呼吸インピーダンスの構成成分の1つで虚部をリアクタンスという。弾性と慣性に関わる。
圧　気流 $cmH_2O/L/sec$	レジスタンス Resistance	Rrs	空気の流れにくさを表す。主に粘性を表す。 呼吸インピーダンスの構成成分の1つで実部をレジスタンスという。
気流　圧 $L/sec/cmH_2O$	コンダクタンス Conductance	G	空気の流れやすさを表す。気道の状態を評価できる。粘性に関わる。 レジスタンスの逆数（1/Rrs）。
圧　気流　加速度 $cmH_2O/L/sec$	呼吸インピーダンス Impedance	Zrs	呼吸器全体にかかる抵抗を表す。レジスタンス（実部）とリアクタンス（虚部）から構成される。粘性，弾性，慣性を表す。

（参考情報）Rrs，Xrs，Zrsの「rs」は呼吸（respiratory）の略。

3.10 | 換気力学的検査

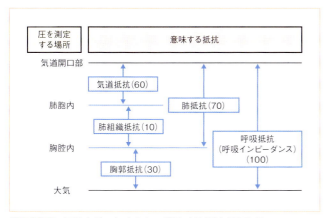

図3.10.3　圧差をどこにするかで意味する抵抗が変わる
たとえば気道開口部圧と肺胞内圧の「圧差」とそこを流れる「気流」から気道抵抗が求められる。
（　）内の数字は呼吸抵抗を100％としたとき各抵抗の占める割合を表す。

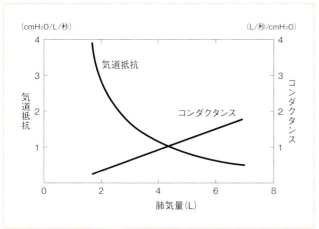

図3.10.4　肺気量と気道抵抗および気道コンダクタンスの関係
気道抵抗は肺気量の影響を受けるため気道抵抗の値だけで「空気の通りにくさ」を評価することはできない。sGawという指標を用いれば肺気量の影響を受けずに評価することが可能となる。
(JOHN B.WEST（著），桑平一郎（訳）：ウエスト呼吸生理学入門　正常肺編 P.122を参考に作成)

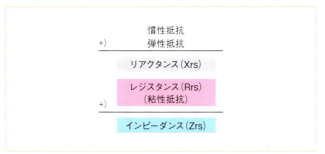

図3.10.5　呼吸インピーダンスの構成要素

(1) イナータンス

リアクタンスの成分で慣性を表す。気道・肺組織・胸郭と空気に質量と加速度が存在するため慣性を考慮しなければならない。

(2) コンプライアンス，エラスタンス

1cmH₂Oの圧を肺に与えたときに肺の容積が何L変わるかで示される。コンプライアンスが大きいということは単位圧変化（ΔP）に対する肺の容積変化（ΔV）が大きく，肺が伸びやすいことを意味する。コンプライアンスはΔV/ΔPで表される。肺コンプライアンスは肺の大きさに依存する。エラスタンスはコンプライアンスの逆数である。単位容積変化（ΔV）に対する圧変化（ΔP）が大きいことを意味し，伸びにくいことを表す。

(3) リアクタンス

弾性と慣性に関わる指標である。リアクタンスは肺の弾性（つまりコンプライアンス）を反映するといわれている。

(4) レジスタンス，コンダクタンス

1L/secの気流の空気を呼吸するのに必要な圧。単位時間（1秒）あたりに1Lの空気を呼吸するのに必要な圧。レジスタンスが大きいとは一定の流れを得るのに大きな圧を必要とする，つまり流れにくいことを表す。圧を測定する場所や，圧差をどこにするかで意味する抵抗が変わる（図3.10.3）。肺気量と気道抵抗は双曲線関係を示す（図3.10.4）。
コンダクタンスは，単位圧変化に対し，1秒間に流れる空気の容積。レジスタンスの逆数である。気道コンダクタンス（Gaw）は気道抵抗の逆数でGawを肺気量で除したものをspecific Gaw（sGaw）とよぶ。肺気量とGawは正の直線関係を示す（図3.10.4）。

(5) 呼吸インピーダンス

呼吸器全体にかかる抵抗を表す（図3.10.3）。呼吸インピーダンス（Zrs）はレジスタンス（Rrs）とリアクタンス（Xrs）から構成され（図3.10.5），通常複素数を用いてZrs = Rrs + jXrsの式で表す。jは虚数単位とよばれる（j² = −1）。RrsをZrsの実部，XrsをZrsの虚部という。呼吸インピーダンスは気流，肺気量に依存する。

● 4. オシロメトリー

(1) 検査の有用性

オシロメトリーは，換気の際の呼吸器系全体の抵抗を評価でき，とくに気管支喘息や慢性閉塞性肺疾患（COPD）などの呼吸機能評価法として，病状や治療効果を評価できる有用な検査である[1,2]。

(2) 測定方法

代表的な測定方法にオシレーション法がある。オシレーション法は1956年Duboisらによってはじめて考案された強制オシレーション法（FOT）の原理を応用した測定方法である[3]。スパイロメトリーのように最大努力をする必要

用語　慢性閉塞性肺疾患（chronic obstructive pulmonary disease；COPD），強制オシレーション法（forced oscillation technique；FOT）

がなく安静呼吸下で行う検査であり，小児や高齢者，さらには呼吸困難度の高い被検者にも最小限の負担で検査を実施できる利点がある。このように非侵襲的であり，測定にかかる時間は短く繰り返し測定できることなどが利点となっている。さらにはスパイロメトリーとは異なる視点からの病態把握ができ得ると考えられている。

(3) 測定原理

オシレーション法の測定原理を図3.10.6に示す。振動発生装置から発せられる振動波を，被検者の口腔内から下気道にマウスピースを介して送り込む。継時的に気流変化と圧変化を測定し呼吸インピーダンスを測定する方法である。振動波には正弦波，ノイズ波，パルス波が使用されてきたが現在の主流はパルス波である。正弦波は単一周波数の波（1つの周波数のみを含んでいる波）であるが，ノイズ波やパルス波は広域周波数の波（複数の周波数を含んでいる波）である。広域周波数の波を用いて検査する利点は，一回の測定で多くの周波数別の情報を得ることができる点にある。広域周波オシレーション法を採用した呼吸インピーダンス測定装置は本邦では，現在MostGraph（以下Most）とMasterScreen IOS（以下IOS）の2機種が販売されている[4〜6]。MostとIOSは基本的な測定項目はおおむね同じであるが，測定値や特性に違いがある。RrsにおいてはMostのほうがIOSよりやや高値に測定される。またXrsはX5でMost，FresでIOSのほうが高値に測定される[7,8]。特にXrsは機器間差を考慮する必要がある。

(4) 検査の実際

①機器のキャリブレーション

較正（キャリブレーション）は1日1回，検査前に実施する。機器の電源投入後15分以上おく。これは機械的な安定のために必要な時間である。取扱説明書に従ってフローキャリブレーション（較正シリンジ使用），抵抗キャリブレーション（抵抗管使用）を行う。較正検証許容基準は各メーカーの基準に従う。

②検査前の注意点

a) 検査目的の確認（病態把握なのか，治療効果判定なのかなど）や前回値はあるのかなど，あらかじめ患者の情報収集を行う。

b) 患者を目の前にしたとき，よく観察することが必要である（コミュニケーションはとれるか，難聴はないか，呼吸状態はどうか，など）。

c) スパイロメトリーなど最大努力呼気の必要な検査が同時にある場合は，先に呼吸インピーダンス測定を行う（努

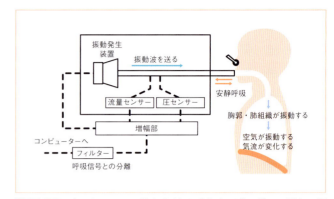

図3.10.6 オシレーション法における呼吸インピーダンス測定の原理図

力呼気が気道の攣縮，過換気を引き起こすことがあるため）。なお欧州呼吸器学会（ERS）のガイドラインには「強制呼吸をした後は少なくとも3分はあける。」と記載されている[9]。

d) 実際の測定前には以下を確認する。

・患者が体を締め付ける下着（ボディースーツ類），ベルト，コルセットなどを装着していないか。それらは胸郭の運動を妨げる可能性があるため，可能ならば緩めるか外してもらう。外せないならばその旨を報告書に記載する。

・痰が絡んでいないか。絡んでいたら，出るならば出してもらう。うがいしてもらうのもよい。

・急いで来室したなどの理由で患者の呼吸が安定していないと安静呼吸ができないため，呼吸が落ちつくまで休んでもらう。

・緊張していないか。緊張はFRCレベルの上昇につながるため，緊張や不安を取り除きリラックスしてもらう。

・患者の口腔内や口唇の潤いが不足している場合，紙マウスピースが口唇や舌に張り付きやすくなるので，ある程度湿っていたほうがよい。適宜うがいなどで口腔内を潤すとよい。シェーグレン症候群など唾液分泌障害のある患者などではとくに留意する。これは必ずしも確認しなくてもよいが，知っていたほうが検査はスムーズに行える。

③検査説明の一例

「今から呼吸抵抗の検査を行います。この検査は気道の空気の通りにくさを調べる検査です。マウスピースを咥えて普通の呼吸をするだけです。機械のほうから振動がきますのでびっくりしないでください。1回の検査は30秒ぐらいで終わります。」などと説明する。

④基本的な手技と注意点

呼吸インピーダンス測定は低侵襲性かつ簡便性にすぐれた検査ではあるが，測定値に影響を及ぼす因子が多くある。

用語 欧州呼吸器学会（European Respiratory Society；ERS）

表3.10.2 呼吸インピーダンス値に影響を及ぼす因子

1）器質的・生理的因子
閉塞性肺疾患などの呼吸器疾患，肺実質の量（肺切除や肺結核や気胸などの肺実質の減少など），肺の不均等分布，体格（身長，体重，BMI値），年齢，性別，緊張などの精神状態
2）測定中のアーチファクト
息漏れ（口角からの息漏れやノーズクリップの不十分な取り付け），唾液の嚥下，声出し（声門閉鎖），咳，舌の位置，不規則な呼吸　など
3）その他
姿勢，首の角度，チークサポートの有無，チークサポート手技の違い，体を締め付ける下着，ベルト，コルセット，マウスピースの種類，マウスピースを咥える位置，他の肺機能検査との検査順，1回換気量，呼吸速度，マウスピースやフィルターの死腔量，負荷する振動波の違い（ノイズ波，パルス波），測定機器間差　など

BMI: body mass index
（内田明美，伊藤理，吉子健一：オシレーション法における呼吸インピーダンス測定の問題点．検査と技術，2013；41：794-797より一部改変）

ERSのガイドラインに記載されている因子およびこれまでの検討で判明した因子を表3.10.2に示す。

a) 基本は座位で行う。高さを調整した椅子に，頭を垂直に背筋を伸ばして力を入れないよう楽な姿勢で座ってもらう。装置の呼吸口にマウスピースを装着し，被検者の姿勢を変えずにくわえられる高さに調整する。座位での姿勢は，横隔膜の位置や胸郭の動きに影響するため，前屈姿勢などで喉や胸を圧迫しないようにする(図3.10.7)。椅子の高さを患者ごとに合わせて調節することも大切である(図3.10.8)。

b) 次にマウスピースをくわえてもらい，安静呼吸（静かなFRCレベルでの呼吸）をするよう促す。顔が下を向くと振動波が正しく下気道に送り込まれなくなるため，自然な位置，少しあごを上げ気味がよい。舌でマウスピースを塞がないように注意し，なるべく深くくわえてもらう。浅くくわえると息漏れの原因，また死腔量が増えリアクタンス(Xrs)に影響する(図3.10.9)[10]。またシリコン製マウスピースはくわえる際に空気の通り道が狭くなるため，紙製マウスピースやフィルター一体型のプラスチィック製のマウ

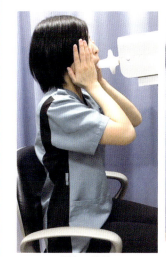
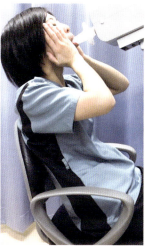
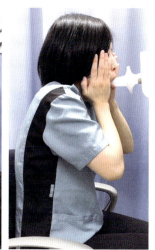

正しい姿勢
椅子に深く腰を掛け，
背中はまっすぐ伸ばす。
余分な力が入っていない。

悪い姿勢
椅子にもたれ掛かりすぎている。
腰が曲がり，
顎が上を向きすぎている。

悪い姿勢
背筋が曲がり，
前屈姿勢になっている。
肩に力が入り，下を向いている。

図3.10.7　検査の姿勢

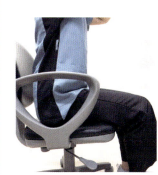
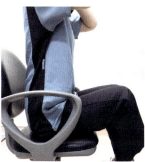
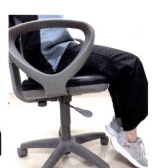

ちょうどいい高さ。

低すぎる
低い椅子で検査を行うと
膝が上がり腹部を圧迫する
（特に肥満患者の場合，
横隔膜を押し上げ胸郭，
肺実質を圧排してしまう。

高すぎる
足裏が床についていないと不安定。

図3.10.8　検査の姿勢，椅子の高さ

■3章　呼吸機能検査

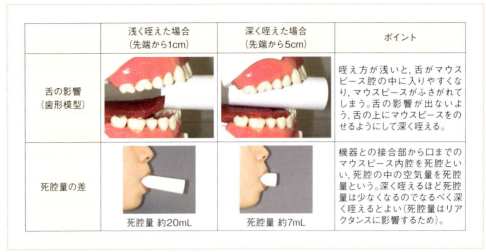

図3.10.9　紙製マウスピースの咥える位置での舌の影響と死腔量の差異
死腔量においてはフィルター分の死腔量は除外。

図3.10.10　マウスピースの種類の違いによる口腔内での断面形状と断面積の差異
突起のついたシリコン製マウスピースは咥えた際，空気の通り道が狭小化されることに注意する。

スピースを使用する(図3.10.10)。
紙製やフィルター一体型のマウスピースは口角から息が漏れやすいため注意が必要である(図3.10.11)。検査前に口元を確認するだけでなく，検査中も絶えず患者の口元を観察することが大切である。口元に麻痺があるなどでプラスチック製や紙製マウスピースをうまくくわえることができない患者への対応として，検者が患者の口の周りを押さえるか，シリコン製マウスピースに切り替えその旨を報告書に記載する。各施設に合わせた対応でよいと思われる。
c) 頬の弾性にオシレーション波の振動が吸収され，下気道の抵抗が反映されない場合があるため両手で頬を押さえてもらい(チークサポート)，ノーズクリップを装着する。鼻や口からの息漏れに注意する。
チークサポートは測定時における必須の手技であり，チークサポートなしの場合，頬の振動のために負荷した振動波が正しく下気道に伝わらなくなる。これを「上気道シャント効果」という。上気道シャントの影響は低周波数より高周波数の測定値に影響することが知られており「チークサ

ポートなし」の場合「チークサポートあり」と比較してR20値(20Hzにおける呼吸抵抗値)は有意に低値を示す[11, 12]。また，チークサポートの手技には2種類ある(図3.10.12)。図3.10.12.aの方法が一般的であり広く採用されている。図3.10.12.a，bそれぞれに特徴があり，いずれを採用するかは施設ごとに決めればよい。なお手技の違いは測定値に

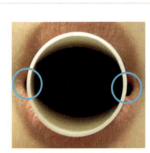
紙製マウスピースは口角から息漏れしやすい(青丸が口角)。

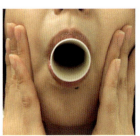
口角からの息漏れを防ぐために，頬を押さえる手に力を入れ過ぎないこと。

図3.10.11　測定時の息漏れ

3.10 換気力学的検査

チークサポートの手技	長　所	欠　点
a	・自分の手で押さえるため簡単で利便性に富む。 ・押さえる協力者（人員）が不要。	・頬を押さえるため腕を挙上し脇を締めるため，胸郭に影響を及ぼす場合がある。 ・腕を挙上する行為が患者の負荷になる場合がある。 ・自分自身で押さえることができない症例がある（リウマチ患者，上肢欠損，年少児など）。 ・肥満患者は胸壁周囲の脂肪のため，胸郭の影響が出やすい。 ・冬場，コートや衣服をたくさん着たままチークサポートをすると胸郭への影響が出やすい。
b	・腕を挙上する必要がないため，患者の負担にならず負荷がかからない。 ・脇を締めないため胸郭への影響がない。	・第3者が押さえることで患者が緊張する場合がある。 ・押さえる協力者（人員）が必要となる。 ・患者に直接接触する手技のため感染対策，衛生的配慮が必要となる。

図3.10.12　用手法におけるチークサポート手技とその特徴

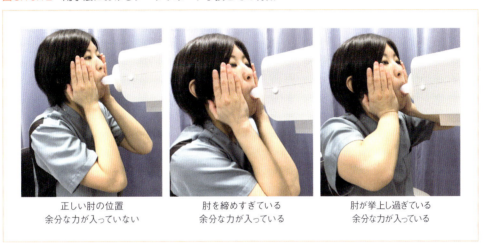

図3.10.13　検査時のチークサポート

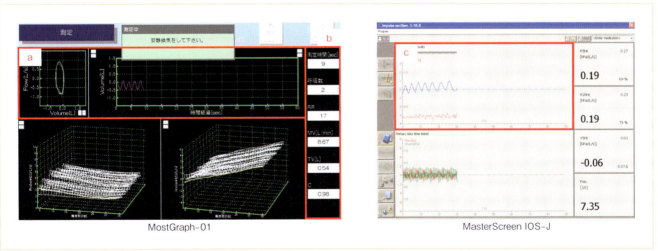

図3.10.14　呼吸インピーダンス測定装置における測定中の画面
Mostの測定画面において(a)ではflow，volume，pressureの波形，(b)では1分間の呼吸回数(RR)，1分間の換気量(MV)，1回換気量(TV)，1呼吸1呼吸の関連度（コヒーレンス：C），IOSの測定画面において(c)ではTVの波形がそれぞれ表示される。数値や波形から安定した安静呼吸ができているか確認しながら検査を行う。

影響を及ぼし，図3.10.12.aは図3.10.12.bよりR5値は有意に高値となり，X5値は有意に低値となると報告されている。通常行っている手技の変更時には必ず報告書に記載

する。時系列で結果を評価する場合は，手技を統一する必要がある。図3.10.12.aにおいて，押さえ方としては腕に力を入れ過ぎず，脇を締めすぎたり，広げたりせず手のひ

📝 用語　1分間の呼吸回数(respiratory rate；RR)，1分間の換気量(minute ventilation；MV)，1回換気量(tidal volume；TV)

105

3章 呼吸機能検査

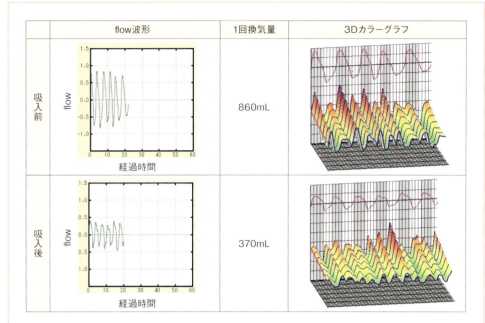

図3.10.15　波形パターン
気管支拡張剤吸入前後での比較結果である。flow波形において時間経過における呼吸数は同じであるが，1回換気量が大きく異なる。呼吸インピーダンス値は，呼吸速度や1回換気量によっても影響を受けるため，薬剤投与前後での比較や，結果を時系列で評価する場合には呼吸パターンを同じにした方が妥当性のある比較ができる。

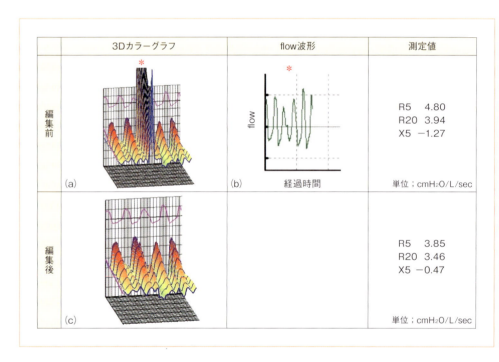

図3.10.16　アーチファクトの例と編集機能
(a)「唾液の飲み込み」によりできたアーチファクト。安静呼吸の3呼吸目（＊）に発生している。
(b) 呼吸のflow波形ではアーチファクト（＊）がわかりにくいが，3Dカラーグラフではアーチファクトがよくわかる。
(c) 編集機能を用いてアーチファクトを除外した。測定値（R5，R20，X5）も修正された。

ら全体を自然に頬に添える状態で行う（図3.10.13）。また人差し指，中指，薬指の3指が頬骨にしっかりかかるように頬骨の下の柔らかい部分を全部覆うように手のひらを使って押さえるようにするとよい。チークサポートの有無やチークサポートに伴う上肢の挙上は，測定結果に影響するため注意が必要である。
d) 安静呼吸ができているか測定画面上の波形などで確認後[13]，本測定に入る。
e) 測定値に影響を与える因子（表3.10.2）に注意しながら測定を進める。測定中は息漏れがないか，安静換気が行われているかを常に確認する。呼吸の速さ，不規則な呼吸等が測定値に大きく影響を与えるため，被検者をリラックスさせた状態でFRCレベルでの安静換気を行うように促す。

検査時に患者が安定した安静呼吸をしているかどうか，測定機器の画面に表示される指標で確認しながら検査を行うとよい（図3.10.14）。また薬剤投与前後で呼吸インピーダンス値を比較する場合，吸入前後での呼吸パターンは同じにしたほうが精度よく比較できる（図3.10.15）。なお検査には安定した安静呼吸が望ましいが，対象はあくまでも患者（生体）なので呼吸には多少の揺らぎがあることを補足しておく。
f) 測定は3～5回実施し再現性を確認する。
測定中の唾液の嚥下，声出し，咳などは測定値に影響を及ぼす因子である。測定後にアーチファクトの部分だけ編集できる機能を持った機種もある（図3.10.16）。
ERSのガイドライン[9]では技術的に3～5回，許容可能な

表3.10.3 呼吸インピーダンス測定により得られる指標の一部

指標の表記		意味
MostGraph-01	MasterScreen IOS-J	
R5	R at 5Hz	振動波の周波数5Hzにおける呼吸抵抗値；低周波抵抗の代表値
R20	R at 20Hz	振動波の周波数20Hzにおける呼吸抵抗値；高周波抵抗の代表値
R5−R20	R5−R20	R5とR20の差；周波数依存性を示す。換気の不均等を表す指標[5),6)]といわれている。
X5	X at 5Hz	5Hzにおけるリアクタンス値；低周波リアクタンスの代表値
Fres	Resonant frequency	共振周波数；リアクタンス値が0となる時の周波数
ALX	AX	低周波面積；周波数＝5 Hz，リアクタンス値＝0，リアクタンス曲線の3線が交わってできる部分の面積

測定をされなければならないとされており，1回だけの測定で終わるのではなく，再現性の確認は必要である。

⑤結果の採択

得られた結果から以下を確認する

a）アーチファクトなどの混入していない結果であること。

b）安定した安静呼吸ができていること（呼吸関連度や呼吸再現性を示す数値を確認する。メーカーの推奨する数値であることが望ましい）。

c）複数回測定した呼吸インピーダンス値に再現性があること（ERSのガイドラインは再現性を表す指標として「変動係数」をあげている）。

d）上記a〜cを確認し結果を報告する。測定値の再現性を確認し，これらの測定値より呼吸抵抗（Rrs）の最も低い値を採択する。これは息漏れがない限り抵抗値を低くすることができないと考えるためである。

⑥得られる指標

2機種間で得られる指標が異なり，また指標の表記形式も異なる。共通指標の一部を表3.10.3に列挙し意味を記す。

なお，以下の各指標においては，MostGrafhの表記で記載する。

・呼吸抵抗（Rrs）

Rrsの代表値は，振動数5Hzにおける抵抗値（R5）がよく用いられる。R5は気道径を反映する代表的な指標である。また，Rrsの周波数特性を表す指標としては，低周波と高周波領域におけるRrsの差であり，振動数20Hzにおける抵抗（R20）との差（R5-R20）が用いられる。肺での換気不均等を反映し，典型的な慢性閉塞性肺疾患（COPD）では低周波数でRrsが高値となるような周波数依存性が認められる。しかし測定時にチィークサポート等がうまくできていない場合，上気道によるオシレーション波の減衰（上気道シャント）を減らすことができない。上気道シャントの影響は高周波でより大きいとされ，R5に比べR20が低下し，R5-R20が高値となってしまう[11)]。

・呼吸リアクタンス（Xrs）

Xrsは，呼吸器系の弾性や気道内の慣性であり，肺の実質や気道の異常が反映される。周波数が低いと弾性に強く影響され，周波数が高いと慣性の影響が強くなるため，Xrsは周波数依存的な特性を有し，一般に低周波で陰性，高周波で陽性の値となる。低周波5HzにおけるXrs値（X5）とXrs＝0となる周波数を共振周波数（Fres）とよび，Fresが用いられる。また5HzからFresまでの陰性側の面積は低周波面積（ALX）とよばれる。Fresは周波数特性の指標となっており，全体的に周波数が高い方向にシフトする場合，Fresが高くなり，X5が陰性側にシフトし，ALXは大きくなる。また，X5′，Fres′，ALX′はマウスピースとフィルター内の空気の影響を除した値となる。

検査室ノート　測定値のばらつきへの対処法

　呼吸インピーダンス測定において「測定値がばらつく」という悩みをよく耳にする。測定値の再現性はERSのガイドラインにおいて変動係数（CV）を用いて示されており，約5～15％と報告されている（CV＝標準偏差÷平均値×100％）。筆者の施設（Most使用）で蓄積されたデータの解析においてR5値のCV値は健常人，COPD，喘息，間質性肺疾患ともERSのガイドラインとほぼ同じ結果が得られた。しかし，中にはそれ以上のCV値を示し「測定値がばらつき再現性が得られない」症例を何例も経験している。ばらつく理由の1つは振動波の苦しさがあげられる。振動波に押され，鼻をつままれて閉鎖的な空間で息をすることが苦しいと感じるようである。対処法として当院で実践していることを以下に記す。

①振動波で押され気味になり，上手に安静呼吸ができない患者には何もくわえない状態でノーズクリップだけ装着し，負担にならない程度に繰り返し安静呼吸の練習をしてから本測定を行う。

②2つの振動波が搭載された機種もあり，振動波の種類を変えて測定を行ってみる。パルス波よりノイズ波のほうがソフトに圧がかかる印象があり，患者の緊張が軽減されうまくいく場合がある（報告書には振動波を変えた理由とその旨を記載する）。

③測定中，患者に合わせて「吸って，吐いて，吸って，吐いて」と声を掛けリズムを作りながら検査を行う。あくまでも患者自身の呼吸に合わせて呼吸操作を行う（報告書には呼吸操作を行った理由とその旨を記載する）。

④検査に対して検者側も，患者側もある程度「慣れ」が必要である。慣れた技師が検査を担当し，患者の安静呼吸においてほぼ安定した呼吸が得られているのに測定結果がばらつくときがある。当院ではそういう状態は「1つの所見」としてとらえ，ばらつく旨を報告書のコメント欄に記入し結果を複数報告する場合がある。高度の気流制限を有する患者は呼吸抵抗値が刻々と変化する（揺らぎが大きい，呼吸ごとのheterogeneityが存在する）のではないか，と感じている。

3.10.2　モストグラフ

● 1. 測定原理

　モストグラフは，オッシレーション法によりノイズ波やパルス波の広域周波数を用い，信号波形から呼吸自体のノイズを除去し，ほぼリアルタイムに呼吸抵抗（Rrs）および呼吸リアクタンス（Xrs）を時系列に並べることが可能である。また，それぞれの周波数特性に時間軸を加えた3D表示が可能となっており，RrsやXrsの値をカラー表示しグラデーションが付けられている。Rrsの3D画像では横軸が時間，縦軸が呼吸抵抗，奥行きが周波数を表している。緑，黄，赤，紫，紺，黒の順で高くなる。Xrsの3D画像では180度反転して表示されており手前が低周波数となり，黄，橙，赤，紫，青の順で陰性側に低下し色の変化で表現される（図3.10.17）[14]。

（1）機器の精度管理

　現在までに販売されている機種は，MostGraph-01，MostGraph-02であり，2024年1月現在は新たにMostGraph-03が販売されている。機種によって若干キャリブレーションの方法が違うため，MostGraph-01とMostGraph-03を下記に示す。

①機器のキャリブレーション

　較正（キャリブレーション）は1日1回，検査前に実施する。

・MostGraph-01

1）フローセンサーキャリブレーション

a）シリンジのホースをヘッドに接続する。

b）「スタート（フロー）」ボタンを押しキャリブレーショ

3.10 換気力学的検査

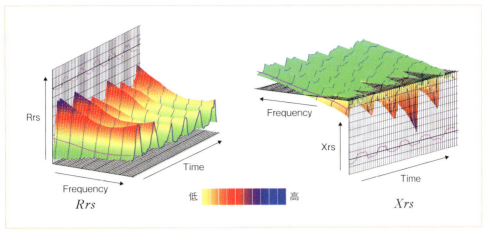

図3.10.17　3Dカラーグラフィック

チェスト株式会社：総合呼吸抵抗測定装置MostGraph-01説明資料

ンを開始する。
c) ゼロレベル検出後，測定が自動終了するまでシリンジを1.0L/s付近の速さで往復させる。
d) キャリブレーションが終了し，吸気，呼気の判定がOKの場合は保存ボタンを押す。
e) 判定がNGの場合は，再度キャリブレーションを行う。

2) 抵抗キャリブレーション
　抵抗キャリブレーションは1日1回，検査前に実施する。
a) 抵抗管をヘッドに接続する。
b) 「スタート(抵抗)」ボタンを押しキャリブレーションを開始する。
c) ゼロレベル検出後，測定が自動開始される。
d) キャリブレーションが自動終了し，判定がOKの場合は保存ボタンを押す。
e) 判定がNGの場合は，再度キャリブレーションを行う。

・MostGraph-03
1) フローチェック
a)～c)は上記MostGraph-01を参照。
d) CALチェックが終了し，吸気，呼気の判定がOKであることを確認する。
e) 判定がNGの場合はリトライするか，CALを行った後に再度CALチェックを実施する。
2) 抵抗チェック
a)～c)は上記MostGraph-01を参照。
d) CALチェックが自動終了し，判定がOKであることを確認する
e) 判定がNGの場合はリトライするか，CALを行った後に再度CALチェックを実施する。

2. 基本的な測定

a) 高さを調整した椅子に，頭を垂直に背筋を伸ばして力を入れないよう楽な姿勢で座ってもらう。装置の呼吸口にマウスピースを装着し，姿勢を変えずにくわえられる高さに調節する。
b) フィルター部分に息がかからないように被験者の口元から遠ざけ，測定画面の測定準備ボタンを押し，ゼロレベルの調整を行う。
c) 「ゼロレベル検出中」から「呼吸を始めて下さい」にメッセージが変わったら，マウスピースをくわえ，ノーズクリップを装着する。
d) 両手で頬を押さえてもらい安静呼吸をするように促す。
e) 鼻や口から息が漏れていないか，安静呼吸ができているかを測定上の画面等で確認し，安静換気を検出したことを示すメッセージが表示されれば，測定開始ボタンを押す。
f) 測定中は息漏れがないか，安静換気が行われているかを常に確認する。
g) 測定は設定に従い自動終了する。
h) 3～5回行い再現性を確認する。

　MostGraph-03においては，測定結果表示される変動係数も参照するとよい（推奨：12歳未満の小児では15%以下，成人では10%以下[15]）。

3. 測定結果の採択

　安静呼吸の客観性指標としてコヒーレンスを確認する。モストグラフの測定においてコヒーレンスのカットオフ値は0.7が妥当である[16]。

> **MEMO**
>
> **コヒーレンスとは**
> 　呼吸のフロー信号を数値化し安静呼吸の再現性を評価する指標である。コヒーレンスを高めるほど安定した安静呼吸の抽出ができる。

3章 呼吸機能検査

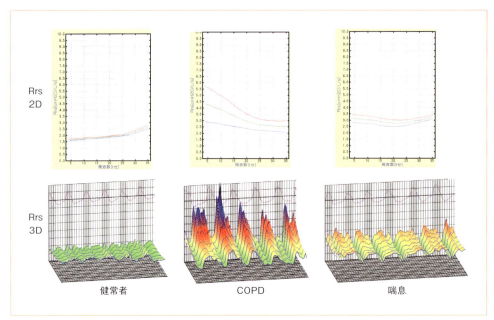

図3.10.18　典型的な症例波形：Rrs

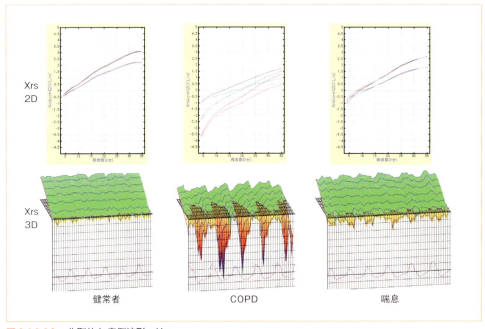

図3.10.19　典型的な症例波形：Xrs

得られた結果から以下を確認する。
①アーチファクトが混入していない結果であること。
②安定した安静呼吸ができていること。
③複数回測定した値に再現性があること。

これらの測定値よりRrsの最も低い値を採択する。これは息漏れがない限り抵抗値を低くすることが出来ないと考えるためである。

4. 基準値と結果の解釈

R5は喘息およびCOPDにおいて1秒量と中等度に相関し，気道径を反映する代表的な指標である。しかし1秒量は努力呼出で，R5は安静呼吸で測定しているためオシロメトリーはスパイロメトリーの代用とはならず，相補的に用いるべきである。

現在モストグラフで測定されるRrsおよびXrsの各指標については，正常予測式や正常値が報告されていないが，結果が2Dグラフやカラー3Dグラフィック表示されるため視覚的に把握することが可能である。健常者はRrsが低値で周波数依存性もない。一方典型的なCOPD患者では低周波領域でRrsが高く，高周波領域で低くなる周波数依存性が認められ，呼気と吸気の差が大きい。またXrsは低周波数領域（X5）で陰性方向にシフトしFresが高くなる。喘息患者では，Rrsは重症になるほど全体に高値を示すがCOPD患者よりは低く，周波数依存性は目立たない。Xrsもわずかに低周波数領域（X5）で陰性方向にシフトするがCOPD

ほどに著明な低下はみられない(図3.10.18, 図3.10.19)。近年,気道可逆性試験でオシロメトリーが有用な検査として用いられている。スパイロメトリーで改善の変化が認められない場合でも,RrsやXrsでの反応を知ることができる。呼吸機能検査ハンドブック[17]には,「欧州呼吸器学会(ERS)特別委員会での報告で,R5の40%減少,X5の50%増加,ALXの80%減少をオシロメトリーによる陽性閾値として推奨している」と明記されている。

［藤澤義久］

参考文献

1) Smith H.J, et al.: Forced oscillation technique and impulse oscillometry. Eur Respir Mon 2005; 31: 72-105.
2) Kanda S, et al.: Evaluation of respiratory impedance in asthma and COPD by an impulse oscillation system. Intern Med 2010; 49: 23-30.
3) DuBois AB, et al.: Oscillation mechanics of lungs and chest in man. J Appl Physiol 1956; 8: 587-594.
4) 平井豊博,他:IOS法による呼吸抵抗の評価.呼吸と循環,2003;51:1241-1244.
5) 黒澤 一:インパルスオシレーション法による肺メカニクス解析.呼吸,2009;28:1083-1088.
6) 黒澤 一:モストグラフの開発と応用.呼吸 2010;29:40-47.
7) 五味ヒサ子,他:健常人の呼吸抵抗測定におけるIOSとMostGraphの比較について.医学検査,2012;61:773-777.
8) Tanimura K, et al.: Comparison of two devices for respiratory impedance measurement using a forced oscillation technique: basic study using phantom models. J Physiol Sci 2014; 64: 377-382.
9) Oostveen E, et al.: The forced oscillation technique in clinical practice: methodology, recommendations and future developments. Eur Respir J 2003; 22: 1026-1041
10) 内田明美,他:オシレーション法による呼吸インピーダンス測定におけるマウスピースの影響について.医学検査,2012;61:986-990.
11) Uchida A, et al.: Influence of cheek support on respiratory impedance measured by forced oscillation technique. Springerplus 2013; 2: 342.
12) 中村俊紀,他:強制オシレーション法の測定方法による測定値への影響.アレルギー,2014;63:45-51.
13) 内田明美,他:オシレーション法における呼吸インピーダンス測定の問題点－安静呼吸の見極め－.検査と技術,2013;41:794-797.
14) チェスト株式会社:総合呼吸抵抗測定装置MostGraph-01説明資料.
15) Technical standards for respiratory oscillometry, Eur Respir J 2020; 55
16) 矢川綾子,他:モストグラフ測定時のコヒーレンスに関する検証.昭和学士誌,2015;75;641-646
17) 日本呼吸器学会肺生理専門委員会呼吸機能検査ハンドブック作成委員会(編):呼吸機能検査ハンドブック.日本呼吸器学会,東京,2021.

4章 吸入負荷試験

章目次

4.1：吸入負荷試験に必要な知識……… 114
    4.1.1　吸入負荷試験に必要な気管支喘息と慢性閉塞性肺疾患の基礎知識
    4.1.2　吸入負荷試験に必要な気管支拡張薬の分類と特徴・作用点など

4.2：吸入負荷試験の実際……………… 122
    4.2.1　気道の状態を調べる　気管支拡張薬反応性検査・気道過敏性試験
    4.2.2　気管支拡張薬反応性検査
    4.2.3　気管支拡張薬反応性検査の新たな動向
    4.2.4　実症例から学ぶ
    4.2.5　気道過敏性試験

SUMMARY

吸入負荷試験に代表される気管支拡張薬反応性検査や気道過敏性試験は，特に気管支喘息や慢性閉塞性肺疾患（COPD）の診断や評価において非常に重要である．その検査法や臨床的意義はもちろんのこと，各疾患の病態や病因，使用される薬剤やその特徴についても理解を深めておくことで，より意義のある検査が行えるものと考える．本章では，必要な知識として特に閉塞性疾患について，また気管支拡張薬の基本的な知識について触れた後，吸入負荷試験の実際について解説する．

4章 吸入負荷試験

4.1 吸入負荷試験に必要な知識

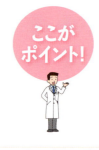

ここがポイント！

- 閉塞性換気障害の起こる部位とパターンを理解する。
- 喘息と慢性閉塞性肺疾患（COPD）の炎症の誘導には炎症細胞の相違が存在する。
- 吸入負荷試験に使用される気管支拡張薬には効果発現時間や作用点の違いがある。

4.1.1 吸入負荷試験に必要な気管支喘息と慢性閉塞性肺疾患の基礎知識

1. 吸入負荷試験と閉塞性換気障害

吸入負荷試験とは，気管支拡張薬や気道収縮薬に対する反応を測定・記録する試験である。その主な対象となる疾患は，閉塞性換気障害を呈する病態である気管支喘息や慢性閉塞性換気肺疾患（COPD）である。吸入負荷試験により，各疾患の診断や病態の把握，治療薬の選択や効果判定が確認できる。

閉塞性換気障害とは，気道に何らかの原因で閉塞・気流制限を生じる病態であり，鼻腔・咽頭・喉頭からなる上気道，気管・気管支・細気管支からなる下気道，そして肺胞の全てで起こる[1]。閉塞性換気障害と換気機能診断図について，図4.1.1に示す。例えば上気道の咽頭・喉頭にがんが発症して内腔を狭めれば上気道閉塞を起こす（図4.1.1.a）。気管支喘息では気管から細気管支に炎症が起きて気道過敏性が亢進することにより，気道を取り巻く気管平滑筋の収縮が起こり気道の空気の流れが障害される（図4.1.1.b）。また，末梢気道とよばれる内径が2mm以下の気道を牽引する肺胞の破壊によって内径の保持が障害されると，肺が過膨張となり気道や肺胞でエアートラッピングが起こり，ますます気道の閉塞が助長されてくる（図4.1.1.c）。その他，左心不全により，左室拡張末期圧（LVEDP）の上昇で左房圧が高まり肺静脈への静水圧が高まると，肺水腫を招来させ細気道が圧迫されて混合性換気障害となる（図4.1.1.d）。

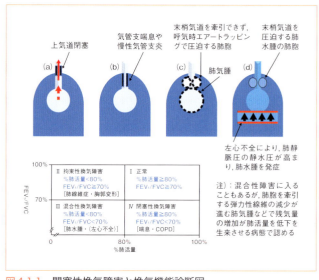

図4.1.1　閉塞性換気障害と換気機能診断図

2. 気道閉塞を起こす要因

気道閉塞を起こす要因として，(a) 管壁内の変化，(b) 管外からの圧迫，(c) 管内性病変の存在，が挙げられる（図4.1.2）[2]。管壁内の変化は，図4.1.2.aに示すように管腔が過剰の分泌物によって部分的に閉塞を起こすもので，①慢性気管支炎，②部分的閉塞は気管支拡張症，③急性には肺水腫（心原性や非心原性），④液体の吸飲後，⑤術後持続する分泌物，⑥吸入された異物による完全閉塞などがあげられる。管外からの圧迫は，図4.1.2.bで示したように，気道壁の浮腫や筋肥大による肥厚での変化であり，①喘息の発作時にみられる気管支平滑筋の収縮，②気管支炎，喘

用語　慢性閉塞性換気肺疾患（chronic obstructive pulmonary disease；COPD），左室拡張末期圧（left ventricular end-diastolic pressure；LVEDP）

4.1 | 吸入負荷試験に必要な知識

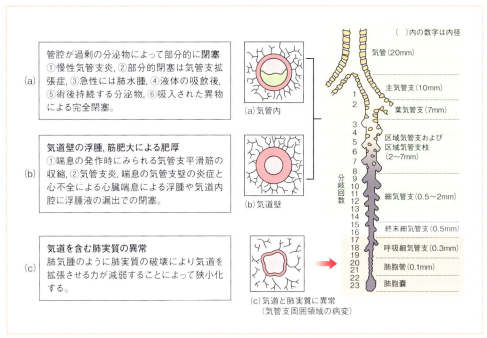

図4.1.2　気道閉塞を起こす要因

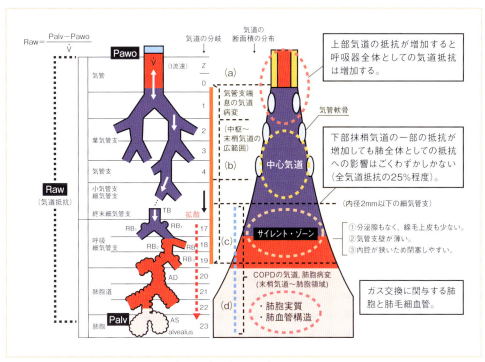

図4.1.3　解剖学的死腔と呼吸部での気道・肺胞病変の局在

息の気管支壁の炎症と，心不全から来る心臓喘息による浮腫や気道内腔に浮腫液が漏出することでの閉塞などである。管内性病変は図4.1.2.cのように，気道を含む肺実質の異常で，肺気腫のように肺実質の破壊によって気道を拡張させる力が減弱することによって狭小化することである。

● 3. 気道部位にみる閉塞性換気障害

図4.1.3に気道分岐を二分する，解剖学的死腔と呼吸部での気道・肺胞病変の局在を示す。

まず，図4.1.3.aの上気道部では反回神経麻痺，悪性腫瘍などの疾患があり，フローボリューム曲線の吸気・呼気ループを測定することにより，診断の補助として有用性を発揮する。次に図4.1.3.bの主気管支〜小気管支は，慢性気管支炎，気管支喘息，気管支軟化症などの疾患の病変部位となる。そして，図4.1.3.cの領域の下気道の細気管支，サイレント・ゾーンとよばれる内径2mm以下の細気管支は，次に示す3つの特徴がある。①分泌腺もなく線毛上皮も少ない，②気管支壁が薄い，③内腔が狭いため閉塞しやすい。そしてこの部位は，下部末梢気道の一部の抵抗が増加しても肺全体としての抵抗への影響はごくわずかしかない（全気道抵抗の25％程度）。それゆえこの部位は病変が

115

大きくなってはじめて息切れなどが認められるので、サイレント・ゾーンとよばれる。気管支喘息は、前述した比較的太い中枢気道の炎症も招来するが、この細気管支領域の炎症も含め閉塞性換気障害を助長する。最後の図4.1.3.dの領域はガス交換に関与する肺胞と肺毛細血管が占めており、肺胞の破壊が特徴的な肺気腫や、肺間質の線維化が特徴的な間質性肺炎がある[3]。

4. 気管支喘息とCOPD

気管支喘息、COPDともに慢性炎症により気流制限を来す疾患であるが、炎症の起こり方やメカニズムに違いがある。

(1) 疾患概念

気管支喘息は、「気道の慢性炎症を本態とし、変動性を持った気道狭窄による喘鳴、呼吸困難、胸苦しさや咳などの臨床症状で特徴付けられる疾患」と定義される[4]。気道炎症には、好酸球、リンパ球、マスト細胞、好中球などの炎症細胞に加え、気道上皮細胞、線維芽細胞、気道平滑筋細胞などの気道構成細胞、種々の液性因子が関与する。生じた気流制限は自然に、あるいは治療により可逆性を示すが、気道炎症が持続すると気道粘膜の障害とそれに引き続く気道構造の変化（リモデリング）を誘導し、非可逆性の気流制限をもたらす。

一方、COPDは、「タバコ煙を主とする有害物質を長期に吸入暴露することなどにより生ずる肺疾患であり、呼吸機能検査で気流閉塞を示す。気流閉塞は末梢気道病変と気腫性病変がさまざまな割合で複合的に関与し起こる。臨床的には徐々に進行する労作時の呼吸困難や慢性の咳・痰を示すが、これらの症状に乏しいこともある」と定義される[5]。気道や肺の炎症が慢性的に増強され、炎症には好中球、マクロファージ、リンパ球などが関与する。気流閉塞には、炎症による末梢気道壁の肥厚や線維化、肺胞破壊による肺弾性収縮圧の減少、末梢気道への肺胞接着の消失による易虚脱性、気道内の粘液や分泌物の貯留、気道平滑筋の収縮が関与する[6]。なお、COPDの成立には炎症だけでなく非炎症性機転もあるという概念が重視され、定義には肺の炎症に特定しない。

(2) 病態生理

気管支喘息の病態では、特に気道炎症が重要である[4]。喘息の気道炎症の基本メカニズムを図4.1.4に示す。基礎病態は、主として2型免疫反応が関与する気道の慢性炎症であり、アレルギー性炎症とも呼ばれる[7]。喘息の代表的な病型として、ダニや花粉などアレルゲン感作を介する「アトピー型喘息」と、アレルゲン感作を介さない「非ア

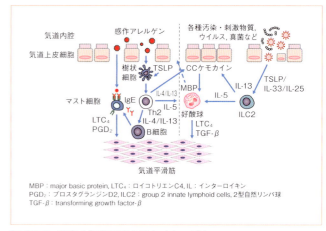

図4.1.4　喘息の気道炎症の基本メカニズム
（日本喘息学会，「喘息診療実践ガイドライン」2023, 2, 協和企画より引用）

トピー型喘息」が挙げられる。

アトピー型喘息では、原因となるアレルゲンの曝露により樹状細胞を介してTh2細胞の活性化を誘導し、また気道への組織集積を増強する。Tリンパ球（Th2型CD4+細胞）から産生される2型サイトカイン（IL-4, IL-5, IL-13）は、それぞれB細胞や好酸球に作用する。IL-4, IL-13は、B細胞に作用して特異的IgE抗体の産生を誘導する。産生された特異的IgE抗体を介しマスト細胞が活性化され、システイニル・ロイコトリエン（CysLT）やプロスタグランジンD2（PGD_2）を産生し、気道平滑筋を収縮させる。IL-5は、好酸球の分化や成熟、生存延長、エフェクター機能の発現に関与する。好酸球は、マスト細胞と同様にCysLTを産生して気道平滑筋を収縮させるだけでなく、major basic protein（MBP）などの特異顆粒タンパクを放出して気道上皮を傷害し、気道過敏性を亢進させる。

マスト細胞ならびに好酸球は、transforming growth factor-β（TGF-β）などを放出して、基底膜下層肥厚や平滑筋肥厚などの気道リモデリング形成に寄与する[7]。

非アトピー型喘息では、2型自然リンパ球（ILC2）が関与している。感作アレルゲンとは異なる環境因子などの刺激によって、気道上皮細胞などから遊離されるthymic stromal lymphopoietin（TSLP）やIL-33, IL-25によりILC2は活性化され、IL-5, IL-13を産生して好酸球性炎症を誘導する[7]。

気道炎症は、喘息を特徴づける変動性の気流制限の原因と考えられている。気流制限は気道系の狭小化に起因し、主として（1）気道平滑筋の収縮、（2）気道の浮腫、（3）気道粘液の分泌亢進、（4）気道リモデリング、の4つの機序が知られている[4]。気管支喘息の病態によって引き起こされる解剖学的変化を図4.1.5に示す。

気道平滑筋の収縮は、アレルゲン曝露のみならず、冷気、煙、化学物質、気象変化などの外因性刺激、また運動や心理的ストレスなどの内因性刺激により、各炎症メディエーターの遊離を促進したり、迷走神経反射あるいは軸索反射

4.1 | 吸入負荷試験に必要な知識

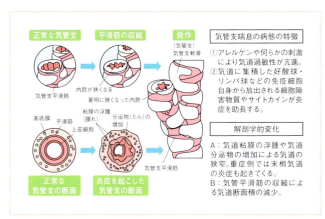

図4.1.5 気管支喘息の病態によって引き起こされる解剖学的変化

を介してアセチルコリン，神経ペプチドの遊離により起こる[4]。

気道の浮腫は，炎症細胞から放出される各種メディエーターにより血管透過性が亢進され，血漿成分が漏出することで起こる。また，気道粘液の分泌亢進により主成分であるムチンと血症タンパク質が一塊となり，高粘調度の粘液栓を形成し，窒息の原因となる場合もある。気道リモデリングは，炎症の持続によって杯細胞・粘液下腺の過形成，上皮下繊維増生，平滑筋肥大が起こり，気道壁の肥厚を生じる（図4.1.6）。

COPDでは，タバコ煙や大気中の汚染物質などの刺激により，気道，肺胞，肺血管に病変がみられる。

COPDの炎症には好中球，マクロファージ，Tリンパ球（Tc1型CD8+細胞）などが関与し，上皮細胞をはじめとする肺構築細胞とともにケモカインやサイトカイン(IL-8，TNF-α，LTB4など)を産生して炎症反応を増強させる。また，プロテアーゼやオキシダントなどを放出して気道や肺を傷害する（図4.1.7）。

COPDにおける気流制限には，末梢気道病変と気腫性病変がさまざまな割合で複合的に作用して生じる。末梢気道病変では，炎症細胞浸潤による気道壁の炎症および壁の線維化が生じ，喀痰などの内腔滲出物の貯留と相まって気流閉塞を来す。一方，気腫性病変は，末梢気道への肺胞接着の消失(loss of attachments)や肺の弾性力低下をもたらして気流閉塞の原因となる[5]。また，肺胞領域では肺胞壁の破壊やそれに伴う肺毛細血管床の減少により，重篤な酸素化障害が招来される（ガス交換障害）。加えて，肺胞破壊による末梢気道壁の易虚脱性が高まるために，呼気時のair trappingを引き起こす。

COPD患者における労作時呼吸困難の原因として，気流閉塞に加え，動的肺過膨張が挙げられる。COPD患者では，呼気時の気道抵抗の増加および肺の弾性収縮力の減少により，安静時でもair trappingが生じて肺が過膨張になるが，労作時にはair trappingがより顕著になる[5]。肺過膨張により残気量(RV)は増加し，最大吸気量(IC)は減少する。一般に，労作時は換気量維持のために呼吸数は増加するが，吸気量に対して呼気量が少ないために呼気終末肺気量(EELV)が一過性に増加し，動的肺過膨張が生じるために呼吸困難や運動耐容能低下の原因になる。

さらに，有害物質の刺激により，杯細胞の過形成と気管支粘膜下腺の増生が生じて粘液が過分泌され，同様に気流閉塞に寄与する。気流閉塞，低酸素血症が進行すると，それに伴い肺高血圧症を引き起こし，右室の拡張や壁肥厚（右心不全）を生じる。COPDにおける末梢気道の病理像を図4.1.8に示す。

(3) 病因

気管支喘息は，複数の個体要因と環境要因との相互作用の結果として発症し，その表現型はきわめて多彩である[4]。

個体要因としては，①家族歴および遺伝的要因，②性差，③アレルギー素因，④早産児・低出生体重児，⑤肥満，⑥

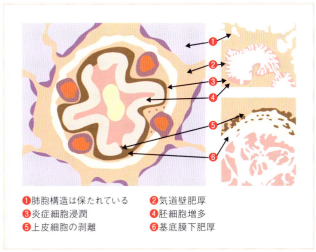

図4.1.6 気管支喘息の病理像

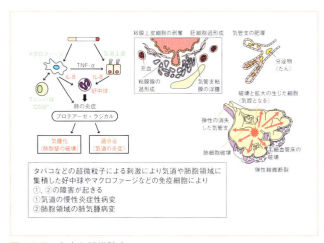

図4.1.7 炎症と組織障害

用語　残気量(residual volume；RV)，最大吸気量(inspiratory capacity；IC)，呼気終末肺気量(end-expiratory lung volume；EELV)

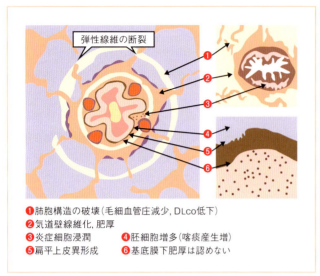

図4.1.8　COPDにおける末梢気道の病理像

❶肺胞構造の破壊（毛細血管庄減少, DLco低下）
❷気道壁線維化, 肥厚
❸炎症細胞浸潤
❹胚細胞増多（喀痰産生増）
❺扁平上皮異形成
❻基底膜下肥厚は認めない

気道過敏性, 環境要因としては, ①アレルゲン曝露, ②呼吸器感染症, ③喫煙, ④大気汚染, ⑤鼻炎, ⑥食物, がそれぞれあげられる。

一方, COPDの病因として, ①炎症細胞と炎症メディエーター, ②プロテアーゼ・アンチプロテアーゼ不均衡説, ③オキシダント・アンチオキシダント仮説, ④アポトーシスの関与, ⑤肺の発育障害, があげられる[5]。また, COPDには喫煙以外の要因があるとされている。そこで, GOLD2023では, さまざまな要因をもとにした新たなCOPDの病型分類が提案された。①α-1アンチトリプシン欠損症などの遺伝的な要因によって発症する遺伝性COPD（COPD-G）, ②早期産や低出生体重などの出生時イベントなどの肺の成長異常によるCOPD（COPD-D）, ③環境に関連するCOPDとして喫煙, 受動喫煙, 電子タバコ, 大麻などによる喫煙関連COPD（COPD-C）および④室内および大気中の汚染物質や火災および職業関連曝露によるバイオマス・大気汚染関連COPD（COPD-P）, ⑤小児期の感染や結核やHIVによる感染関連COPD（COPD-I）, ⑥特に幼少期の喘息が影響した喘息が併存するCOPD（COPD-A）, そして⑦原因不明のCOPD（COPD-U）の7つの病型である。分類が統一されることにより, COPDの疫学的な研究の進展が期待される。

(4) 呼吸機能検査における比較

気管支喘息とCOPDにおける呼吸機能検査の比較を表4.1.1に示す。

ここでは, 特にスパイロメトリーと気道可逆性について述べるが, 気管支喘息では, 一般に状態によりFEV₁は経時的に変化するため, 寛解期や治療奏功時には正常の場合があることに注意する[4]。気道可逆性では, 一般に気管支喘息では変化が大きく, COPDでは変化しないないしは小さいとされるが, 気道可逆性の有無や程度のみでは診断は行えず, また否定することもできない。

表4.1.1　気管支喘息とCOPDにおける呼吸機能検査の比較

	気管支喘息	COPD
スパイロメトリー	経時的に変化	FEV₁/FVC＜70%
気道可逆性	正常化（FEV₁%≧70） or 変化が大きい	正常化しない or 変化が小さい
気道過敏性	亢進	やや亢進
FeNO	上昇	正常
呼吸抵抗	やや高値	高値
肺拡散能	低下しない	低下

検査室ノート　酸化ストレスとプロテアーゼ・アンチプロテアーゼ不均等説

喫煙により気道や肺胞に到達した酸化ストレスであるオキシダントは, 肺胞上皮細胞や弾性線維を障害して肺胞壁を破壊していく。またオキシダントはマクロファージや好中球を刺激・遊走して, プロテアーゼやオキシダントが産生されて炎症が継続される。オキシダントはアンチオキシダントやアンチプロテアーゼを不活化して炎症が増強される（図

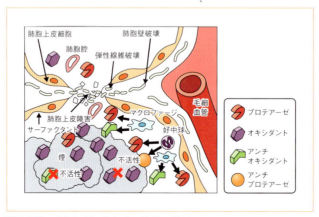

図4.1.9　オキシダントによる肺胞の破壊

4.1.9)。これらの現象についてもう少し補足すると，図4.1.10に示すような関係となる。喫煙中のオキシダントはアンチオキシダントより優位となり肺胞上皮細胞を破壊し，その刺激はマクロファージや好中球を活性化してプロテアーゼの産生がアンチプロテアーゼを上回ることにより，今度は肺弾性組織が破壊

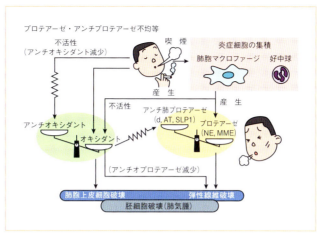

図4.1.10 喫煙から肺胞破壊へ至る過程
α1AT: α1antitrypsin, SLPI: secretory leukocyte inhibitor, NE: neutrophil elastase, MME: macrophage metalloelastase

され，この2つの破壊により肺組織破壊，最終的には肺気腫が成立する。以上がプロテアーゼ・アンチプロテアーゼ不均等説による喫煙から肺組織破壊へ至る過程である[6]。

以上，気道閉塞の種類やその局在と代表的な閉塞性換気障害であるCOPDと気管支喘息の病因や病態について述べた。次項からは吸入試験の基礎知識としての気管支拡張薬の分類と特徴，作用点，各種刺激による収縮機序について解説する。

4.1.2 吸入負荷試験に必要な気管支拡張薬の分類と特徴・作用点など

● 1. 気管支拡張薬の分類と主作用

表4.1.2に気管支拡張薬の分類と主な特徴を示す。気管支拡張薬反応性検査には，この表の短時間作用型（SABA）の吸入薬が用いられる。β_2刺激薬では，プロカテノール（メプチン）や，サルブタモール（サルタノール），抗コリン薬ではイプラトロピウム（アトロベント），オキシトロピウム（テルシガン）などが用いられる。表からわかるように，吸入後の効果発現時間はβ_2刺激薬投与で5分以内に効果が現れ，20分ほどで反応効果が得られる。抗コリン薬では30〜45分必要とされる。代表的な副作用や作用部位など十分な認識が必要である。

現在では，各種類を配合したLAMA/LABA配合薬（チオトロピウム臭化物水和物・オロダテロール塩酸塩：スピオルト，インダカテロールマレイン酸塩・グリコピロニウム臭化物：ウルティブロなど）や吸入ステロイド薬（ICS）を配

表4.1.2 気管支拡張薬の分類と主な特徴

	β_2刺激薬		抗コリン薬		テオフィリン徐放薬[※2]
	短時間作用型（SABA）	長時間作用型（LABA）	短時間作用型（SAMA）	長時間作用型（LAMA）	
主な薬剤	プロカテロール（メプチン）サルブタモール（サルタノール）	インダカテロール（オンブレス）ホルモテロール（オーキシス）	イプラトロピウム（アトロベント）オキシトロピウム（テルシガン）	チオトロピウム（スピリーバ）	ユニフィルLAテオドールテオロング
作用部位[※1]	中枢〜末梢気道		比較的中枢気道		中枢〜末梢気道
主作用	気管支拡張作用 AC活性によるc-AMP濃度上昇		気管支収縮抑制作用 Achの競合的拮抗		気管支拡張作用 PDE阻害によるc-AMP濃度上昇（抗炎症作用あり）
効果発現	早い（5分以内）	緩徐（30分〜数時間）	緩徐（30分〜数時間）		緩徐
代表的な副作用	振戦 心悸亢進（動悸）		口渇 排尿障害 眼圧上昇		悪心・嘔気 不眠

※1：作用部位の違いは受容体の分布の違いによる　　※2：低用量が推奨される
SABA：Short Acting β_2 Agonist　短時間作用型β_2刺激薬　　LABA：Long Acting β_2 Agonist　長時間作用型β_2刺激薬　　AC：アデニレート・シクラーゼ　　Ach：アセチルコリン

4章 吸入負荷試験

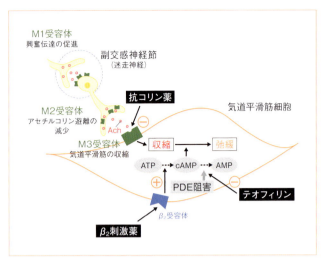

図4.1.11　気管支拡張薬の作用

合したLABA/ICS配合薬（サルメテロールキシナホ酸塩/フルチカゾンプロピオン酸エステル：アドエア，フルチカゾンプロピオン酸エステル/ホルモテロールフマル酸塩水和物：フルティフォームなど），LAMA/LABA/ICS配合薬（グリコピロニウム臭化物（LAMA）/ホルモテロールフマル酸塩水和物（LABA）/ブデソニド（ICS）：ビレーズトリ，ウメクリジニウム臭化物（LAMA）/ビランテロールトリフェニル酢酸塩（LABA）/フルチカゾンフランカルボン酸エステル（ICS）：テリルジーなど）が治療で用いられている。

● 2. 気管支拡張薬の特徴・作用点

(1) β_2刺激薬

気道平滑筋上のβ_2受容体を刺激することにより，細胞内のサイクリックAMP濃度を上昇させ，平滑筋の弛緩をもたらし，種々の刺激による気管支収縮に拮抗する。

(2) 抗コリン薬

ヒト気道のムスカリン受容体は主にM₁受容体とM₃受容体であり，健常者の正常な気管支でもコリン作動性の神経活動による多少の緊張が働いており，気道は狭くなっている。比較的太い気道の平滑筋にはM₃受容体が，また，末梢気道の平滑筋にはM₁受容体とM₃受容体が分布しており，吸入抗コリン薬には主にM₃受容体を遮断する。長時間作用型の吸入抗コリン薬（LAMA）により，気道抵抗や残気量も低下して，肺胞系のコンプライアンスも効果的に改善してくると考えられる。

(3) テオフィリン

テオフィリンの作用機序は，非特異的なホスホジエステラーゼ（PDE）阻害，および，アデノシン受容体拮抗である。これらの相互作用により，気管支の拡張効果が生じる。また，テオフィリンには抗炎症作用，呼吸中枢刺激作用，肺血管拡張作用，横隔膜・呼吸筋の収縮力増強作用，粘液繊毛輸送促進作用などがある。気管支拡張作用は前述した2つの吸入薬に比較して弱い。以上3つの薬剤の作用機序を図4.1.11に示す。

● 3. 気道平滑筋の収縮機序

前述したように，喘息では活性化したマスト細胞や好酸球から放出されたヒスタミンやCysLT，PGD₂などにより，気道平滑筋を収縮させる。また，副交感神経の末端から放出されるアセチルコリンはムスカリン受容体（M3）と反応し，気道収縮を生じる。また，メタコリン，カルバコールもこの受容体と反応する（図4.1.12）。

収縮性に作用する受容体と結合する物質を外部から与えることにより過敏性を，拡張性に作用する受容体（β_2）を刺激することにより可逆性を評価できる[8]。以上が，気道平滑筋と各種刺激に対する収縮機序と吸入試験の基本原理である。

● 4. COPDと喘息の特徴を合併した病態：喘息とCOPDのオーバーラップ（ACO）

COPDは，体動時の呼吸困難と気流閉塞が，気管支喘息では喘鳴や発作性の呼吸困難を認め，気道可逆性がみられ

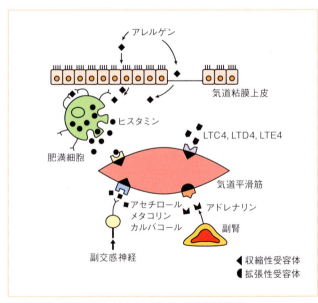

図4.1.12　各種刺激に対する気道平滑筋の収縮機序
（前田裕二：気管支喘息に対する検査；JOURNAL OF CLINICAL REHABILITATION vol (10)：p953, 1995を参考に作成）

用語　短時間作用型β_2刺激薬（short acting beta2 agonist；SABA），吸入ステロイド薬（inhaled corticosteroid；ICS），ホスホジエステラーゼ（Phosphodiesterase；PDE），喘息とCOPDのオーバーラップ（asthma and COPD overlap；ACO）

表 4.1.3　ACO の診断手順

基本的事項
40歳以上，慢性気流閉塞：気管支拡張薬吸入後1秒率（FEV₁/FVC）が70%未満

【COPDの特徴】 1，2，3の1項目	【喘息の特徴】 1，2，3の2項目あるいは1，2，3のいずれか1項目と4の2項目以上
1. 喫煙歴（10pack-years以上）あるいは同程度の大気汚染曝露	1. 変動性（日打，日々，季節）あるいは発作性の呼吸器症状（咳，痰，呼吸困難）
2. 胸部CTにおける気腫性変化を示す低吸収領域の存在	2. 40歳以前の喘息の既往
3. 肺拡散能障害（%DLco＜80%あるいは%DLco/VA＜80%）	3. 呼気中一酸化窒素濃度（FeNO）＞35ppb
	4-1）通年性アレルギー性鼻炎の合併 　-2）気道可逆性（FEV₁＞12%かつ＞200mLの変化） 　-3）末梢血好酸球＞5%あるいは＞300/μL 　-4）IgE高値（総IgEあるいは通年性吸入抗原に対する特異的IgE）

1. ACOの診断は，COPDの特徴の1項目＋喘息の特徴の1，2，3の2項目あるいは1，2，3のいずれか1項目と4の2項目以上。
2. COPDの特徴のみあてはまる場合はCOPD，喘息の特徴のみあてはまる場合は喘息（リモデリングのある）と診断する。
3. ACOを診断する際に喘息の特徴を確定できない場合，喘息の特徴の有無について経過を追って観察することが重要である。
4. 通年性吸入抗原はハウスダスト，ダニ，カビ，動物の鱗屑，羽毛など，季節性吸入抗原は樹木花粉，植物花粉，雑草花粉など，である。

【参考1】胸部単純X線などで識別を要する疾患（びまん性汎細気管支炎，先天性副鼻腔気管支症候群，閉塞性汎細気管支炎，気管支拡張症，肺結核，塵肺症，リンパ脈管筋腫症，うっ血性心不全，間質性肺疾患，肺癌）を否定する。
【参考2】咳・痰・呼吸困難などの呼吸器症状は，喘息は変動性（日内，日々，季節）あるいは発作性，COPDは慢性・持続性である。

（日本呼吸器学会 喘息とCOPDのオーバーラップ（Asthma and COPD Overlap：ACO）診断と治療の手引き2018作成委員会（編）：喘息とCOPDのオーバーラップ（Asthma and COPD Overlap：ACO）診断と治療の手引き2018，メディカルレビュー社，2017より引用）

ることを特徴とするが，以前より両者の特徴を示す症例の存在が指摘されていた。このような病態を今日では，喘息とCOPDのオーバーラップ（Asthma and COPD Overlap：ACO）と呼び，「慢性の気流閉塞を示し，喘息とCOPDのそれぞれの特徴を有する疾患」と定義している[6]。ACOは，2014年に喘息の国際指針であるGINAとCOPDの国際指針であるGOLDの共同委員会においてこの概念が提唱された。本邦では，その診断基準が定められている(表4.1.3)。

● 5. 気管支拡張薬吸入時の注意点

吸入デバイスには，pMDI（加圧噴霧式定量吸入器），SMI（ソフトミスト吸入器），DPI（ドライパウダー製剤定量吸入器）がある。それぞれ操作性や吸入の仕方が異なり，適切な吸入手技が成されない場合，期待される薬効が得られないことがある。気管支拡張薬反応性試験では，pMDIが用いられることがほとんどなため，pMDIの特徴について述べる。

pMDIは，操作手順が単純であるものの，薬剤噴射と吸入のタイミングを同調させる必要がある。そのため，小児や高齢者では必要に応じて吸入スペーサーの併用が必要となる。pMDI製剤の粒子径は比較的小さく，ミスト状の薬剤が噴霧されるため[9,10]，吸気が弱い，また喘息増悪時にも吸入が可能である。吸入時には，①背筋を伸ばして十分に息を吐かせる，②舌を下げ，喉の奥を拡げさせ，顎と吸入器の後ろを少し上げさせる，③吸入口を軽く咥えて口角に隙間を作り，隙間から噴射と同時に空気も吸い込ませる，④ゆっくり大きく吸入させる，⑤口からデバイスを外して約5秒間息止めさせる，⑥うがいをさせる（口の中3回，喉の奥3回ずつ），が吸入操作のポイントである[7]。

気管支拡張薬反応性試験において，患者に気管支拡張薬を吸入させる際は，あらかじめ臨床と相談しておくことが望ましい。

［澤田裕也］

📖 参考文献

1) 鈴木範孝：換気障害ごとの病態の理解，COPDと気管支喘息の末梢気道病理像．看護技術．2015；61(4)：45-47．
2) 堀江孝至（訳）：呼吸の病態生理．65．医学書院．東京．1981．
3) 笹本 浩．山林 一：BREATHING ILLUSTRATED（目で見る呼吸）．6-7．武田薬品工業．1978．
4) 日本アレルギー学会喘息ガイドライン専門部会『喘息予防・管理ガイドライン2021』作成委員．喘息予防・管理ガイドライン2021．協和企画．東京．2021．
5) 日本呼吸器学会COPDガイドライン第6版作成委員会（編）．COPD（慢性閉塞性肺疾患）診断と治療のためのガイドライン第6版2022．東京：メディカルレビュー社：2022．
6) 日本呼吸器学会　肺生理専門委員会　呼吸機能検査ハンドブック作成委員会：呼吸機能検査ハンドブック．2021
7) 日本喘息学会．喘息診療実践ガイドライン2023．協和企画．東京．2023．
8) 前田裕二：気管支喘息に対する検査．JOURNAL OF CLINICAL REHABILITATION．1995；10：953．
9) Hira D, koide H, Nakamura S, et al. Assessment of inhalation flow patterns of soft mist inhaler co-prescribed with dry powder inhaler using inspiratory flow meter for multi inhalation devices. PLos One. 2018; 13: e0193082.
10) Mahler DA, Ludwig-Sengpiel A, Ferguson GT, et al. TRONARTO: A randomized, placebo-controlled study of tiotropium/olodaterol delivered via soft mist inhaler in COPD patients stratified by peak inspiratory flow. Int J Chron Obstruct Pulmon Dis. 2021: 16 2455-65.

4.2 吸入負荷試験の実際

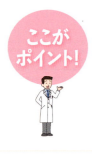

ここがポイント！
- 吸入負荷試験の種類とフローチャート，注意点を理解する。
- 気管支喘息やCOPDの気道収縮と拡張のメカニズムを理解する。
- 吸入負荷試験には，検査当日や最大48時間前から中止する薬剤がある。
- 吸入負荷試験の実践にあたっては，留意しておきたい注意点，限界がある。

4.2.1 気道の状態を調べる気管支拡張薬反応性検査・気道過敏性試験

1. 吸入負荷試験のフローチャートと注意点

まず，スパイロメトリーにてFEV_1/FVCを測定する（所要時間15～30分）。$FEV_1/FVC<70\%$の場合，気管支拡張薬反応性検査（気管支拡張薬吸入後スパイロメトリー実施）を実施（所要時間30分）。また，$FEV_1/FVC\geq70\%$の場合，気道過敏性試験（標準法：気管支収縮物質を吸入し，スパイロメトリー実施）を実施（所要時間30分）。アストグラフがある施設では気道過敏性試験（アストグラフ法：気管支収縮物質を吸入しながら連続して呼吸抵抗を測定）を行う（所要時間15分）（図4.2.1）。以上が吸入負荷試験の一般的なフローチャートである。

次に，可逆性の判定や注意点について解説する。気管支喘息の気流制限は，自然経過もしくは薬剤治療により正常化することが特徴的である。喘息診断のためには，気流制限の可逆性・変動性を見出すことが重要である。気管支拡張薬反応性検査は，気流制限が改善するかどうかを見極めるもので，喘息が疑われ，FEV_1が低下していた場合行わ

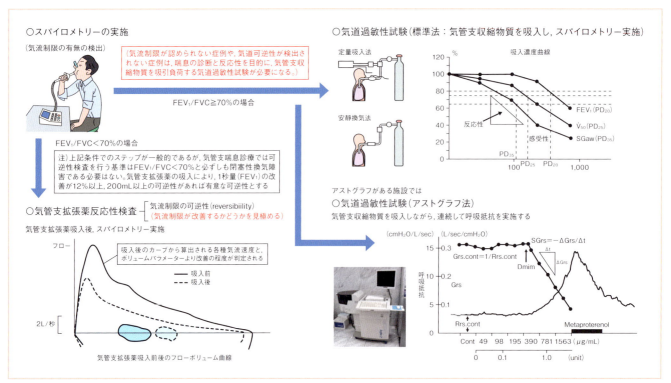

図4.2.1 吸入負荷試験のフローチャート

れるが，気管支喘息の診療において本検査を行う基準は，$FEV_1/FVC<70\%$と，必ずしも閉塞性換気障害である必要はない。日常診療では，短時間作動型の気管支拡張吸入薬を使用し，吸入前後でのFEV_1の変化をみる。一般的に吸入後のFEV_1の値から吸入前のFEV_1の値を差し引き，改善率（＝Δ吸入前後FEV_1／吸入前のFEV_1×100）が12％以上で，かつ改善量（＝Δ吸入前後FEV_1）が200mL以上であるとき，有意な可逆性があると判断する。β_2作用型気管支拡張吸入薬の場合，その最大効果発現時間は15〜30分であり，抗コリン作用型の吸入薬の場合の最大効果発現時間は45〜60分であるので，吸入後の測定時間は，それぞれの薬剤の特徴にあわせて行う。気道可逆性の評価で注意すべき点は，検査時に有意な可逆性を必ずしも示すわけではなく，複数回検査を行うことではじめて有意な可逆性が示される場合もある点である。したがって，1回の可逆性検査で有意な可逆性がないとしても，気管支喘息を除外することはできず，あらためて検査を行うか，ピークフローモニタリング（気流制限変動の有無の確認），気道過敏性試験やFeNO，末梢血好酸球数や喀痰好酸球検査などが考慮される。

その一方で，気管支拡張薬吸入を行ってもなお閉塞性換気障害（$FEV_1/FVC<70\%$）がみられる場合，COPDをはじめとした慢性閉塞性肺疾患との鑑別が重要となってくる。気流制限の可逆性は，病態によっては，ステロイド投与により明らかになることもある。また，この気管支拡張薬反応性検査は，気管支拡張薬選択にあたってその治療効果を判断するためにも有用となる。

4.2.2 気管支拡張薬反応性検査

1. 気管支拡張薬反応性検査とは

気管支拡張薬（β_2刺激薬または抗コリン薬）を吸入し，気管支拡張薬に対する気管支の反応を測定・記録する検査である。気管支拡張薬吸入前・吸入後で，スパイログラムを測定し，気管支拡張薬に対する気道の可逆性の有無を評価する。

2. 気管支拡張薬反応性検査の目的と適応

(1) 目　的

気道閉塞性病変の可逆性の反応がどの程度あるのか，気管支拡張薬を用いて検討する。検査結果から，COPDや気管支喘息などの病態の把握，治療薬の選択や治療効果が確認できる。この検査の適応と相対禁忌については表4.2.1にまとめた。また，気管支拡張薬に対する反応をみるためには，検査前の気管支拡張薬の投与を中止する必要がある。

(2) 検査前の準備①（各種薬剤の中止事項）

気管支拡張薬反応性検査を実施する患者は，日常的に気管支拡張薬を服用または吸入している場合が多いので，使用薬剤に応じた休薬時間を満たしていることを確認する。薬のパンフレットなどを準備し確認するのがよい。本検査は，できる限りそれ以前に使用した気管支拡張薬の効果がない状態で行うべきである。表4.2.2に，中止することが望ましい薬剤と休薬時間を示す。

(3) 検査前の準備②（検査に対する同意と説明）

患者への説明の一例を以下に述べる。

「この検査は，気道（肺の空気の通り道）を広げる薬を2回深呼吸するように吸入していただいて，その効果をみる検査です。吸入していただく薬は気管支拡張薬です。吸入スペーサーを使って肺の奥まで吸入します。ほとんどの方には重篤な副作用はありませんが，脈拍が速くなるなど，いつもと違った感じがあれば教えて下さい。薬を吸入する前と，薬を吸入していただいてから10分後，15分後，20分後，30分後に全力で一気に息を吐き出す検査をします。吸入前と比較して一番多く息を吐き出せたときのデータから気道可逆性の有無を判定します」。

なお，吸入の方法や吸入後の測定時間については，ネブライザーを使用し15分後に測定するなど，各施設での方法による。また，pMDIを使用した吸入方法のポイントを図4.2.2に示す[1]。

表4.2.1　気管支拡張薬反応性検査の適応と相対禁忌

適応	相対禁忌として重要なこと
①喘鳴を伴った発作性の呼吸困難が繰り返し生じる。 ②夜間咳や呼吸困難で覚醒することがしばしばある。 ③風邪をひいたときにはいつも回復まで10日以上かかり，呼吸困難や喘鳴を自覚する。 ④冷気吸入時あるいは運動にて呼吸困難を感じる。 ⑤喘息の治療薬で呼吸困難が消失する。 ⑥投与予定があるか，または投与中の気管支拡張薬がどの程度有効に効果を発揮するのか知りたいとき。 ⑦閉塞性肺疾患を有する患者が急性の気道攣縮を来したときに，気管支拡張薬の投与が効果的に改善方向となっているのか確認したいとき。	①検査に使用する気管支拡張薬に対して，副作用を予測し得る場合。 ②心循環動態が不安定で，重症な不整脈，著明な頻脈，明らかな高血圧を認め，気管支拡張薬の投与で増悪が予想される場合。

表4.2.2 気管支拡張薬反応性検査前に中止することが望ましい薬剤と休薬時間

薬剤			休薬時間
β₂刺激薬	吸入（短時間作用型）		8時間
	吸入（長時間作用型）	1日2回	18時間以上（24時間が望ましい）
		1日1回	36時間以上（48時間が望ましい）
	内服		24時間
	貼付		24時間
抗コリン薬	吸入（短時間作用型）		8時間以上（12時間が望ましい）
	吸入（長時間作用型）		36時間以上（48時間が望ましい）
キサンチン製剤	内服	1日2回	24時間
		1日1回	48時間
	（点滴）静注		8時間
ステロイド薬	吸入	1日2回	12時間
		1日1回	24時間
	内服，注射		24時間
ロイコトリエン受容体拮抗薬	内服		48時間
抗アレルギー薬	内服	1日2回	24時間
		1日1回	48時間
	吸入		12時間

原則として，気道可逆性に影響する薬剤はあらかじめ検査前に中止する。薬剤により作用持続時間が異なるため，薬剤ごとに中止時期が異なることに注意する。

（日本アレルギー学会喘息ガイドライン専門部会委員会（監）：喘息予防・管理ガイドライン2021，協和企画，2021より）

● **3. 使用機器，測定パラメーター・薬剤など**

(1) 使用機器・機材

スパイロメーター，気管支拡張薬吸入補助器具（例：各種スペーサー）。

(2) 測定パラメーター

FEV_1，対標準FEV_1（$\%FEV_1$）。

(3) 判定基準：気管支拡張薬投与前後のFEV_1の改善率および改善量

改善率（%）：（吸入後のFEV_1－吸入前のFEV_1）／吸入前のFEV_1 × 100

改善量（mL）：吸入後のFEV_1－吸入前のFEV_1

FEV_1が12%かつ200mL以上増加すれば気管支拡張薬反応性（気道可逆性）ありとする。

使用薬剤，その投与量，吸入法については報告書に記載することとしている。

● **4. 臨床的意義と注意点，限界など**

前述したが，有意な気道可逆性のみを根拠に喘息と診断することはできない。また，有意な気道可逆性がなくても，喘息を除外することはできない[2]。加えて，COPDの診断に際しても，気道可逆性の有無や程度は問わない[3]。

小児の場合も同様に，FEV_1の改善量200mL以上，かつ$\%FEV_1$の改善率12%以上で気道可逆性ありと判定されるが，改善率10%をカットオフとするほうが，より臨床的な状態を反省しているとの報告もある[4]。

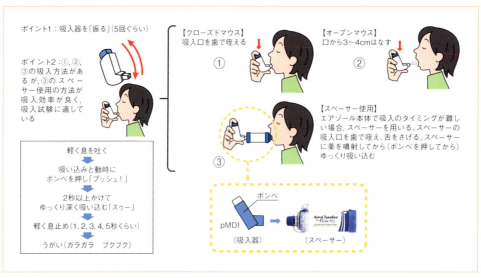

図4.2.2　pMDIを使用した吸入のポイント

4.2.3 気管支拡張薬反応性検査の新たな動向

1. COPD診療における気管支拡張薬反応性検査の意義

COPDの治療戦略において，気管支拡張薬反応性検査（以前は気道可逆性検査）は気管支喘息との鑑別診断として用いられてきた。1999年当初に作成された日本呼吸器学会（JRS）のガイドラインでは，非可逆的な呼出障害を特徴とする疾患と定義されていたことから，スパイロメトリーでのFEV_1/FVCで70%以下を疑い症例，55%以下を高度疑い症例とし，気管支拡張薬投与後のFEV_1/FVCの改善が300mL以下，もしくは20%以下とされており，気道可逆性があれば，COPDの診断を否定することに重点が置かれていた。

現在の考え方では，COPDの気流制限は，好中球，マクロファージ，リンパ球が関与する特異的な炎症により，気道狭窄や肺胞破壊による肺弾性収縮力の低下による気道の易虚脱性の非可逆的な部分と，末梢気道の平滑筋収縮や運動負荷時の動的過膨張などの可逆的部分の2つの要素からなるとされており，COPD症例群においても，気管支拡張薬に対するFEV_1の改善率の程度にさまざまなバリエーションが報告されている。これらの背景から，現在のCOPDの定義は，前述したように「気流閉塞は末梢気道病変と気腫性病変がさまざまな割合で複合的に関与し起こる」としている。繰り返しになるが，COPDの診断には「気道可逆性の有無は問わない」ことを認識しておく必要がある。なお，閉塞性換気障害の指標にはFEV_1/FVC（Gaenslerの1秒率）が用いられ，その閾値としては，正常下限値（LLN）を用いる方法もある[3]。また，病期の分類には対標準1秒量（%FEV_1）を用いるが，その算出式は，日本呼吸器学会肺生理専門委員会から報告された予測式（2001年）に加え，2014年にLMS法による予測式も報告されている。これについて，日本呼吸器学会より2016年にステートメントが公表されており，①障害認定等の混乱を防ぐため，当面2001年の予測式の使用を推奨すること，②2014年のLMS法による基準値に関しては，今後普及を図るとともに医療機器の対応へ向けて取り組んでいくこと，③学術雑誌に論文を投稿する際には，じん肺の肺機能障害や呼吸機能障害の障害認定に関する論文を除き，2014年のLMS法による基準値を使用することを推奨すること，が記載されている。今後の予測式の運用についても注視していく必要がある。

以上より，臨床現場におけるCOPDの診断のステップとして，十分な気管支拡張薬の投与後においても，気管支拡張薬反応性検査はあくまでFEV_1/FVCが70%未満であることを確認する目的で施行されている。

2. COPDのスパイロメトリー定義に該当しない群

(1) Pre-COPD

あらゆる年齢において，スパイロメトリーにて気流障害がない（$FEV_1/FVC \geq 70\%$）にもかかわらず，呼吸器症状がみられたり，胸部HRCTで気腫性病変などの異常所見が認められたりする場合を識別するために発案された。これらの患者は，時間の経過とともに持続的な気流閉塞（COPD）を発症する可能性があるとされている[5]。

(2) PRISm (preserved ratio impaired spirometry)

気管支拡張後のFEV_1/FVCは70%以上である一方で，FEV_1は80%以下である場合を指す[6,7]。集団ベースの研究では，PRISmの有病率は7.1%〜20.3%で[7]，現在および元喫煙者で特に高く，BMI値の高値と低値の両方に関連している[7]。また，PRISmは全死因死亡率の増加と関連しているとされる[7]。一方，PRISmに関する文献は増加しているにもかかわらず，その病因と治療に関してはより詳細な検討が必要とされている。

Pre-COPDやPRISmに該当する患者は時間の経過とともにCOPDを発症するリスクが高いとされており，禁煙指導などとともに，呼吸機能検査や画像検査による定期的なチェックが推奨される。

3. 気管支拡張薬反応性検査に選択される気管支拡張薬

気管支拡張薬には，前述したようにβ_2刺激薬（SABA，LABA），抗コリン薬（SAMA，LAMA），テオフィリン徐放薬，各種類の配合薬があるが，気管支拡張薬反応性検査では専ら短時間作用型β_2刺激薬（SABA）が用いられる。従来，気管支拡張薬反応性検査において，β_2刺激薬または抗コリン薬が用いられていたが，現在，ATS/ERSおよび日本呼吸器学会のステートメントにおいて，抗コリン薬の使用に関する報告はなく，また使い分けについても同様に記載がされていない。近年，COPDに関してはLAMA/LABA配合薬を用いた方が，各種単独使用と比較して肺機能の改善が大きいとの報告が多いが，気管支拡張薬反応性検査において使用を推奨するものではないと考える。

用語 日本呼吸器学会（the japanese respiratory society ; JRS）

■ 4章 吸入負荷試験

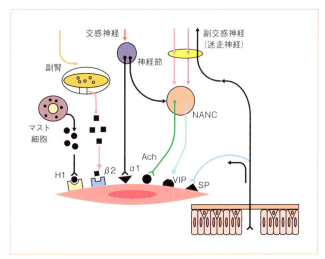

図4.2.3 気道平滑筋の緊張調節機構
H1：ヒスタミンH1受容体，β2：交感神経β2受容体，α1：交感神経α1受容体，Ach：：アセチルコリン受容体，NANC：非アドレナリン性非コリン性神経，VIP：血管作動性腸ポリペプチド受容体，SP：サブスタンスP受容体

（工藤翔二（監修），永井厚志，一ノ瀬正和（編集）：COPDのすべて，p122-123 文光堂，2008を参考に作成）

気道平滑筋の緊張調節機構を図4.2.3に示す。気道の収縮にはさまざまな機序が知られており[8]，喘息では平滑筋の$β_2$受容体を刺激することによる気管支の拡張が誘発される$β_2$刺激薬が有効となるが，COPDの気管支では，迷走神経に由来するアセチルコリンが気流閉塞に強く作用していて，ムスカリンのM3受容体に拮抗する抗コリン薬が$β_2$刺激薬よりも気管支拡張作用を示す，とされている。

喘息およびCOPDに対する気管支拡張薬を用いた治療においては，長時間作用型$β_2$刺激薬（LABA）も長時間作用型抗コリン薬（LAMA）も使用されることがある。

喘息に対しては，ICSとの配合薬があるLABAが一般的には選択されやすいが，肺機能の低下，咳嗽，喀痰などの症状が残存する場合には，LAMAが治療薬に追加される。

COPDに対しては，増悪を抑制するエビデンスがあることからLAMAが選択されやすいが，LAMAが選択しにくい併存症がある場合には，LABAが優先されることがある。

長時間作用型や短時間作用型いずれの抗コリン薬においても，尿閉や閉塞隅角緑内障が併存している場合には，これらの疾患の病勢を悪化させることから投与することは禁忌とされている。そのため，使用の前にはこれらの併存疾患がないことを確認する必要がある。

長時間作用型や短時間作用型いずれの$β_2$刺激薬においても，頻脈や不整脈を起こすことが報告されているため，心疾患を併存している場合には注意して使用する必要がある。

4. 気管支喘息，COPDの気道収縮のメカニズムと気道可逆性の特徴

抗コリン薬を投与したCOPDの可逆性の特徴は2つある。まず1つはFEV_1の改善効果より，努力肺活量（FVC）の改善効果が大きい傾向にあること，2つ目は抗コリン薬の効果が喘息に比較して相対的に強いことである。これは以下のように説明される（図4.2.4）。気管支喘息の気道では，主に炎症細胞から放出されるメディエーターにより気道収縮が能動的に起きており，中枢から末梢までの広範囲の気道が対象となる。このため収縮させるメディエーターが何であれ，気管平滑筋を強力に弛緩させる$β_2$刺激薬が有効となる。一方，肺胞破壊が進んで，肺弾性収縮力が低下したCOPDの気道は，コリン作動性神経から放出されるアセチルコリンにより収縮性が高まるため，抗コリン薬が有効になる[9]。また，肺弾性収縮力が低下して末梢気道の虚脱により末梢気道への影響が大きくなると，より中枢気道の変化を反映するFEV_1ではなく，末梢気道の変化を反映するFVCの変化が主体的な特徴となる。

5. COPDの気道可逆性試験や運動負荷で注目されるパラメーター（IC，EELV）

COPDの気道可逆性の特徴であるFVCの増加は，残気量が減少することを意味し，これは，肺の過膨張の改善を示唆する。しかし，FVCの測定は被検者の努力や手技に大きく依存するため，臨床的評価には問題が残る。これに対して，近年，肺容量の変化を反映するパラメーターとして最大吸気量（IC）が重要であり，ICの変化が運動耐容能の変化と優位に相関すると報告されている[10]。これらの生理学的エビデンスから，COPDにおいては，各気管支拡張

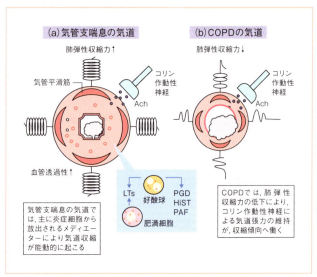

図4.2.4 気管支喘息とCOPDの気道の特徴

（工藤翔二（監修），永井厚志，一ノ瀬正和（編集）：COPDのすべて，文光堂，東京，2008，p56-58を参考に作成）

用語 努力肺活量（forced vital capacity；FVC）

4.2 | 吸入負荷試験の実際

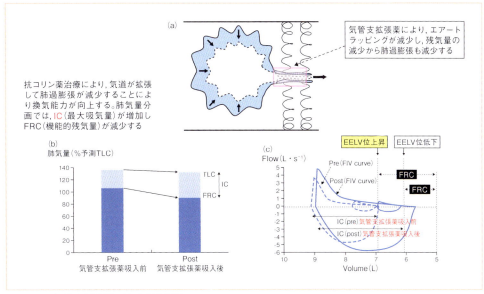

図4.2.5　気管支拡張薬の臨床的有用性

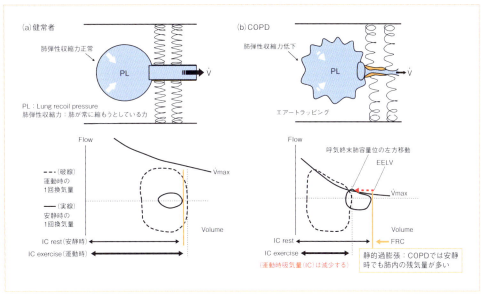

図4.2.6　健常者とCOPD患者の肺胞ユニットでのEFL

薬の臨床的有効性はFEV₁やFVCの変化ではなくICの変化や改善率に注目することにより肺過膨張減少の予測可能となると考えられている。

図4.2.5について解説する。気管支拡張薬によって気道狭窄が改善し，気道抵抗が低下する結果，呼気流量制限（EFL）となる肺気量，呼気終末肺気量（EELV）は低下することになる(a)。その結果，安静時においては，機能的残気量（FRC）が低下し，ICが増加する(b)。また，動的な状態では，最大呼気速度が増加，EELVが低下して，ICが増加する結果，予備吸気量（IRV）が増加し，1回換気量増加許容量が上がり，換気効率が改善する(c)。従来の動的肺過膨張の評価は，運動負荷中のICの減少量で評価され，高価な設備と機器が必要であったが，動的肺過膨張検査が行えるスパイロメーターが開発され，簡便に定量的な評価が可能となった。以上，気管支拡張薬の改善効果のパラメーター，IC増加の有用性について述べた。もう1つの試みとしてCOPDの運動負荷時のエアートラッピングによる動的肺過膨張の程度を，エルゴメーター負荷をかけながらフローボリューム・ループを計測し，安静時と運動時のICを比較する試みも行われているので，以下に紹介する[10]。

図4.2.6は健常者およびCOPDの肺胞ユニットを示している。気道開大性を維持し，気道の外向きへの牽引力は肺の弾性収縮力によって維持されている。(a)の健常者ではこの気道牽引力が保たれている結果，気道の開大性が維持されている。一方，(b)のCOPDでは肺の弾性収縮力が低

用語　呼気流量制限（expiratory flow limitation；EFL），呼気終末肺気量（end-expiratory lung volume；EELV），機能的残気量（functional residual capacity；FRC），予備吸気量（inspiratory reserve volume；IRV）

下しているため，気道の開大性が低下している。それに加え，COPDでは気道病変も併発するため，気道内腔の狭小化が強く，気道抵抗増加につながっている。その結果，COPDでは，EFLが起こり，肺胞内に空気がトラッピングされ，肺過膨張となる。このEFLは，肺胞破壊が進んだ進行期COPD症例に特徴的な，フローボリューム曲線の最大呼気ループが1回換気ループに接するパターンでは，安静呼吸においてもEFLが起こり，その場合，最大呼気速度（Vmax）に達する。運動時はよりその傾向が強くなり，その結果肺胞からの呼出時間が足りなくなり，次の呼吸サイクルに移ることによって，EELVは左にシフトし肺過膨張が進展していく（動的過膨張）。その結果ICの低下が招来される。

検査室ノート　肺過膨張のメカニズムと抗コリン薬の働きを理解する

　肺過膨張という現象が起こるメカニズムは，肺気腫などで肺胞の弾力性が減少し，安静呼気位（FRC位）で残気量が増加してくると，とくに運動などで換気が増加しても肺胞に続く末梢気道（内径2mm以下の細気管支）に炎症があると空気とらえ込み（エアートラッピング）が強く生じ，それが進展すると動的過膨張が起こる。肺気量分画でのICの低下，運動開始時の（安静呼気位（FRC位）＝EELV）が運動時のフローボリューム・ループでのEELVの左方移動は動的過膨張によるものである。

　この部分は理解するのが難しいが，COPDなどの閉塞性疾患は運動などの労作時の呼吸困難を主訴とし，抗コリン薬の効果の確認に，エルゴメーターを使用した気道可逆性の評価を肺気量分画中のパラメーターであるICを使って行うことが重要になっている（図4.2.7〜4.2.10）。

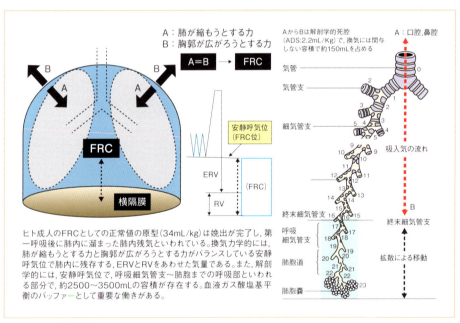

図4.2.7　FRCとは

4.2 吸入負荷試験の実際

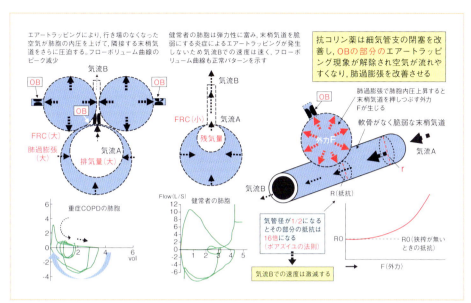

図4.2.8 COPDの肺過膨張と抗コリン薬のはたらきのメカニズム

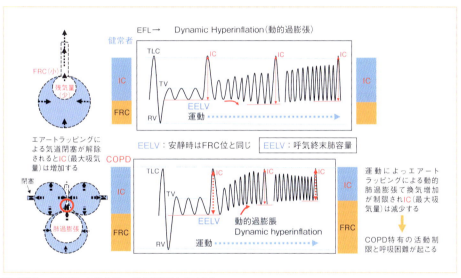

図4.2.9 COPDの労作時，肺過膨張とIC減少

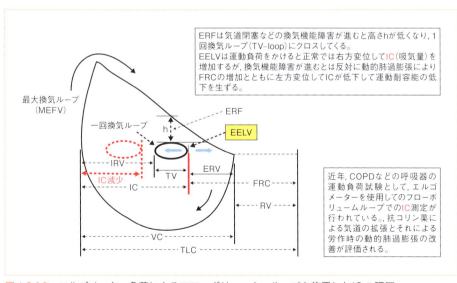

図4.2.10 エルゴメーター負荷によるフローボリューム・ループを使用したICの評価

129

4.2.4 実症例から学ぶ[11]

症例4-1

気管支喘息（気管支拡張薬反応性あり）（図4.2.13）

40歳台，男性。フローボリューム曲線を見ても，吸入前に比べ吸入後の曲線が一回り大きくなっていて，気道可逆性があることは一目瞭然である。実際にFEV₁の変化量が880mLあり，変化率が42.9%で陽性基準を満たしている。また，FVCも変化しており，その変化率よりもFEV₁の変化率が大きく，FEV₁/FVCは56.2%から70.3%と，換気障害分類は閉塞性から正常へと改善している。

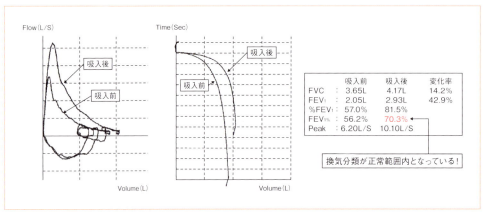

図4.2.13　気管支喘息（気管支拡張薬反応性あり）

(北川実美；自動呼吸機能検査研究会（呼吸機能検査），p114，2014より一部改変)

症例4-2

COPD＋気管支喘息（気管支拡張薬反応性あり）（図4.2.14）

60歳台，男性。ベースにCOPDがある症例で，吸入前後のフローボリューム曲線は重度の閉塞性換気障害パターンとなっている。吸入前に比べて吸入後はFVCとFEV₁ともに200mL以上の容量の増加と，12%以上の変化がある。しかし，FVCの増加がFEV1₁より多く，症例4-1とは逆に，FEV₁/FVCは吸入後で低下している。本症例はCOPD分類の8，COPDと気管支喘息のオーバーラップした領域を疑う。

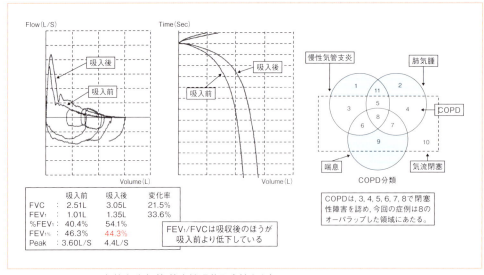

図4.2.14　COPD＋気管支喘息（気管支拡張薬反応性あり）

(北川実美；自動呼吸機能検査研究会（呼吸機能検査），p115，2014より一部改変)

4.2 | 吸入負荷試験の実際

症例 4-3

COPD（気管支拡張薬反応性なし）（図4.2.15）

60歳台，男性。COPDの症例で，吸入前のフローボリューム曲線のパターンは症例4-2と同じ，重度の閉塞性換気障害パターンである。FVCが4.5%，FEV_1が4.7%と若干の改善を認めるが，フローボリューム曲線もほとんど変化がないことから，喘息は否定的でありCOPDであると判断される。

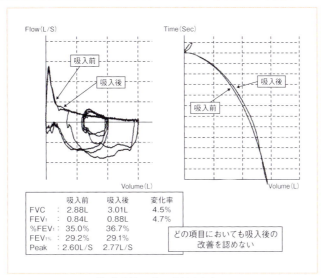

図4.2.15　COPD（気管支拡張薬反応性なし）
（北川実美；自動呼吸機能検査研究会（呼吸機能検査），p116，2014より一部改変）

症例 4-4

気管支喘息（気管支拡張薬反応性なし）（図4.2.16）

20歳台，女性。寒い日などの運動により息苦しくなる場合があるようで，運動誘発性喘息（EIA）を疑う。吸入前の換気障害分類は正常であり，吸入後の改善は若干あるが，陽性基準を満たしていない。しかし，本症例は判定基準を満たしていないからといって喘息を否定することはできない。次のステップとしては，気道過敏性試験や運動負荷試験前後のスパイロメトリーから評価する。

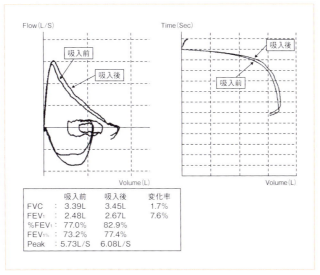

図4.2.16　気管支喘息（気管支拡張薬反応性なし）
（北川　実美；自動呼吸機能検査研究会（呼吸機能検査），p117，2014より一部改変）

［澤田裕也］

用語　運動誘発性喘息（exercise-induced asthma；EIA）

4.2.5　気道過敏性試験

● 1. 気道過敏性とは？何のために測定するのか？

気道過敏性とは，「気道が刺激に対して収縮反応を示す度合い」と定義されている。喘息では，さまざまな外因性および内因性刺激（冷気・タバコの煙などの物理的刺激，運動負荷，アセチルコリン・メタコリン・ヒスタミンなの化学的刺激，抗原，非ステロイド抗炎症薬・β遮断薬などの薬剤など）に反応して気流制限を生じる。気道過敏性は，通常よりも過剰な収縮反応を示すことを指し，可逆的な気流閉塞と気道炎症とともに，気管支喘息の特徴的な生理学的異常である。

気道過敏性試験は，喘息が疑われるが診断が難しい場合（気流制限が認められない場合や気道可逆性が検出されない場合など）に有用である。一般的に，気管収縮薬を吸入して気道の収縮反応を観察する吸入誘発試験が行われる。この試験では，気管収縮薬を低濃度から吸入し，徐々に濃度を上げていき，気道の収縮反応が発生する濃度を評価する。これにより，気管支収縮薬に対する気道収縮反応の閾値を測定し，気道過敏性を定量的に評価することができる。ただし，気道過敏性の亢進は，喘息以外の疾患（例：慢性閉塞性肺疾患など）や一部の健康人でも認められることがある。一方で，気道過敏性が陰性の場合，喘息はほぼ否定できると考えられている。さらに，気道過敏性は喘息の重症度と相関することが報告されており，これらのことがこの検査の利点である[12]。したがって，測定法が煩雑で侵襲を伴うが，喘息診療には欠かせない手法の一つであり，習得が望まれる。本稿は，本書初版の内容を，呼吸機能検査ハンドブック[13]などを参考に改訂した。

● 2. 気道過敏性試験の適応

喘息の診断において，典型例では病歴と身体所見を中心に診断できることが多い。一方で，症状が軽い場合や典型的な症状が欠如する患者（咳喘息を含む），COPDの高リスク例である重度喫煙者，心疾患や気道感染症症状を有する患者などの場合では，喘息の診断が難渋することがある。喘息の客観的診断の最初のステップはスパイロメトリーによる気流閉塞の証明であるが，気流閉塞を示す他疾患との鑑別のためには気道可逆性の証明が考慮される。気道可逆性は，抗喘息治療による気流閉塞の改善，ピークフロー（PEF）モニタリングにおける日内変動（20％以上），または気管支拡張薬反応性検査（短時間作用性β₂刺激薬吸入後の15〜30分以内に，FEV_1が前値から12％以上かつ200mL以上増加した場合に陽性と判定）のいずれかで証明できる。ただし気道リモデリング進行例では可逆性が乏しいことがある。また，これまで不可逆性気流閉塞と考えられていたCOPDにおいても可逆性を示す症例が存在し，可逆性の有無だけで両者の鑑別は難しい。さらに，FEV_1値が正常〜正常付近の場合，可逆性の証明は困難である。したがって，次の選択肢として気道過敏性試験が考慮される（表4.2.3）。呼吸機能検査に習熟していれば検査は可能であるが，侵襲的な検査であり，患者急変時の対応も含めて呼吸器内科医の指導監督のもと行う。

● 3. 気道過敏性試験の禁忌ならびに注意点

(1) 一般事項

低肺機能患者，重篤な心血管疾患患者では禁忌である[14]。禁忌リスト（表4.2.4）[13]を臨床検査マニュアルなどに記載し，依頼医が検査オーダー時に参考にできるようにする。気流制限に関しては，過敏性試験開始前にFVCを測定し最終確認を行う。気道狭窄があると気道過敏性を示す閾値が低値となるため，測定は寛解期に%FEV_1≧70の状態で行うのが望ましい[2]。中等度〜重度の気流制限が認められた場合，依頼医に検査の中止を相談する。

(2) 気道過敏性検査用製剤プロボコリン（メタコリン）に関して[15]

・使用上の注意

気流制限が中等度の場合（%FEV_1が70％未満または1秒量が1.5L未満）の患者は，重度の気管支収縮を発現する可能性がある。検査開始前に主治医に確認し，許可を得られたとしても慎重に投与することが重要である。

その他，甲状腺機能亢進症の患者，徐脈を伴う心血管系疾患のある患者，消化性潰瘍疾患のある患者，アジソン病の患者，消化管又は尿路閉塞のある患者，てんかんの患者，パーキソニズムの患者，迷走神経亢進状態の患者，コリンエステラーゼ阻害薬を常用する重症筋無力症患者においても，症状の悪化などが報告されているため主治医に確認し，慎重に投与することが重要である。これらの疾患の有無は検査時に確認が困難なため，禁忌事項ならびに中止すべき薬剤および飲食とともに，検査マニュアルなどに記載して依頼医がオーダー時に判断できるシステム作りが大切である。

・副作用

副作用があらわれることがあるので，FEV_1，Rrs，酸素飽和度測定器（SpO₂）などで検査中は観察を十分に行い，

表4.2.3　気道過敏性試験の適応

1) 一般診療目的
- 喘息の診断※（喘息が疑われるが気道可逆性が確認できない場合）
- 喘息の除外診断※
- 慢性咳嗽の鑑別※：咳喘息（咳のみを症状とする喘息）の診断

2) 専門的診療や臨床研究目的
- 重症度判定
- 治療効果の判定，治療方針の決定
  吸入ステロイドの減量・増量の指標，治療中止の指標
- 喘息の「機能的寛解」の診断

※偽陽性，偽陰性があり得るため，ほかの所見とあわせて総合的に判断する。

表4.2.4　気道過敏性試験の禁忌

絶対的禁忌
1. 重度の気流制限（%FEV₁＜50％またはFEV₁＜1.0L）及び明らかな呼吸困難や喘鳴の症状がある患者（重度の気管支収縮を発現する可能性がある。）
2. 3ヵ月以内に心筋梗塞又は脳梗塞を発症した患者
3. コントロール不良の高血圧患者
4. 脳動脈瘤又は大動脈瘤がある患者（心血管イベントを誘発する可能性がある。）
5. 使用薬剤に対して過敏症の既往歴がある患者
6. 同日に気道過敏性検査を実施した患者（使用薬剤の作用が増強される可能性がある。）

相対的禁忌
1. 中等度の気流制限（%FEV₁＜60％またはFEV₁＜1.5L）
2. スパイロメトリーが実施できない症例
3. 妊娠中，授乳期間中
4. コリンエステラーゼ阻害薬服用

異常が認められた場合には投与を中止するなど適切な処置を行う。重大な副作用として，呼吸困難がある。重度の気管支収縮および呼吸困難があらわれた場合は，立ち会い医師が直ちに速効型吸入用気管支拡張薬（吸入β₂刺激薬）を投与するなど適切な処置を行う。

- 高齢者への投与
  一般的に呼吸機能が低下しているので，副作用発現に留意し慎重に投与する。
- 妊婦，産婦，授乳婦への投与
  これらの婦人の投与に関する安全性は確立していない。
- 小児等への投与
  6歳未満の幼児に対する安全性は確立していない。
- 適用上の注意
  本剤を取扱う場合，検査実施者が本剤に曝露されないよう注意する。本剤は用時調製し，速やかに使用する。本剤の溶解には消毒又は滅菌された機器を用い，希釈操作は清潔な環境で行う。また，検査後の注意として残液は病院で決められた適切な方法で廃棄する。

4. 中止すべき薬剤および飲食

検査前に気管支拡張薬などは一定期間休止する必要がある[14,16]。薬剤などのリスト（表4.2.5）[13]も，臨床検査マニュアルなどに記載し，依頼医が検査オーダー時に参考にできるようにする。診察時に依頼医から患者へ休止指示をしてもらう。禁忌事項の確認に加え，薬剤などの休止を依頼医に正しく行ってもらうことで正確な検査の実施に繋がる。また，吸入ステロイドは気道過敏性を低下させる可能性があり，検査目的によっては中止する場合もある。こちらも依頼医が，影響の度合いと安全性を考慮する必要がある。

5. 気道過敏性測定法の原理と方法

(1) 気道過敏性測定法の原理と種類

気道過敏性は，気道収縮物質を低濃度より順次濃度を上げて吸入投与しながら呼吸機能（FEV₁，呼吸抵抗，気道

表4.2.5　気道過敏性試験前に休止すべき薬剤，飲食物と休止期間

薬剤	
(1) 吸入および貼付β₂刺激薬 　短時間作用性吸入薬（サルブタロール，プロカテロールなど） 　長時間作用性吸入薬（サルメテロール，ホルモテロールなど） 　長時間作用性貼付薬（ツロブテロール）	8時間 48時間 48時間
(2) 吸入抗コリン薬 　短時間作用性吸入薬（オキシトロピウム，イプラトロピウム） 　長時間作用性吸入薬（チオトロピウム，グリコピロニウムなど）	24時間 1週間
(3) 気管支拡張薬（内服） 　テオフィリンドライシロップ 　中時間作用性テオフィリン 　長時間作用性テオフィリン 　標準的β₂刺激薬 　長時間作用性β₂刺激薬	12時間 24時間 48時間 12時間 24時間
(4) クロモグリク酸ナトリウム	8時間
(5) 抗ヒスタミン薬（ヒドロキシジン，セチリジンなど）	3日
(6) ロイコトリエン受容体拮抗薬	24時間
飲食物	
コーヒー，お茶，コーラ，チョコレート（カフェイン含有物）	検査当日
治療	
アレルゲン免疫療法	検査当日

（相良博典，田中明彦ほか：「気管支喘息患者に対するSK1211（メタコリン塩化物）を用いた気道過敏性検査の有効性および安全性」，アレルギー，2016; 65: 34より引用）

4章 吸入負荷試験

表4.2.6 気道過敏性試験法の比較

方法	吸入薬剤と最低希釈濃度	吸入時間	吸入器具	吸入方法	測定項目
Dosimeter法	メタコリン(0.075mg/mL) ヒスタミン(0.03mg/mL)	5回吸入 濃度倍増	De Vilbiss 42	機能的残気量位から全肺気量位まで	FEV_1
標準法	アセチルコリン(0.039mg/mL) ヒスタミン(0.02mg/mL)	2分間吸入 濃度倍増	De Vilbiss 646	安静呼吸	FEV_1
アストグラフ法	メタコリン(0.049mg/mL)	1分間連続吸入 濃度倍増	アストグラフ	安静呼吸	呼吸抵抗

(伊藤幸治, 他:気管支喘息治療の最前線, 克誠堂出版, 1997より一部改変)

コンダクタンスなど)を評価し, 一定の気道収縮が生じる投与量(閾値または累積投与量)を決定する. 刺激物質の種類, 投与方法, 吸入装置によるエアロゾル発生量, 粒子の大きさによる沈着部位, 沈着量の違いなどが結果に影響する. 薬物負荷に対する気道収縮反応の用量反応曲線を用いて評価し, 評価指標として, 気道収縮が始まる時点での薬物の濃度や累積投与量(気道感受性), 収縮開始後の用量反応曲線の傾き(気道反応性), 最大収縮反応の3つが重要である. ただし喘息患者, とくに重症例では薬物投与でFEV_1が40〜50%以上低下しても最大反応のプラトーはしばしばみられない. それ以上の気道収縮負荷による最大収縮反応の評価は危険を伴う. 測定方法としては, 欧米では間欠法として1回吸入法(ドシメーター法)と2分間安静呼吸法(two-minute tidal Breathing法)が一般的に知られている. 日本では後者の変法である日本アレルギー学会の標準法とTakishimaらが開発したアストグラフ法(連続法)が広く用いられている. 気道過敏性試験法の種類, 比較表を表4.2.6に示す.

(2) 間欠法の有用性と問題点

間欠法は特殊な装置を必要としないため, どこでも検査が可能である. また, 全世界で同様の方法で検査を行っており, 検査結果の比較が容易であるなどの利点を有する. しかし検査で使用されるパラメーターがFEV_1であるため, 患者は何度も努力呼出を行わなければならず負担が大きい点が問題である. 喘息患者では最大努力呼出を繰り返すことで非特異的刺激から発作が誘発されることがあり, 気管支平滑筋収縮物質の吸入による特異的なFEV_1の低下を検出できない事態も起こり得る. また, 吸入している時間帯の気道の変化は, 医師による聴診の確認と患者自身の観察しかなく客観的な評価は難しい. 最近では, 努力呼出によるFEV_1の変化をみるのではなく, 安静呼吸で吸入ごとの気道抵抗をパラメーターとして測定し気道過敏性を評価する試みが行われている. この方法では努力呼出の必要がないため, 気道での非特異的な刺激が起こりにくい. そのため患者の負担は軽減され検査精度の向上と安全性が確保され, 負荷試験としての質に優れているといえる.

以上, 気道過敏性測定の原理, 種類, 問題点などのポイントについて解説した. 次に, 本邦で検査に用いられる頻度が比較的高い間欠法の変法である, 日本アレルギー学会標準法と, 連続吸入法(アストグラフ法)について解説する. 1回吸入法(ドシメーター法)と2分間安静呼吸法についての詳解は, 今回は割愛した. 他の書籍を参照されたい.

● 6. 日本アレルギー学会標準法

(1) 日本アレルギー学会標準法とは

安静換気下で気道収縮物質を吸入し, FEV_1が20%以上低下するまで溶解濃度を増加させていく方法である.

デビルビス ネブライザーNo. 646を使用し, 圧搾空気5L/minで発生させたエアロゾルを安静換気で2分間吸入させ, 直後にFEV_1を測定する. 吸入液は2倍希釈系列のアセチルコリン, メタコリン(0.039, 0.078, 0.156, 0.313, 0.625, 1.25, 2.5, 5, 10, 20mg/mL)またはヒスタミン(0.02, 0.039, 0.078, 0.156, 0.313, 0.625, 1.25, 2.5, 5, 10mg/mL)のいずれかを用いる.

検査直前にFEV_1を測定し, 基準FEV_1とする. その後, 生理食塩水吸入を2分間行い, 吸入直後にFEV_1を測定し, 基準FEV_1より10%以上低下していない場合, 吸入溶液を最低濃度から吸入させていく. 10%以上低下していた場合は, 5分間休んだ後に同様の生理食塩水の吸入を行い, なお10%以上FEV_1が低下していれば検査を中止する. 最低濃度から吸入を開始し, 2分間吸入後にFEV_1測定を行う. そして, 基準FEV_1より20%以上低下していない場合, 次の濃度の溶液吸入に移る. 基準FEV_1より20%以上低下していれば, そこで検査は中止し, 気管支拡張薬を吸入させる.

吸入後のFEV_1の低下が吸入前に比べ20%低下したときの薬物濃度を気道収縮反応閾値とする. FEV_1をちょうど20%低下させるのに要した薬物濃度をPC_{20}, それまで吸入した薬物の累積濃度をPD_{20}として表記する(図4.2.17).

(2) 評価

ターゲットFEV_1(ベースラインのFEV_1から20%低下した値)以下に達したときの薬物濃度を気道収縮反応閾値とし, ターゲットFEV_1となる吸入濃度PC_{20}それまで吸入し

用語 気道反応性(Bronchial reactivity)

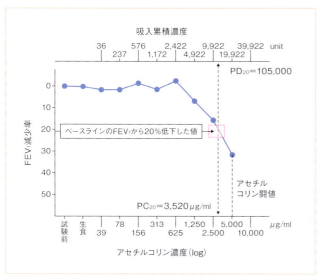

図 4.2.17　気道過敏性試験（標準法）
日本アレルギー学会が推奨する標準法では，気管支収縮薬のエアロゾルを2分間ずつ低濃度から吸入させ，倍々に濃度を上げていく．吸入後のFEV$_1$の低下が吸入前に比べ20％低下したときの薬物濃度を気道収縮反応閾値とする．FEV$_1$を20％低下させるのに要する薬物濃度をPC$_{20}$，それまで吸入した薬物の累積濃度をPD$_{20}$として表記する．アセチルコリンによるPC$_{20}$は，健常人では20,000μg/mL以上であるが，喘息患者では10,000μg/mL以下である．

た薬物の累積濃度PD$_{20}$を算出する．PC$_{20}$算出法は，縦軸にFEV$_1$変化率（減少率），横軸に吸入濃度のlog表示をとりプロットする（図4.2.18）．

図4.2.19に種々の気道過敏性のパターンイメージを示す[17]．PC$_{20}$とPD$_{20}$を気道過敏性の指標とする．近年では，PD$_{20}$のほうが異なるデバイス間の比較がしやすい点などから，PC$_{20}$よりも優れた指標とみなされている[18]．

メタコリンを用いた場合，PC$_{20}$＞8mg/mLが正常と報告されており，8mg/mLをカットオフとした場合，喘息患者陽性率（感度）66.7％，健常成人の陰性率（特異度）86.7％であった[16]．米国胸部学会と欧州呼吸器学会のガイドラインでは，正常：PC$_{20}$＞16mg/mL以上，境界域：4〜16mg/mL，軽度過敏性亢進：1〜4mg/mL，中等度〜高度過敏性亢進：＜1mg/mLとされている[3,8]．

● 7. 連続吸入法（アストグラフ法）

(1) アストグラフ法とは

アストグラフを用い，安静呼吸下で薬剤（メタコリンなど）を低濃度から吸入しながら，呼吸抵抗（Rrs）をオシレーション法で連続的に測定する方法である．測定の概略図を図4.2.20.aに，反応曲線の解析方法を図4.2.20.bに示す．生理食塩水吸入前に，安静時のRrsを測定する．次に，生理食塩水を吸入しRrsが上昇しないか確認する．変化がなければ，生食吸入時のRrsを基準とする．2倍系列希釈のメタコリン（0.049，0.098，0.195，0.39，0.781，1.563，3.125，6.25，12.5，25mg/mL）を1分間ずつ吸入する．

Rrsが上昇［逆数である呼吸コンダクタンス（Grs）が低下］する時点までに吸入したメタコリン累積負荷量（Dmin）を気道過敏性の指標とする．標準法と異なり，薬剤負荷ごとにマウスピースを外し患者の状態を確認できないため，Rrsと酸素飽和度測定器（SpO$_2$）の変化に常に気を付ける．Rrsが基準Rrsの2倍に達した時点，もしくは最高濃度を吸入した時点で，気管支拡張薬を最低2分間吸入させ，Rrsがほぼ基準Rrs値に戻ることを確認して測定を終了する．

気管支拡張薬吸入後にRrsが基準Rrs値に戻らない場合，依頼医に連絡し指示を仰ぐ（そのまま終了でよいか，もう一度気管支拡張薬を吸入するか，別の薬剤を吸入するかなど）．

(2) 評　価

この測定より，吸入濃度−呼吸抵抗曲線が得られる．Rrsの逆数であるコンダクタンスGrs（＝1／Rrs）を縦軸と

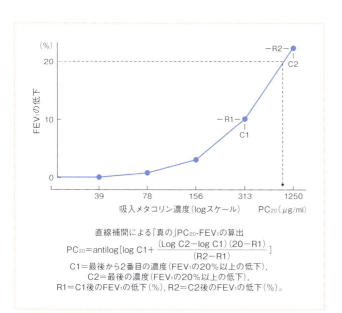

図4.2.18　薬物の累積濃度PD$_{20}$を算出する式とグラフ

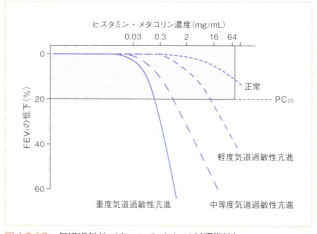

図4.2.19　気道過敏性パターンのイメージ（標準法）
生理的食塩水を吸入し，気道収縮物質（ヒスタミン，メタコリンなど）を低濃度から順に吸入し，呼吸機能（FEV$_1$など）の低下を観察する．呼吸機能が基準値から20％以上低下したときを陽性とする．その程度により，軽度，中等度，重度の気道過敏性亢進と判断する．

4章 吸入負荷試験

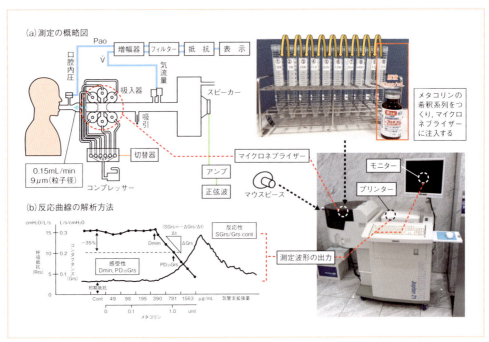

図4.2.20　アストグラフ法の概略図，解析法，概観

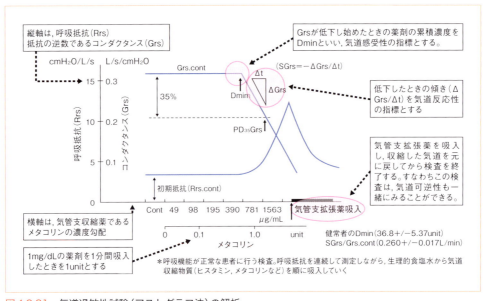

図4.2.21　気道過敏性試験（アストグラフ法）の解析

してプロットし直すと，Rrs上昇は，Grs曲線上直線的に低下するものとして表される。Grsが低下開始する時点（その変曲点がはっきりしない場合は，ベースのGrsと下降するGrsの近似直線を引き，その交点とする）までのメタコリンの累積投与量をDminとし，unit単位で表す。1unitは，メタコリン1mg/mLを1分間吸入した量として定義され（最大濃度液まで吸入が行われると，50unitとなる），このDminを気道感受性（Bronchial sensitivity）の指標とする。低下するGrsの傾きslopeをSGrsとすると，SGrs ＝ ΔGrs/Δt（L/sec/cmH₂O/min）であり，これを気道反応性として定義する。

アストグラフ法では，このDmin，SGrsと，検査開始時の生食吸入時の気道抵抗（Rrs cont）のコンダクタンス（Grs. cont）から気道過敏性を評価する。Dminが小さいほど気道過敏性が亢進していると判断する（図4.2.21）。メタコリンのDminは，健常者では50unit以上だが，喘息患者では多くが10unit以下である（図4.2.22）[19]。また，図4.2.23にアストグラフ法による健常者，慢性気管支炎，気管支喘息患者の用量反応曲線パターンを示す。閾値濃度吸入後の呼吸抵抗の急激な上昇（reactivity）と気管支拡張薬吸入後の急激な下降が，気管支喘息患者の気道反応性の特徴である。一方で，健常者でもDomin＜10mg/mLとなることもあることに気をつける[2]。

4.2 | 吸入負荷試験の実際

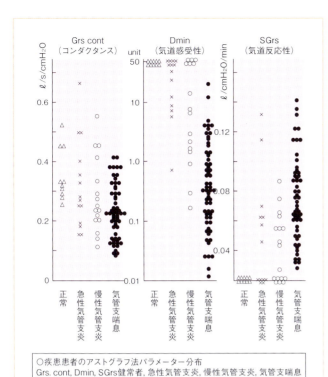

図4.2.22　健常者と各種呼吸器疾患，アストグラフ法，パラメーターの分布

○疾患患者のアストグラフ法パラメーター分布
Grs. cont, Dmin, SGrs健常者，急性気管支炎，慢性気管支炎，気管支喘息患者でのアストグラフ法から求めたGrs. cont, Dmin, SGrsを示している。50unit以上のDminは，すべて50unitとして表している。大部分の喘息患者がDmin<10unitである。

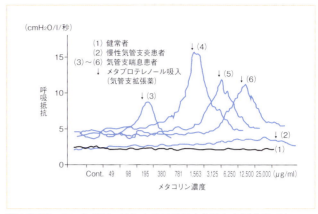

図4.2.23　アストグラフ法による用量反応曲線と各種疾患パターン
(山田吾郎，牧野荘平：気道過敏性の評価－吸入誘発試験－，肺と心，35：71-80, 1988より引用)

(2) 測定装置（アストグラフ）の動作確認

使用前に，バイアスフローチェック，ハードチェック，校正を行う（図4.2.25）。

① Jupiter21アイコンをクリックし，開始，バイアスフローチェックを選択する（図4.2.25 a）。マウスピース取り付け口をシリコン栓で閉じて，バイアスフロー値が150cc/sec以上であることを確認する（図4.2.25 b）。100〜150cc/secは注意，100cc/sec未満は異常である。

② 次にハードチェックを選択し（図4.2.25 a），ネブライザーに薬液をセットした後，すべてのネブライザーから噴霧されていることと規定時間ごとに切り替わることを確認する（図4.2.25 c）。噴霧状態はネブライザーを横から観察すれば，噴霧による水滴がネブライザーに付着し噴霧の有無を確認できる。噴霧状態が不十分であれば，ブライザー本体内部にある突起部の清掃，アストグラフとの接続などを再度確認する。ネブライザー本体内部にある突起部の穴にごみ等が詰まっている場合は，柔らかいブラシなどを使って優しく洗浄する（図4.2.25 d）。針等の金属でごみを取り除くと，突起部である薬剤噴霧口の

MEMO

アストグラフ法のメリット

アストグラフ法は，FEV_1を指標として気道過敏性を評価する検査と比較して，呼吸抵抗を指標としていることより，reactivityが低い症例での変化を捉えやすいという利点がある。また，検査自体に要する時間は約15分間と短く，モニター上の波形情報をリアルタイムにチェックでき，被検者への負担が少ないことから有用性が高い。

8. 検査の実際

(1) メタコリン液（気道平滑筋収縮物質）の準備と注意点

メタコリン塩化物100mg（1バイアル）に日局生理食塩液を加え溶解および希釈し，通常0.039〜25mg/mLの範囲の適切な希釈系列の希釈液を調整する。

標準法であれば，1バイアルを生理食塩液5mLで溶解する（20mg/mL）。この原液を0.039mg/mLまで10段階2n希釈を行い，希釈系列を作成する（図4.2.24）。アストグラフ法であれば，1バイアルを生理食塩液4mLで溶解する（25mg/mL）。この原液を0.049mg/mLまで10段階2n希釈を行い，希釈系列を作成する。

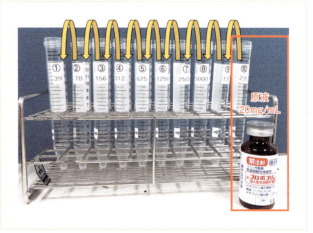

図4.2.24　2倍希釈系列吸入液作成方法（例：標準法）
・すべての容器に3mLの日局生理食塩液を入れておく。
・次に，メタコリン塩化物100mg（1バイアル）に生理食塩液5mL加え溶解する（20mg/mL）。この液から3mLを次の容器に加え，希釈する。この手順を繰り返す。

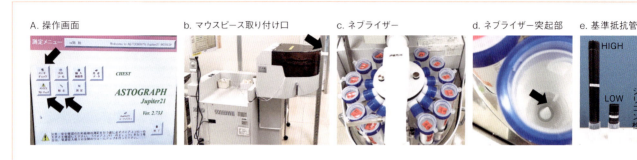

図4.2.25　アストグラフの動作確認

径が変化し，規定量の薬剤噴霧ができなくなるため，絶対に金属などを用いない。

③最後に校正を選択し(図4.2.25 a)，マウスピース取り付け口にシリコン栓を取り付け，ゼロ点校正を行う。次にシリコン栓を外し，3Lシリンジをマウスピース取り付け口に接続する。シリンジを往復させ，フローセンサーゲイン校正を行う(吸気〜呼気で2〜4L/Sec程度でおこなう)。最後に，基準抵抗管の抵抗値を確認する。基準抵抗管(LOW)と基準抵抗管(HIGH)を接続し，記載されている抵抗値になるか確認する(図4.2.25 e)。これらすべての校正が正常に終了したら，校正値を更新して終了する。

(3) 測定の進め方

①FVC検査を実施する。

検査の直前にFVC(努力肺活量)検査を実施し，算出されたFEV$_1$，FEV$_1$/FVC，フローボリュームパターンなどから気道閉塞の状態を確認する(努力呼出時の非特異的刺激により気道収縮をひき起こさないように配慮する)。

②パルスオキシメータ(SpO$_2$)のプローブを装着する。

③マウスピースを咥えて安静呼吸する。

④呼吸が安定した時点で測定を開始する。また，検査前の呼吸抵抗は5cmH$_2$O/L/sec以下であることが望ましい。

⑤呼吸抵抗の値が初期値の2倍になった時点でメタコリンの吸入を中止する。

⑥気管支拡張薬を直ちに吸入させる。

⑦検査終了時立ち会い医師による呼吸音の聴診，呼吸抵抗およびFEV$_1$などで気管支の回復状態を確認し，状態が安定したら終了する。

(4) アストグラフ法測定時の注意事項

①検査中は測定画面と被検者から目を離さずに観察し，呼吸苦様症状などの理学的所見に注意する。

②慣れない姿勢でのマウスピースの装着や両頬の固定などで姿勢に無理がないよう，崩れないように注意をはらう。

③酸素飽和度の変化に注意する。酸素飽和度は生体反応の数秒前の数値を反映しているので，呼吸苦などの症状が先行して，次にSpO$_2$の低下が確認される。また，気管支拡張薬による呼吸抵抗の低下とSpO$_2$の値の解離が観察されることがあるが，気管支拡張薬により急速に拡張することで換気量が増加し，一時的に換気血流比の不均等が生じるためと考えられている。

④気道過敏性が亢進している症例では急激な呼吸抵抗の上昇をみるが，被検者が唾液を飲み込むときも，一過性に呼吸抵抗の上昇が観察される。検査の始まる前に，唾液を飲み込んだときは軽く挙手してもらうなど決めておくと，このようなアーチファクトの混入の鑑別に役立つ。また，これらの抵抗の変化の見極めには検査の経験が必要になる。

⑤マウスピースとアストグラフのヘッド部位の装着の高さの調整に注意する。上を向きすぎたり，下を向きすぎたりすると首の角度によって呼吸抵抗に影響を及ぼす。その他，口元からの漏れも影響する。

(5) アストグラフ法測定後のメンテナンス

①日常管理

アストグラフ後部の不織布2枚とシリカゲルを交換する。Jupiter 21のアプリから，バイアスフローチェックを選択し，バイアスフロー値が300cc/sec前後であることを確認する。次に，ネブライザー，集中管を外し，薬剤消毒(ヒビテン液)・煮沸消毒(10分以上)・EOG滅菌のいずれかを行い，次の患者に使用する。

②定期点検

アストグラフは，特定保守管理医療機器に登録されているため，メーカーによる年1回または2回のメンテナンスを要する。

(6) 臨床的意義

気道過敏性には，特異的な抗原刺激に対するものと非特異的なもの(冷気，粉塵，気管支収縮薬など)に対するものがある。前者は喘息患者すべてに認めるものではないのに対して，後者はほとんどの喘息患者に共通してみられる。また，COPDでも気道過敏性が亢進している場合や喘息因子を有する場合はかなりの頻度で気道過敏性を認める。し

たがって，非特異的気道過敏性を客観的かつ，定量的に検出し評価すれば上記疾患の診断と治療に役立つ[11]。

①気管支喘息患者の吸入反応閾値は，健常者と比べて，約100倍程度過敏性であるといわれている。慢性気管支炎などの慢性閉塞性疾患の反応閾値は，健常者と喘息患者の中間に位置する。

②気管支喘息患者の気道過敏性は高度に亢進し，反応曲線は急峻であり健常者とのオーバーラップはほとんどない。

③気管支喘息の病勢と気道過敏性との関連については，症状のない時期には反応閾値が高く，気道過敏性は低下し正常に近い。

④症状のある時期や重症度が高くなるにつれて反応閾値が低下し，気道過敏性は亢進する。

⑤ステロイド依存性の患者は，気管支拡張剤をときどき使用する群より気道過敏性は亢進し，健常者の200～500倍以上に過敏状態にあるといわれている。

検査室ノート　検査中の突発的アクシデントなどへの対応

①検査の途中，マイクロネブライザー内のノズルが詰まり，薬液が霧状にならない。
⇒検査前に，全ネブライザーの噴射チェックを万全に行う。薬液が吸い上げられる経路とネブライザー内のノズルの詰まりの可能性が高いと考えられる。日頃から入念なメンテナンスと観察で回避できる。

②測定を開始したが，初期抵抗が7.0cmH₂O/L/sec以上で検査ができない。
⇒すでに，気道の収縮が起きている可能性がある。検査前のスパイロメトリー実施にてFEV₁などのパラメーターに異常がなければ，緊張や呼吸不安定が考えられる。気道の収縮が起きていて初期抵抗が高いときは，生理食塩水の吸入後に気管支拡張剤を吸入させ，抵抗値から可逆性を証明することもできる。

③検査中，咳が多くなり呼吸が安定しない。
⇒ときどきであれば，マウスピースを通して咳をしてもかまわない。一時的に抵抗値が上がるが，すぐに戻る。咳が連続出てしまう症例では，呼吸が安定しているときに行う検査であることを説明して，検査は中止とする。検査の途中から呼吸にもれがあった薬液を吸入しているので，その日の再検査はできない。後日再検査を行う。

④検査中マウスピースが外れた。
⇒すぐにマウスピースを咥えて検査を続ける。総吸入量がわずかに減少するが，検査結果に大きく影響しない。しかし，長時間外れた場合は後日再検査を実施する。

⑤検査前は安定し，スパイロメトリーも問題なかったが，発作が起きてしまった。
⇒医師により注射，点滴，吸入など速やかに対処する。検査技師はサポートにまわり，看護師などの応援を呼ぶ。患者の急変事には薬品，備品類を準備し，使用期限などのチェック体制を構築しておく必要がある。一例を表4.2.7に示す。

表4.2.7　気道過敏性試験などの吸入負荷試験に必要な薬品・備品

薬品
短時間作用性吸入β₂刺激薬（ベネトリン®，サルタノールインヘラー®，メプチン®など）
副腎皮質ステロイド（点滴静注）（リンデロン®，デカドロン®など。NSAIDs過敏喘息の可能性がない場合には，ソル・コーテフ®，ソル・メドロール®の使用も可）
アミノフィリン（点滴静注）（ネオフィリン®）
短時間作用性吸入抗コリン薬（アトロベントエロゾル®）
アドレナリン（ボスミン®，アドレナリン皮下注0.1%シリンジ®）
抗ヒスタミン薬（点滴静注）（ポララミン注®，アタラックスーP注®）
輸液（生理食塩水，5%ブドウ糖液）

備品
酸素マスク
バッグバルブマスク
気管挿管セット
酸素ボンベ
注射針
シリンジ
採血管
点滴セット

（日本アレルギー学会喘息ガイドライン専門部会（監修）：喘息予防・管理ガイドライン2021，協和企画，2021を参考に作成）

［中出祐介］

4章 吸入負荷試験

📖 参考文献

1) 福池義之助，山下直美（監修）：薬剤師のための喘息・COPDチームですすめる吸入指導のポイント．56．呼吸研究，東京，2014．
2) 日本アレルギー学会喘息ガイドライン専門部会『喘息予防・管理ガイドライン2021』作成委員．喘息予防・管理ガイドライン2021．協和企画，東京，2021．
3) 日本呼吸器学会COPDガイドライン第6版作成委員会（編）．COPD（慢性閉塞性肺疾患）診断と治療のためのガイドライン第6版2022．東京：メディカルレビュー社：2022．
4) Standardization of spirometry, 1992 Update. American Thoracic Society. Am J Respir Crit Care Med. 1995; 152: 1107-36.
5) Han MK, Agusti A, Celli BR, et al. From GOLD 0 to Pre-COPD. Am J Respir Crit Care Med 2021; 203(4): 414-23.
6) Wan ES, Castaldi PJ, Cho MH, et al. Epidemiology, genetics, and subtyping of preserved ratio impaired spirometry (PRISm) in COPDGene. Respir Res 2014; 15(1): 89.
7) Wan ES. The Clinical Spectrum of PRISm. Am J Respir Crit Care Med 2022; 206(5): 524-5.
8) 太田 健：「気管支拡張薬吸入後のスパイロメトリーの意義」，COPDのすべて，工藤翔二（監修），永井厚志，一ノ瀬正和（編集），122-123，文光堂，東京，2008．
9) 三浦元彦「可逆性試験」，COPDのすべて，工藤翔二（監修），永井厚志，一ノ瀬正和（編集），56-58，文光堂，東京，2008．
10) O.Donnell DE, Laveneziana P: Physiology and consequences of lung hyperinflation in COPD. Eur Respir Revl 5(l00): 61-67. 2006.
11) 北川実美：自動呼吸機能検査研究会（呼吸機能検査），121，天啓，2014．
12) A B Murray, A C Ferguson et al.: Airway responsiveness to histamine as a test for overall severity of asthma in children. J Allergy Clin Immunol, 1981; 68: 119-124.
13) 呼吸機能検査ハンドブック．一般社団法人　日本呼吸器学会．2021．
14) Crapo RO, Casaburi R et al.: Guidelines for methacholine and exercise challenge testing-1999. This official statement of the American Thoracic Society was adopted by the ATS Board of Directors, July 1999. Am J Respir Crit Care Med, 2000; 161: 309-329.
15) プロボコリン説明書．株式会社三和化学研究所．2016年月改定（第2版）
16) 相良 博典，田中 明彦，他：気管支喘息患者に対するSK-1211（メタコリン塩化物）を用いた気道過敏性検査の有効性および安全性．アレルギー．2016; 65: 32-40.
17) 小山信一郎；「気道の状態を調べる」．気道過敏性と気道可逆性．呼吸ケア，2007；5(9)：90．
18) Allan L Coates, Jack Wanger et al.: ERS technical standard on bronchial challenge testing: general considerations and performance of methacholine challenge tests. Eur Respir J, 2017; 49: 1601526.
19) 滝島 任，無江季次，他：気道過敏性．呼吸．1：4-6

5章 呼気NO濃度測定

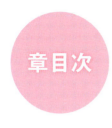

章目次

5.1：呼気NO濃度測定……………………142

SUMMARY

　呼気一酸化窒素（fractional exhaled NO：FeNO）濃度は喘息の診断，治療効果の評価，および治療薬の選択において重要なバイオマーカーとして位置づけられている。現在，FeNO濃度を測定できる機器としてNIOX VERO（チェスト株式会社）およびNObreath V2（原田産業株式会社）が日常診療で広く使用されているため，これらの機器の取り扱い方法を詳しく解説した。また，喘息を含めた呼吸器疾患とFeNO濃度の関係，FeNO濃度に影響を及ぼす因子についても最新の知見を含め記載した。FeNO濃度測定は喘息診療に有効であるがさまざまな因子が影響するため，これらのことを正しく理解し測定・評価することが重要である。特に気を付けるべき因子は，FeNO濃度測定と一緒に行われることが多い呼吸機能検査である。努力肺活量測定，気管支拡張薬反応性試験，気道過敏性試験などの測定により気道内径の変化が誘発されることがある。気道内径によりFeNO濃度が変化する可能性があるため，FeNO濃度測定は呼吸機能検査の前に行う。

5.1 呼気NO濃度測定

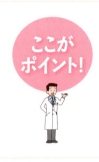

ここがポイント！

- 気管支喘息でFeNO濃度が高くなることを理解する（正常上限値37ppb）。
- FeNO濃度測定は呼吸機能検査として保険収載されており、呼吸機能検査に比し簡便に測定できることを理解する。
- FeNO濃度はさまざまなものに影響を受けることを理解し、注意する。主な因子として、低下に関連するものは喫煙（受動喫煙を含む）とステロイド薬の使用、増加に関連するものはアトピーなどの合併症である。
- キーワード：FeNO，気管支喘息，呼気一酸化窒素（NO）測定ハンドブック

1. はじめに

1991年に初めて、ヒトの呼気中に含まれる一酸化窒素（fractional exhaled NO；FeNO）濃度を測定する方法が導入された[1]。その後、肺や気道の炎症性疾患、特に気管支喘息や好酸球性肺炎において、FeNOが高濃度で検出されることが明らかとなった[2]。FeNO濃度測定は呼吸機能検査として保険収載され、さまざまなFeNO濃度測定機器が市販され、臨床現場で広く利用されている。現在、FeNO濃度は特に喘息の診断、治療効果の評価、および治療薬の選択において重要なバイオマーカーとして位置づけられている。この重要性を受けて、2018年には日本呼吸器学会から「呼気一酸化窒素（NO）測定ハンドブック」が発行された。本稿では、このハンドブックと最新の知見を基に、FeNOについて概説する。

NOはNO合成酵素（NOS）によりL-アルギニンを基質として産生される。NOSには3つの異なるタイプがある[3]。神経型NOS（nNOS）は神経細胞に、内皮型NOS（eNOS）は血管内皮細胞に、誘導型NOS（iNOS）は炎症性サイトカインなどに刺激されて誘発される。気道にはこれらすべてのサブタイプが存在している[3]。これら異なるサブタイプのNOSが協調して働き、気道の恒常性維持（気管支の収縮や拡張、呼吸器の免疫機能や炎症）に関与している[3]。

下気道でNOが生成される主な機序は、気道上皮細胞でのiNOSの発現増加が関係している[1]。実際、健康者と喘息患者のFeNO濃度は、iNOSを抑制する薬の投与により大幅に低下する[4]。iNOSの発現は、Th1細胞から放出されたインターフェロン-γ、マクロファージ由来のTNF-α、IL-1β、Th2細胞や肥満細胞からのIL-4、IL-13、ウイルス感染などによって誘発される。つまり、FeNO濃度は気道の炎症を反映する指標である。

MEMO

米国胸部疾患学会・欧州呼吸器学会推奨の標準測定法

- 大気中に保有されるNOの影響を低減するためにNOフリーのガスを吸気する。
  NIOX VERO：ハンドルにはNO除去フィルターが内蔵されている。
  NObreath V2：NO除去フィルター内蔵されていないため、測定時間を2秒長くすることで環境中のNO濃度の影響を最小限にとどめる工夫がされている。
- 呼気中のNO濃度は呼出速度に依存して変化するため、50mL/秒±10%の一定流速で呼出を行う。呼出開始時の肺気量位としては、最大吸気位から呼出する。
- 鼻腔では高濃度のNOが産生されており、鼻腔由来のNOを下気道由来のNOから分離する必要がある。そのため呼出の際に5〜15cmH$_2$Oに口腔内圧を高め軟口蓋を閉鎖することで、鼻腔由来のNOによるコンタミネーションを防止する。
- 下気道由来のNOを安定して測定するために10秒以上の呼出を行う。
  NIOX VERO：50mL/秒±10%の呼出速度を維持すれば10〜20cmH$_2$Oの圧が自動的に口腔内に加えられる。測定時間は10秒（特別6秒モード）であり、呼出初期の鼻腔や死腔由来の高濃度NOの混入による影響を回避するために最後の3秒間の呼気だけをサンプリングして分析を行う仕様になっている（図5.1.1）。
  NObreath V2：成人モード12秒（12歳以上）、小児モード10秒（12歳未満）

用語 NO合成酵素（nitric oxide synthase；NOS），神経型NOS（neuronal NOS；nNOS），内皮型NOS（endothelial NOS；eNOS），誘導型NOS（inducible NOS；iNOS）

5.1 | 呼気NO濃度測定

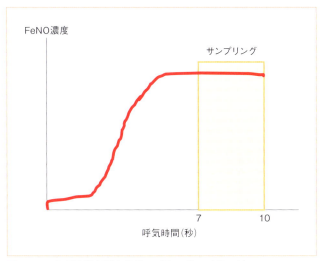

図5.1.1　FeNO濃度測定用サンプルのサンプリング

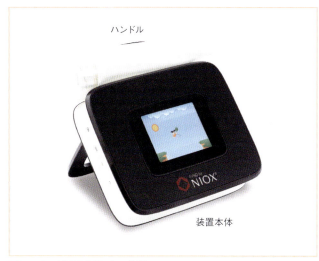

図5.1.2　NIOX VEROの外観

（画像提供：チェスト株式会社）

● 2. 実際の測定法

2013年に，携帯型のFeNO濃度測定装置であるNIOX MINO（チェスト株式会社）が医療機器として認可され，日本でのFeNO濃度測定が保険適用となった。現在，NIOX MINOの後継機であるNIOX VERO（チェスト株式会社）およびNObreath V2（原田産業株式会社）が日常診療で広く使用されている。FeNO濃度測定に関する診療報酬点数は，スパイログラフィー等検査の呼気ガス分析として100点，呼吸機能検査等判断料（1回／月）として140点算定できる。また，2005年には米国胸部疾患学会と欧州呼吸器学会がFeNO濃度測定の標準測定法を発表しており，測定時に推奨される，または満たすべき条件がいくつか示されている[6]。NIOX VEROおよびNObreath V2は，これらの条件を満たすように設計されている。

(1) NIOX VEROの測定方法
（チェスト株式会社ホームページから引用）

- 機器の概要（図5.1.2）

　測定原理：イオン電極法

　測定範囲：5～300ppb

　対象年齢：4歳以上の子供および成人

　測定モード：10秒，特別6秒（10秒間呼出困難な子供など）

　精度：±5ppbまたは±10％以内（いずれか大きいほう）

　精度管理・メンテナンス：不要

　測定機器本体使用期限：5年または15,000回測定，いずれか早いほう。NIOX VEROで分析する一酸化窒素濃度は，ppb（10億分の1）単位の微細なものである。常に一定の精度を維持するために，本体・センサー・呼吸ハンドルにはそれぞれ使用期限と回数制限が設けられている。この期限内であれば，測定精度が±5ppbまたは±10％以内（いずれか大きいほう）に維持される。これらを交換することにより精度管理やメンテナンスが不要となっている。

　消耗品：テストキット（センサー，ハンドル，フィルター）

　センサーの耐用期間は，パッケージを開封しNIOX VEROに挿入してから最大12カ月，またはセンサーに記載された使用期限のいずれか早いほう。

　感染対策：ディスポーザブルフィルターの使用，ハンドル内は呼気と吸気が別経路を通る構造になっており，本体内に残った患者の呼気ガスを次の患者が吸気することはない。

　動作環境：室温+10～+35℃，湿度20～80％

　機材管理：NOセンターは安定した環境で管理することが推奨されているため，使用後の保管は湿度調整剤がセットされた機器専用ケースに保管する。

　清掃：石鹸液を含ませた布，感染症疑い患者の場合は0.1％次亜塩素酸ナトリウムを含む布で清掃する。アルコールなどの揮発性物質を含む消毒薬は，測定系に影響を与える可能性があるため使用しない。

- 測定の実際

　測定準備

　　本体の電源をONにする。

　　機器が動作環境をセルフチェックし，異常がなければ測定画面になる。

　　ハンドルを本体から取り外し，専用のディスポーザブルフィルター（患者ごとに交換）を接続する。

　測定方法（図5.1.3）

　　基本的に座位で測定する。

　　ノーズクリップを装着せずに，最大呼気位まで息をすべて吐く。

143

■ 5章 呼気NO濃度測定

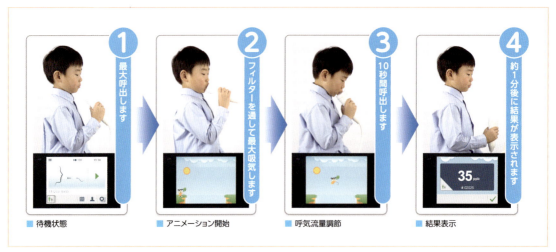

図5.1.3　NIOX VEROの測定方法

（画像提供：チェスト株式会社）

フィルターをくわえ，最大吸気位まで息を吸う（鼻から吸わないように注意）。

全肺気量まで息を吸ったら，息を止めず一定の速度で呼出する。モニターに表示されている上下の線，左右の線（選択するアニメーションによって異なる）は国際標準法の測定条件を満たす範囲を示している。この線を越えない一定の流速で10秒間呼出する。呼気流量や呼出時間が不十分な場合には，測定が中断される。測定終了後，機器が呼気サンプルを自動分析し，約1分で結果が表示される。

(2) NObreath V2の測定方法（取扱説明書初版から引用）

・機器の概要（図5.1.4）

測定原理：電気化学センサー

測定範囲：5～500ppb

測定モード：成人モード12秒（12歳以上），小児モード10秒（12歳未満。12秒間息を吐き続けられる場合は成人モードを使用する），外気測定モード30秒

精度：±5ppb（50ppb以下の場合），±10%（51ppb以上の場合）

精度管理・メンテナンス：1回／年

部品交換：1年ごと，4年ごとに交換が必要

消耗品：NObreath V2用マウスピース

感染対策：ディスポーザブルマウスピースを患者ごとに交換（同一患者であれば1検査で上限10回まで繰り返し測定可能）

動作環境：室温+15～+30℃，湿度20～80%，外気NO 350ppb以下（NIOX VEROのようにNO除去フィルターは搭載していないので，異常に高値が出た場合，外気のNOを測定し，350ppb以上であれば測定場所を変える）

機材管理：NOセンサーは安定した環境で管理すること

が推奨されているため，使用後の高温多湿，直射日光を避けて保管する（室温0～50℃，湿度5～95%）。

清掃：アルコール以外の消毒薬（0.74%未満次亜塩素酸ナトリウム，0.5%未満塩化ベンザルコニウム，0.2%未満クロルヘキシジンジグルコン酸塩のいずれか）を含む布で清掃する。アルコールなどの揮発性物質を含む消毒薬は，測定系に影響を与える可能性があるため使用しない。アルコールで消毒した場合，24時間使用を控え，異常が見られたらメーカーへ連絡する。

・測定方法（図5.1.5）

基本的に座位で測定する。

ノーズクリップを装着せずに，マウスピースから口をはなした状態で，最大吸気位まで息を吸う。NObreath V2用マウスピースをくわえ，最大呼気位まで息をゆっくりと吐く（アニメーションが画面の中央に維持されるように，呼気流量を患者に調節してもらう）。測定終了後，機器が呼気サンプルを自動分析し，結果が表示される。呼気流量が

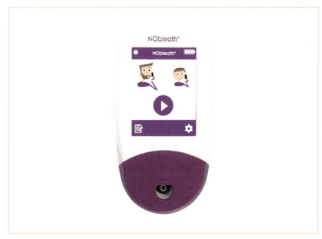

図5.1.4　NObreath V2の外観

（原田産業株式会社より許可を得て取扱説明書初版から引用）

144

5.1 | 呼気NO濃度測定

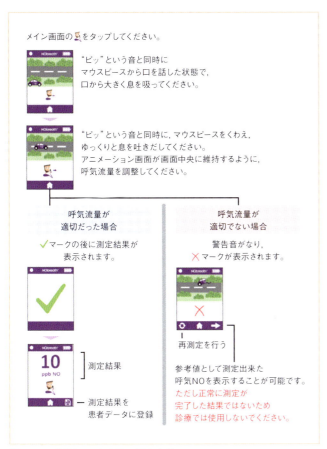

図5.1.5　NObreath V2の測定方法
（原田産業株式会社より許可を得て取扱説明書初版を参考に作成）

適切でない場合，警告音が鳴り×マーク表示されるので，再検する。

(3) NIOX VERO と NObreath V2 の比較

NObreath V2の前全機種であるNObreathとNIOX VEROは正相関するが，NObreathはNIOX VEROと比較し30%ほど低値となることが報告されている（図5.1.6）[7]。2024年現在，NObreath V2は販売間もないため，NIOX VEROとの比較結果は本邦において発表されていない。

● 3. 喘息診療とFeNO濃度

(1) 喘息診断におけるFeNO濃度の有効性

喘息予防・管理ガイドライン2021[8]によれば，喘息は「気道の慢性炎症を本態とし，臨床症状として変動性を持った気道狭窄（喘鳴，呼吸困難）や咳で特徴付けられる疾患」と定義されている。この気道の炎症には，好酸球，好中球，リンパ球，マスト細胞などの炎症細胞に加えて，気道上皮細胞，線維芽細胞，気道平滑筋細胞，および2型サイトカインなどの液性因子が関与している。また，気道炎症や気道過敏性充進により，気道狭窄が自然に，あるいは治療により可逆性を示す。喘息はこのような特徴を呈するため，診断は，臨床症状（発作的な呼吸困難や喘鳴など），気道の可逆性評価，気道過敏性の検査所見に基づいて行われる。喘息を診断し病状を把握することは，治療を適切に行い，喘息増悪や喘息死を予防する上で重要である。そこで，喘息の主病態である気道収縮および狭窄と気道炎症の評価が大切となる。

気道の収縮と狭窄を評価するための方法には，問診や聴診による喘鳴の確認，ピークフローメーターによる気流測定などがある。また，呼吸機能検査としては，通常のスパイロメトリーに加え，気道の可逆性評価，オシロメトリー（広域周波オシレーション法），吸入負荷試験である気道過敏性試験などがある。一方，喘息の気道炎症を評価する方法の中で，特に有用なものは喀痰中の好酸球比率である。好酸球比率が3%以上の場合，喘息に特徴的な好酸球性気道炎症が存在すると判断される。しかし，喀痰は採取が困難であり，すべての患者から採取できない点が問題であった。このような一般診療における問題点を大幅に解決したのが，FeNO濃度測定検査である。1993年にAlvingらに

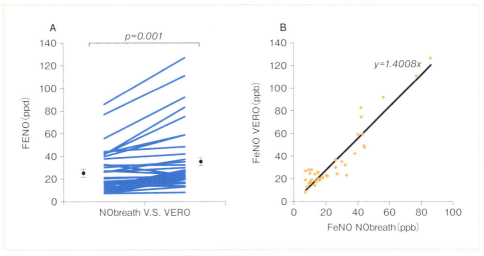

図5.1.6　NObreathとNIOX VEROの測定値の比較

（粒来崇博，上出庸介，他：携帯型一酸化窒素濃度測定器NO breath V2とNIOX VEROの測定値の比較　アレルギー，2017; 66: 204-208. を参考に作成）

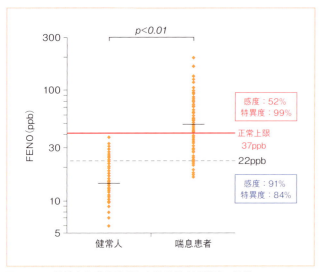

図5.1.7 健常人と喘息患者におけるFeNO濃度の比較
(Kazuto Matsunaga, Tsunahiko Hirano et al.: Exhaled nitric oxide cutoff values for asthma diagnosis according to rhinitis and smoking status in Japanese subjects. Allergol Int, 2011; 60: 331-337.を参考に作成)

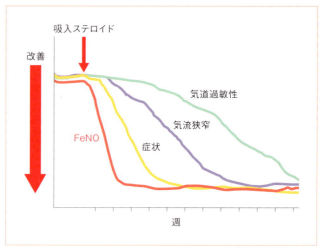

図5.1.8 吸入ステロイドによる喘息患者FeNO濃度，症状，呼吸機能検査改善の時間経過
(Christopher A Bates, Philip E Silkoff. Exhaled nitric oxide in asthma: from bench to bedside. J Allergy Clin Immunol, 2003; 111: 256-262.を参考に作成)

よって，喘息患者のFeNO濃度が健康な人の2〜3倍であることが報告された[9]。さらに，KharitonovらはFeNOが吸入ステロイド治療により，喘息患者でも健康な人と同様のFeNO濃度に低下することを明らかとした[10]。このような知見から，FeNOは喘息診療に有益であることが明らかとなり，現在までさまざまな報告がなされている。

日本では，成人240名の平均FeNO濃度を基に，37ppbを正常の上限としている[11]。カットオフ値を22ppbとした場合，感度と特異度は91%，84%であり，37ppbとした場合，感度と特異度は52%，99%である(図5.1.7)[12,13]。つまり，吸入ステロイド薬未使用で喘鳴などの喘息が疑われる症状があれば，FeNO濃度22ppb以上で喘息疑い，37ppb以上でほぼ喘息と診断できる。ただし，37ppbを基準とすると感度が低いため，喘息を見落とす可能性が高まる。また，後述するFeNO濃度に影響を与える要因も考慮する必要がある。

(2) 喘息管理におけるFeNO濃度の有効性

FeNO濃度高値の患者に対しては，吸入ステロイドが効果的であるとされている。吸入ステロイド治療により，症状，1秒量，ピークフロー値，気道過敏性が改善することが報告されている。吸入ステロイドを開始すると，FeNO濃度は迅速に用量依存的に低下する。注意すべき点は，FeNO濃度は喘息症状，1秒量，気道粘膜の好酸球数よりも早く低下する(図5.1.8)[14]。したがって，治療開始直後にFeNOが低下しても喘息が改善したと解釈せずに，症状やその他の呼吸機能を含めて総合的に評価をすることが重要である。

FeNO濃度は，治療薬の選択や治療効果の予測にも役立

つ。未治療の喘息患者に対して，フルチカゾン(吸入ステロイド)治療の効果を評価する研究では，FeNO濃度に基づいて3つのグループ(FeNO＞47ppb，15〜47ppb，＜15ppb)に分けて調査が行われ，FeNO濃度＞47ppbのグループでは，吸入ステロイド治療により呼吸機能と気道過敏性が有意に改善したことが報告されている[15]。吸入ステロイド治療下でも，症状が残存し，FeNO濃度が高い場合，吸入ステロイド投与量不足やアドヒアランスに注意する必要がある。さらに，コントロールされた喘息患者でも，FeNO濃度が高いと呼吸機能の低下が報告されており[16]，FeNO濃度が高い場合，気道炎症が持続している可能性が示唆されている。近年，重度の喘息患者に対する生物学的製剤(抗体製剤)の選択においても，末梢血好酸球数や血中IgE値に加え，FeNO濃度を考慮することが推奨されている[17]。

4. 喘息以外の呼吸器疾患とFeNO濃度の関係

(1) 慢性閉塞性肺疾患

慢性閉塞性肺疾患(COPD)患者ではFeNO濃度は増加しない。

(2) 喘息とCOPDのオーバーラップ

COPD患者の中で，約20%が喘息を併発していると報告されている[18]。日本呼吸器学会の『喘息とCOPDのオーバーラップ(Asthma and COPD Overlap：ACO)診断と治療の手引き』には，ACOの診断基準の1つとしてFeNO＞35ppbが示されている。COPD患者における喘息の存在をFeNOを用いて検査することで，COPD患者における吸入ステロイドの反応性(responder)と非反応性(non-responder)を

用語 慢性閉塞性肺疾患(chronic obstructive pulmonary disease；COPD)

判断するのに有効である可能性がある。

(3) びまん性肺疾患

好酸球性肺炎，過敏性肺炎，特発性器質化肺炎，サルコイドーシス患者のFeNO濃度を比較したところ，好酸球性肺炎のみでFeNO濃度の上昇が確認された[19]。急性および慢性の好酸球性肺炎の両方でFeNO濃度は高い値を示した。

● 5. 測定値に影響を及ぼす因子

【総論】

FeNO濃度に影響を及ぼす因子は，主に喫煙(受動喫煙を含む)，ステロイド薬の使用によって低下し，合併症(アトピーなど)によって上昇する。これらの影響因子は検査マニュアルなどに記載し，FeNO検査依頼時に医師と患者に伝えることが非常に重要である。また，検査時に検査技師が患者に対して問診を行い，結果に上記情報を記載することは，正確なFeNO検査結果の判断に貢献する。さらに，呼吸機能検査によってもFeNO濃度が変化する可能性があるため，まずFeNO検査を行い，その後に他の呼吸機能検査を行うことが重要である。

【各論】

・年齢，性別
　小児：成長に伴い気道内径が大きくなるため，小児の場合は年齢を考慮してFeNO濃度を解釈することが推奨されている[6]。
　成人：現在のところ，年齢，性別，月経，妊娠によるFeNO濃度への影響は報告されていない。

・身長，体重
　成人においては，身長や体重とFeNO濃度との関連は現時点では確認されていない。

・食品，飲料
　一部の食品や飲料がFeNO濃度に影響を及ぼすことが報告されており[20,21]，測定前の1時間以内には摂食を避けることが望ましい[6]。FeNO濃度を上昇させる食品には，硝酸塩を多く含むもの(たとえば，レタス，サラダ菜，ほうれん草，ごぼうなど)が挙げられる[20]。一方，FeNO濃度を低下させる食品には，アルコール，果糖，脂質などが含まれる[21]。飲食物がFeNO濃度にどれくらい影響するかについては，さらなる研究が必要である。

・薬剤
　吸入ステロイド薬および全身ステロイド薬はFeNO濃度を低下させることが報告されている[6]。喘息患者の気道上皮では，Th2細胞，肥満細胞，好酸球などから放出されたIL-4/IL-13からSTAT-6を介した経路で誘導型NOSが発現するが，ステロイド薬はこの経路を抑制することが報告

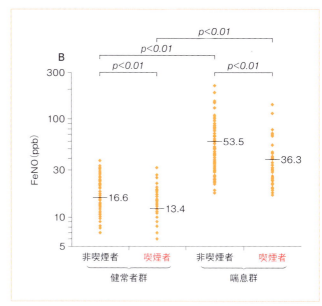

図5.1.9　喫煙はFeNO濃度を低下させる
(Kazuto Matsunaga, Tsunahiko Hirano et al.: Exhaled nitric oxide cutoff values for asthma diagnosis according to rhinitis and smoking status in Japanese subjects. Allergol Int, 2011; 60: 331-337.を参考に作成)

されている[6]。その他の薬剤については，現在のところFeNO濃度への影響は報告されていない。

・喫煙
　喫煙者は非喫煙者に比べてFeNO濃度が低下することが報告されている[6,12]。喫煙後，FeNO濃度が急激に低下することも報告されている[22]。Kazuto Matsunagaの報告によれば，非喫煙の健常者の平均FeNO濃度は16.6ppbであり，喫煙の健常者の平均FeNO濃度は13.4ppbで低下している。喘息患者においても，非喫煙者の平均FeNO濃度は53.5ppbであり，喫煙者の平均FeNO濃度は36.3ppbで低下している(図5.1.9)[12]。日本人の正常値は約15ppbで，正常上限は37ppbと報告されており[11]，喫煙者の喘息患者の平均FeNO濃度は健常者の正常上限とほぼ同じであることに注意する。さらに，受動喫煙によってもFeNO濃度が低下することが報告されている。現在だけでなく，幼少期の受動喫煙もFeNO濃度低下に影響する(図5.1.10)[23]。一方，過去の喫煙歴とFeNO濃度については，現在のところ明らかになっていない。したがって，検査時に喫煙歴を問診することは非常に重要である。また，非喫煙者でも受動喫煙の経験があるかどうかも問診し，検査結果に記載することは，医師が正確なFeNO濃度を判断するのに役立つ。

・アトピー，副鼻腔炎
　アトピー，アレルギー性鼻炎，好酸球性副鼻腔炎の患者では，下気道にCD4陽性リンパ球や好酸球などの炎症細胞が浸潤することが認められ，FeNO濃度は喘息とは関係なく増加する[12,24]。

・感染症
　ウイルスや細菌感染の急性期にはFeNO濃度が増加し，回復期には低下することが報告されている[6]。医師は通常，

5章 呼気NO濃度測定

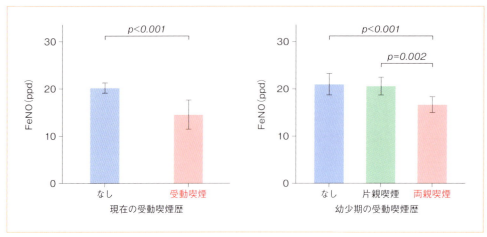

図5.1.10 受動喫煙はFeNO濃度を低下させる
(N Al-Shamkhi, K Alving et al.: Important non-disease-related determinants of exhaled nitric oxide levels in mild asthma - results from the Swedish GA(2) LEN study. Clin Exp Allergy, 2016; 46: 1185-1193. を参考に作成)

急性咳嗽の患者に対して呼吸機能検査を依頼しないが，感染症によってFeNO濃度が増加することを理解しておくことは重要である（喘息は感染性のない慢性咳嗽に含まれる）。

・呼吸機能検査

呼吸機能検査では，努力肺活量測定，気管支拡張薬反応性試験，気道過敏性試験などの測定により気道内径の変化が誘発されることがある。気道内径によりFeNO濃度が変化する可能性がある[6,25〜27]。したがって，FeNO濃度測定は呼吸機能検査の前に行う。

・日内変動，気道内径

健常者やコントロールが良好な喘息患者に比べ，コントロール不良な喘息患者ではFeNO濃度の日内変動が大きいことが報告されている（図5.1.11）[25]。コントロール不良な喘息患者では気道内径が変化する可能性がある。気道内径が狭窄する（FEV_1が低下する）とFeNO濃度が低下し[26]，気管支拡張薬の吸入後にFeNO濃度が増加することが報告されている[27]。したがって，測定時間を検査結果に記録し，同一患者では可能な限り同じ時間帯（午前，午後など）でFeNO濃度を測定することが望ましいが，これらの因子がFeNO濃度にどの程度影響するかについては，さらなる研究成果が必要である。

［中出祐介］

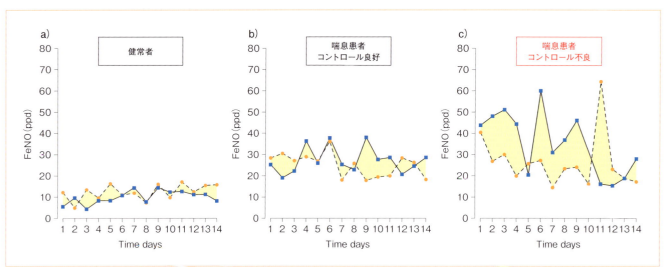

図5.1.11 喘息の状態がFeNO濃度に与える影響
(Junpei Saito, David Gibeon et al.: Domiciliary diurnal variation of exhaled nitric oxide fraction for asthma control. Eur Respir J, 2014; 43: 474-484. を参考に作成)

📖 参考文献

1) L E Gustafsson, A M Leone et al.: Endogenous nitric oxide is present in the exhaled air of rabbits, guinea pigs and humans. Biochem Biophys Res Commun, 1991; 181:852-857.
2) S A Kharitonov, D Yates, R A Robbins et al.: Increased nitric oxide in exhaled air of asthmatic patients. Lancet, 1994; 343: 133-135.
3) Ricciardolo FLM, Sterk PJ et al.: Nitricoxide in health and disease of the respiratory system. Physiol Rev 2004, 84: 731-765.
4) Trevor T Hansel, Sergei A Kharitonov et al.: A selective inhibitor of inducible nitric oxide synthase inhibits exhaled breath nitric oxide in healthy volunteers and asthmatics. FASEB J, 2003; 17: 1298-1300.
5) Berry MA, Shaw DE et al.: The use of exhaled nitric oxide concentration to identify eosinophilic airway inflammation: an observational study in adults with asthma. Clin Exp Allergy, 2005; 35: 1175-1179.
6) American Thoracic Society; European Respiratory Society. Am J Respir Crit Care Med, 2005; 171: 912-930.
7) 粒来崇博, 上出庸介, 他：携帯型一酸化窒素濃度測定器NO breath V2とNIOX VEROの測定値の比較. アレルギー, 2017; 66: 204-208.
8) 日本アレルギー学会喘息ガイドライン専門部会『喘息予防・管理ガイドライン2021』作成委員. 喘息予防・管理ガイドライン2021. 協和企画, 東京, 2021.
9) Alving K, Weitzberg E et al.: Increased amount of nitric oxide in exhaled air of asthmatics. Eur Respir J, 1993; 6: 1368-1370.
10) Kharitonov SA, Yates D et al.: Increased nitric oxide in exhaled air of asthmatic patients. Lancet, 1994; 343: 133-135.
11) Kazuto Matsunaga, Tsunahiko Hirano et al.: Reference ranges for exhaled nitric oxide fraction in healthy Japanese adult population. Allergol Int, 2010; 59: 363-367.
12) Kazuto Matsunaga, Tsunahiko Hirano et al.: Exhaled nitric oxide cutoff values for asthma diagnosis according to rhinitis and smoking status in Japanese subjects. Allergol Int, 2011; 60: 331-337.
13) 松永和人. 気管支喘息の新しい診断ツール：呼気一酸化窒素濃度測定. 日本内科学会誌, 2016; 105: 950-956.
14) Christopher A Bates, Philip E Silkoff. Exhaled nitric oxide in asthma: from bench to bedside. J Allergy Clin Immunol, 2003; 111: 256-262.
15) Smith AD, Cowan JO et al.: Exhalednitric oxide: a predictor of steroid response. Am J Respir Crit Care Med 2005, 172: 453-459.
16) Matsunaga K, Hirano T et al.: Persistently high exhaled nitric oxide and loss of lungfunction in controlled asthma. Allergol Int, 2016; 65: 266-271.
17) Brusselle GG, Koppelman GH: Biologic therapies forsevere asthma. N Engl J Med, 2022; 386: 157-171.
18) Peter G Gibson, Vanessa M McDonald: Asthma-COPD overlap 2015: now we are six. Thora, 2015; 70: 683-691.
19) Keiji Oishi, Tsunahiko Hirano et al.: Exhaled nitric oxide measurements in patients with acute-onset interstitial lung disease. J Breath Res, 2017; 11: 036001.
20) A C Olin, A Aldenbratt et al.: Increased nitric oxide in exhaled air after intake of a nitrate-rich meal. Respir Med. 2001; 95: 153-158.
21) D H Yates 1, S A Kharitonov et al.: The effect of alcohol ingestion on exhaled nitric oxide. Eur Respir J, 1996; 9: 1130-1133.
22) S A Kharitonov, R A Robbins et al.: Acute and chronic effects of cigarette smoking on exhaled nitric oxide. Am J Respir Crit Care Med, 1995; 152: 609-612.
23) N Al-Shamkhi, K Alving et al.: Important non-disease-related determinants of exhaled nitric oxide levels in mild asthma - results from the Swedish GA(2)LFN study. Clin Exp Allergy, 2016; 46: 1185-1193.
24) B L Bradley, M Azzawi et al.: Eosinophils, T-lymphocytes, mast cells, neutrophils, and macrophages in bronchial biopsy specimens from atopic subjects with asthma: comparison with biopsy specimens from atopic subjects without asthma and normal control subjects and relationship to bronchial hyperresponsiveness. J Allergy Clin Immunol, 1991; 88: 661-674.
25) Junpei Saito, David Gibeon et al.: Domiciliary diurnal variation of exhaled nitric oxide fraction for asthma control. Eur Respir J, 2014; 43: 474-484.
26) H W de Gouw, J Hendriks et al.: Exhaled nitric oxide (NO) is reduced shortly after bronchoconstriction to direct and indirect stimuli in asthma. Am J Respir Crit Care Med, 1998; 158: 315-319.
27) P E Silkoff, S Wakita et al.: Exhaled nitric oxide after beta2-agonist inhalation and spirometry in asthma. Am J Respir Crit Care Med, 1999; 159: 940-944.

6章 運動負荷試験

章目次

6.1：呼吸器疾患における
　　心肺運動負荷試験 …………………… 152

6.2：6分間歩行試験 ………………… 161

SUMMARY

　運動負荷試験は，予期しない出来事が起こりうるため，安全に施行できるよう検査目的や患者状態を把握し，事故を未然に防ぐ準備を怠らないようにしなければならない。そのためには，呼吸器に関わる要因だけでなく，循環器についても熟知して取り組んでいく必要がある。本章では，運動負荷試験のうち，心肺運動負荷試験（CPX）と6分間歩行負荷試験（6MWT）の概要を説明する。検査目的や意義，禁忌だけでなく，実際の方法について述べるとともに，呼吸器疾患と関連させた結果の解釈，一つひとつのパラメーターが意味することを理解していただきたい。

6章 運動負荷試験

6.1 呼吸器疾患における心肺運動負荷試験

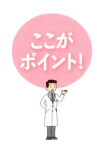

ここがポイント!

- 人は運動エネルギーを産生するため、肺で酸素を摂取し（取り込み）→ 血液で運動筋に送り届け → 細胞のミトコンドリアで消費するというシステムがなりたっている。心肺運動負荷試験（CPX）は、この「取り込み」と「運搬」を、「肺の換気能力」と「心臓のポンプ能力」として総合的に捉えた検査である。
- 呼吸器領域での運動負荷試験は、運動耐容能測定のほかに運動誘発性の喘息やアナフィラキシーの診断、運動誘発性低酸素血症（EIH）の検出、また患者の呼吸困難感を客観的に評価する目的で用いられる。
- 試験実施にあたっては、禁忌や中止基準をはじめ患者の状態を把握し安全に行うことが重要である。
- 運動負荷試験は、呼吸器疾患にも適応される。
- 呼吸障害では、自覚症状に加えて呼吸機能検査および心肺運動負荷試験（CPX）が評価対象となっている。
- 慢性閉塞性肺疾患（COPD）における肺の動的過膨張は、運動により顕著に表れる。

1. 呼吸器疾患における運動負荷試験の必要性

運動負荷試験は、狭心症などの虚血性心疾患で適応される一方、呼吸器領域でも運動耐容能の測定のほか、運動誘発性喘息（EIA）や運動誘発性低酸素血症（EIH）の検索、運動誘発性アナフィラキシーの診断に用いられる。呼吸器疾患患者では、運動によって換気障害などが増強（誘発）されるため換気能力に余裕がなくなり呼吸苦が出現する。呼吸器疾患の症状である呼吸苦は主観的な症状であるため運動中の呼吸状態を客観的に評価可能である検査として運動負荷試験の意義は大きい。

2. 呼吸機能障害の評価

呼吸器疾患では症状を自覚して初めて受診することが多く、潜在的な呼吸器疾患を鑑別するために呼吸機能検査は重要な役割を果たしている。近年では、病態の評価を単一の検査結果のみでなく複数の項目をスコア化し評価する手法が用いられている。呼吸障害の評価においても①症状と履歴、②呼吸機能検査、③運動負荷検査、④血液ガスのスコア化による評価を推奨している（American Medical Association assessment of pulmonary dysfunction：AHAアセスメント）[1]。

このAHAアセスメントでは、Class0~4までの5段階で呼吸障害を評価している。1では、自覚症状と過去の罹患歴を自覚的な評価基準とし、2~4では呼吸機能検査の結果（FVC, FEV$_1$, FEV$_1$/FVC, DL$_{CO}$）と心肺運動負荷試験（CPX）による最大酸素摂取量（$\dot{V}O_2max$）を客観的な評価基準としている。このなかで、CPXは日常的に行うルーティン検査ではないものの、肺活量や肺拡散能力検査結果だけでは診断に至らない時の重要な検査と位置づけて推奨されている[1]。

3. 運動時の呼吸予備能と動的過膨張

最大運動負荷時の最大分時換気量（$\dot{V}Emax$）は、成人男性で20L/minに達し最大努力換気量（MVV）の50~80%程度であり、残り20~50%が呼吸予備能となる。健常人に比べ呼吸器疾患では、最大運動時の呼吸予備能は縮小し、その傾向は拘束性疾患よりも閉塞性疾患で強い。これは、運動による呼吸数増加によって1回あたり換気の時間が短くなることに影響を受けている。

健常人の吸気に要する時間（T$_I$）と呼気に要する時間（T$_E$）は、T$_I$が1.60 ± 0.34（sec）に対しT$_E$は2.46 ± 0.48（sec）とT$_E$が長い。運動によって呼吸数が上昇すると1回あたりの吸気・呼気時間が短くなる。例えば500mlの換気をするのに吸気は約1.6秒、呼気は約2.5秒かかり、単位時間当たりの換気量は吸気の方が多い（T$_I$ = 500ml/1.6sec VS T$_E$ =

用語　心肺運動負荷試験（cardiopulmonary exercise testing；CPX）、運動誘発性喘息（exercise-induced asthma；EIA）、運動誘発性低酸素血症（exercise-induced hypoxemia；EIH）、分時換気量（vacuum extraction；$\dot{V}E$）、最大努力換気量（maximal voluntary ventilation；MVV）

6.1 呼吸器疾患における心肺運動負荷試験

表6.1.1 運動負荷試験の禁忌事項

絶対的禁忌	ときに禁忌となる場合	とくに呼吸器疾患として検査を避けるべき場合
・慢性呼吸器疾患の急性増悪期あるいは呼吸不全 ・コントロールされていない喘息 ・安静時における高度の呼吸困難 ・重篤な虚血性心疾患、最近の安静時心電図で急性の変化が示唆される場合 ・不安定狭心症（高リスク症例） ・不安定な未治療の不整脈 ・重篤な大動脈弁狭窄症 ・コントロールされていない急性あるいは重症心不全 ・急性肺塞栓または肺梗塞や肺うっ血 ・急性心筋炎または心膜炎 ・急性心筋梗塞発症早期（3～5日以内） ・高度の狭窄性弁膜症 ・大動脈解離などの重篤な血管病変 ・失神 ・運動による合併症への影響が予想される場合 ・検査協力を得られないような精神障害を有する場合	・中程度以上の狭窄性弁膜症 ・高度の電解質異常 ・高度の貧血 ・コントロール不良の高血圧症 ・頻脈または徐脈性不整脈 ・閉塞性肥大型心筋症など流出路狭窄 ・運動によって再発の可能性のある神経-筋障害、筋-骨格系障害および関節リウマチ ・運動負荷が行えない精神的・身体的障害 ・高度の房室ブロック ・心室性動脈瘤 ・未治療の代謝性疾患 ・全身性慢性感染症 ・左冠動脈主幹部狭窄	・原疾患の増悪期、急性期 ・感冒や気管支炎、肺炎などの呼吸器感染症の合併時 ・肋膜炎、気胸の合併時 ・自覚的に発熱、血痰、胸痛などが有るとき ・いつもと比べて、特に倦怠感が強く安静時でも呼吸困難感が強いとき ・気管支喘息の発作時 ・気管支拡張薬を吸入しても、ピークフロー（PF）値が自己ベスト値の60%以下に低下しているとき

＊ATS/ACCPのステートメント[1]では、労作時酸素吸入患者で安静時室内気85%以下は禁忌となっている。
＊ときに禁忌となるとは、運動によって得られる利益が運動で生じる危険性を上回る可能性のある場合である。その場合、特に安静時に無症状の例では注意しつつ低いレベルにエンドポイントを設定して運動負荷試験を施行する。

(谷口興一、伊東春樹（編）：心肺運動負荷テストと運動療法、南江堂、2004、千住秀明、植木 純、他：呼吸リハビリテーションマニュアル—運動療法—第2版、日本呼吸ケアリハビリテーション学会、日本呼吸器学会、日本リハビリテーション医学会（編）、照林社、2012、ATS/ACCP：Statement on cardiopulmonary exercise testing. American Thoracic Society ; American College of Chest Physicians. Am J Respir Crit Care Med. 2003 Jan 15 ; 167（2）を参考に作成)

500ml/2.5sec）。仮に吸気呼気ともに2秒に制限された場合、500mlは吸入できても500ml全量を呼出できないことになる。これは、本来呼出されるはずだった0.5秒分に相当する気量が肺内に残ることを示している。実際には、運動中に換気時間を調整して残気量を少なくしているが、COPDなど肺のコンプライアンス上昇により呼出しにくい病態を有する閉塞性肺疾患では、運動に伴い残気量が増加することが知られており動的過膨張と呼ばれている。動的過膨張は、予備吸気量の縮小を伴い呼吸苦を引き起こす原因の一つとして理解されている[2]。

4. 検査目的

呼吸器疾患を対象とした運動負荷試験の目的は、以下のものがあげられる[3,6]。
①運動耐容能を客観的に評価する（最大酸素摂取量の測定）
②運動を制限している因子の検討（呼吸器由来か循環器由来か）
③運動時の自覚症状の再現（呼吸困難の評価）
④潜在性病変の検出（運動誘発性喘息など）
⑤呼吸リハビリにおける処方と評価
⑥術前評価

5. 禁　忌

運動負荷試験の禁忌事項を表6.1.1に示す。循環器領域として一般的な禁忌事項のほかに、呼吸器領域として示されている項目を加えて「心肺運動負荷テストと運動療法」[4]、「呼吸リハビリテーションマニュアル—運動療法—第2版」[5]、「ATS/ACCPのステートメント」[6]より抜粋しまとめた。

6. 運動耐容能と$\dot{V}O_2$

人の身体活動には、組織でエネルギーを必要とするために酸素を肺→心臓を介して最終的にミトコンドリアでエネルギー代謝に利用し、その結果として産生された二酸化炭素（$PaCO_2$）を逆のルートで排出している。一般に運動耐容能はどれだけ酸素を取り込むことができたか？　という評価となり、運動量を増加しても酸素摂取量が上昇しなくなった点の酸素摂取量（$\dot{V}O_2max$）を指標として用いる。心不全例では酸素摂取量が14mL/min/kg以下の場合生命予後が極めて悪く[6]、健常例では最大運動能（酸素摂取量）が低いほど死亡率が高いことが示されている（図6.1.1）[7]。$\dot{V}O_2max$とpeak$\dot{V}O_2$の違いについては、次項を参照していただきたい。

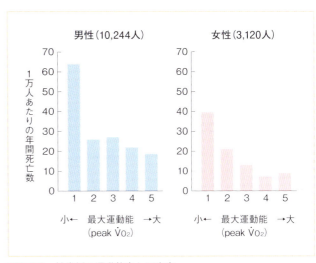

図6.1.1　健常例の運動能力と死亡率
性別にかかわらず運動耐容能の低い例ほど死亡率は高くなる。
(Blair SN, Kohl III HW, Paffenbarger RS, et al : Physical fitness all-cause mortality ; a prospective study of healthy men and women. JAMA 262（17）: 2395-2401, 1989を参考に作成)

6章　運動負荷試験

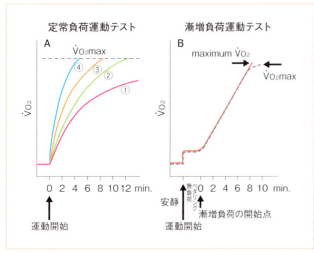

図6.1.2　負荷方法によるV̇O₂の変化
A：定常負荷試験におけるV̇O₂の変化．運動開始から曲線を示す．①から④の順に運動強度が強くなるが①はV̇O₂がプラトーに達していない．
B：漸増負荷試験におけるV̇O₂変化．運動開始からほぼ直線を示す．最大運動負荷時にはV̇O₂に頭打ち現象（leveling off）がみられる．
(Casaburi R：Influence of work rate on ventilator and gas exchange kinetics, 1989を参考に作成)

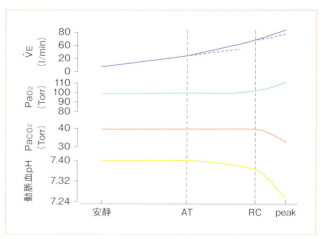

図6.1.3　運動中のV̇Eと血液ガスの変化
（「伊東春樹，本田良行：運動と外呼吸．心肺運動テストと運動療法（谷口興一，伊藤春樹編），p15, 2004, 南江堂」より許諾を得て転載）

● 7. peakV̇O₂とV̇O₂max

漸増運動負荷中に，負荷の増加にもかかわらずV̇O₂が増加しなくなった時点のV̇O₂をV̇O₂maxと定義しているが，V̇O₂の頭打ち現象（leveling off）（図6.1.2）を証明しなければV̇O₂maxとはいえない．しかし，必ずしもleveling offまでの負荷試験は可能ではないため，得られた最高のV̇O₂値をV̇O₂maxの代用として用い，最高酸素摂取量（peakV̇O₂）としている．通常，運動終了直前の30秒間の平均値をpeakV̇O₂として採用する[4]．peakV̇O₂は，活動が中程度の若年男性では40mL/min/kgとされる．

● 8. 運動方法の違いによるpeakV̇O₂値

peakV̇O₂は同一症例によっても運動負荷様式で値が異なる．自転車エルゴメータよりもトレッドミルによる負荷のほうが一般的に高値を示す[9]．また，定常負荷か漸増負荷（ランプ負荷）かによっても運動負荷中のV̇O₂の変化は異なる（図6.1.2）[10]．

● 9. 運動とV̇CO₂

エネルギー代謝では，酸素を肺と心臓を介して最終的にミトコンドリアで利用し二酸化炭素（PaCO₂）を排出している．このとき，吸気中のV̇CO₂は約0.03％と極めて低いためほとんど無視することができる．1気圧の大気呼吸下ではV̇CO₂/V̇O₂で示されるガス交換比（R）は0.8とほぼ一定で

あるが，運動による酸素摂取量よりも二酸化炭素産生量が上回ってくるとR値が上昇し始める．この時点は，V̇CO₂のV̇O₂に対する上昇点として捉えることが可能で呼気ガス分析上の嫌気性代謝閾値（AT）とされる（図6.1.6参照）[4]．

● 10. 運動とV̇E

漸増負荷（ランプ負荷）において運動初期では，分時換気量（V̇E）は運動強度の増加に比例して直線的に増加する．しかし，ATに達すると乳酸に対して重炭酸イオン（HCO₃⁻）が緩衝しCO₂が産生される．このCO₂を排出するため，よりV̇Eが増加しPaCO₂の上昇を補正する．引き続き運動強度が増加すると重炭酸イオン（HCO₃⁻）による緩衝能力が追いつかなくなり乳酸が緩衝されなくなるため，アシドーシスが出現し呼吸による代償が行われ，さらにV̇Eが増加する．運動中のPaO₂，PaCO₂は，呼吸性代償開始点（RC point）付近までは恒常性を保っている（あまり変わらない）が，RC point付近よりpH，PaCO₂の低下，PaO₂の上昇が起こる（図6.1.3）[4]．

● 11. 運動と換気予備能

症候限界性の運動負荷の場合，運動中止理由は下肢疲労または呼吸困難に代表される．このとき最大運動負荷時の換気能力が最大レベルに達しているかどうかを評価するために，dyspnea index[11]とよばれる指標が用いられる．dyspnea indexは，安静時に測定された最大換気量（MVV）と最大運動負荷時の換気量（peakV̇E）の比（peakV̇E/MVV）で表され，健常者では最大運動負荷時でも0.6～0.8程度にとどまり1に達することはない．したがって（peakV̇E/MVV）×100が60～80％であれば換気はほぼ最大に達していると判

用語　嫌気性代謝閾値（anaerobic threshold；AT），呼吸性代償開始点（respiratory compensation point；RC point），最大換気量（maximum voluntary ventilation；MVV）

6.1 呼吸器疾患における心肺運動負荷試験

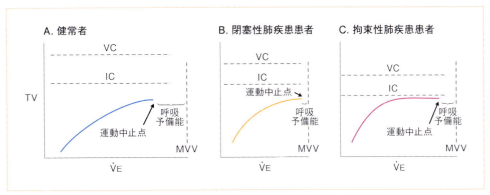

図6.1.4 健常者（A），閉塞性肺疾患患者（B），拘束性肺疾患患者（C）における漸増運動負荷テスト中の$\dot{V}_E$とMVVおよび1回換気量（TV）の関係
健常者にくらべ呼吸器疾患では，最大運動負荷時における呼吸予備能が小さいことがわかる。
(Hansen, J. E : Predicted values for clinical exercise testing, 1984を参考に作成)

断でき，60％以下の場合には，換気以外の因子が運動中止理由に関与していると考えられる。COPDでは，(peak$\dot{V}_E$/MVV)×100が80％以上に達することが多く，平均で117±33.3％との報告がある[4]。これは換気能力が最大に至っていることを示し，COPDにおいては運動の制限因子が換気によるものであることを示している（図6.1.4）。最大運動時の換気予備能力は，約20〜60L/min（健常者）とされ，(MVV-peak$\dot{V}_E$)により算出でき肺疾患では低値を示す[10]。また，MVVは間接的に(FEV$_1$×40)からも算出することが可能である[10]。

12. 嫌気性代謝（無酸素代謝）閾値AT
（図6.1.5, 6.1.6）

安静から軽度の運動強度において酸素(O_2)は代謝回路の電子伝達系に入る。ところが運動強度が高くなると電子伝達系だけではエネルギー産生不足になり解糖系の代謝回路を使用するようになる。このとき，産生されたピルビン酸が乳酸に変化し，これを重炭酸が緩衝することで二酸化炭素(CO_2)が生じる。電子伝達系では，取り込まれる酸素と産生される二酸化炭素の関係が一定（1気圧の大気呼吸下では，ガス交換比Rは0.8とほぼ一定）となるが，ここに酸素を必要とせずエネルギーを産生できる無気的な代謝回路の解糖系が加わることで二酸化炭素産生がさらに増加する。徐々に負荷量を強くする漸増負荷（ランプ負荷）において，ATは無気的代謝が加わる直前の運動強度（$\dot{V}O_2$）と定義される[10]。

CO_2が過剰に産生されると動脈血のCO_2濃度が上昇し$\dot{V}CO_2$の増加や換気が亢進されるため，$\dot{V}O_2$や$\dot{V}CO_2$，分時間換気量（$\dot{V}_E$）を測定すると代謝の変化をある程度推測することができる。このように，吸気と呼気における呼吸容量の変化や酸素摂取量，二酸化炭素排出量を経時的に分析する方法

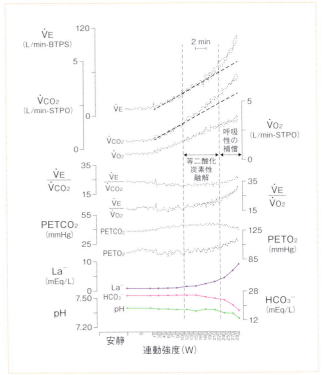

図6.1.5 自転車エルゴメータによる漸増負荷試験中に一呼吸ごと（breath by breath）で測定した各指標の変化
(Wasserman, K : anaerobic threshold and respiratory gas exchange during exercise1, 1973を参考に作成)

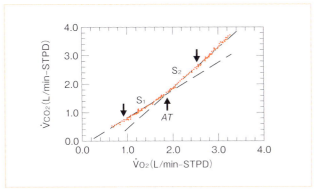

図6.1.6 漸増運動負荷中の$\dot{V}O_2$対$\dot{V}CO_2$の変化
V-slope法（V-slope method）では，$\dot{V}CO_2$の$\dot{V}O_2$に対する上昇点（S$_1$とS$_2$が交差する点）をATとする。
(Beaver WL : A new method for detecting anaerobic threshold by gas exchange, 1986を参考に作成)

155

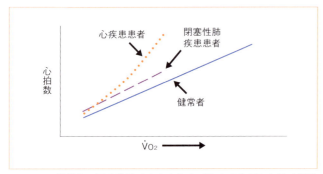

図6.1.7 健常者，閉塞性肺疾患患者および心疾患患者における漸増負荷中の心拍数と$\dot{V}O_2$の変化
心疾患ではHRの上昇が急峻であることがわかる。
(Donald KW : The effect of exercise on the cardiac output and circulatory dynamics of normal subjects, 1955, Koike, A. : Detecting abnormalities in left ventricular function during exercise by respiratory measurement, 1989, Nery, L. E. : Contrasting cardiovascular and respiratory responses to exercise in mitral valve and chronic obstructive pulmonary diseases 1983を参考に作成)

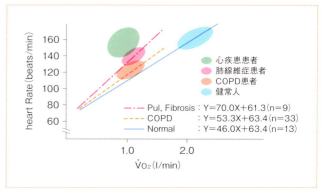

図6.1.8 各疾患における心HRと$\dot{V}O_2$の関係
運動中の$\dot{V}O_2$に対するHRの増加の特徴(心疾患＞拘束性疾患＞閉塞性疾患＞健常人)がわかる。
(谷本晋一，坪井永保，他：呼吸器疾患の運動療法と運動負荷テスト 改訂第2版，p74，克誠堂出版，2007より引用)

を，呼気ガス分析法とよぶ。ATは，漸増負荷中の呼気ガス分析から得られる有酸素能の指標であり，peak$\dot{V}O_2$と相関することから最大負荷に至らないレベルの負荷(亜最大負荷)でも，ある程度の運動耐容能が推測可能と考えられている[9,10]。しかし，呼気ガス分析は検査の状況や被験者の状態に大きく影響を受けるため，ときにAT決定が困難な場合がある。また，被験者によっては最大の運動強度自体がATレベルに達しないこともあるため，プロトコールの選択などに注意が必要である[17]。日本人の標準値に関しては，日本循環器学会の運動に関する診療基準委員会より報告されている[12]。AT決定は以下を基準に判定する[4,22]。
①ガス交換比(R)の運動強度に対する上昇点
②$\dot{V}_E/\dot{V}CO_2$が増加せずに$\dot{V}_E/\dot{V}O_2$が増加する点
③終末呼気炭酸ガス分圧($P_{ET}CO_2$)が変化せずに終末呼気酸素分圧($P_{ET}O_2$)が増加する点
④$\dot{V}_E$の$\dot{V}O_2$に対する上昇点
⑤$\dot{V}CO_2$の$\dot{V}O_2$に対する上昇点(V-slope method)

● 13. 運動と心拍数(HR)変動

健常者では，運動中の静脈還流の増加に伴う副交感神経活動の低下と交感神経の亢進によってHRは$\dot{V}O_2$とともに直線的に増加するとされる。しかし，心疾患の多くでは1回拍出量が低いため，心拍数の増加によって肺循環量を増加し一定の$\dot{V}O_2$を得るため，心拍数増加は比較的急峻である。またCOPD患者でも心拍数は増加しているが，これは肺静脈から左心系への流入量が低下し1回拍出量が低下するためとされる。心疾患と呼吸器疾患ではHRの運動に対する心拍応答とその機序が異なり，心疾患では急峻な増加がみられるのに対し呼吸器疾患では直線的な増加がみられる[10]。

いずれの疾患も，健常者に比べHRの増加を伴っている点が特徴といえる(図6.1.7)。拘束性肺疾患を加えて心拍変動と$\dot{V}O_2$の変化を比較したグラフを図6.1.8に示す。

● 14. 運動と血圧変動

運動に伴い収縮期血圧は著しく上昇するのに対し，拡張期血圧の上昇はわずかである。高齢者では安静時血圧が若年者に比べて高いが，最大運動負荷時の収縮期血圧と拡張期血圧自体は若年者と高齢者に差はないとされる。検査時は，マイクロホンを拍動の触れる位置に運動によってずれないようにしっかりと固定し，測定時にはそのときの心拍数を意識しながら体動や機械ノイズとを検者が自分の耳で聞き分けることが重要になる。また，血圧測定中はハンドルなどを強く握ると等尺性運動により血圧が上昇する場合があるので注意が必要である[10]。運動強度が増強しても血圧が低下するのは心機能障害を示唆する[4]。また運動中の血圧低下や過度の上昇は検査中止基準にもあげられているため，血圧測定は連続的に実施するべき測定項目である。

● 15. 酸素脈(O_2pulse)

O_2pulse=$\dot{V}O_2$/HRで表される。1心拍ごとの酸素摂取量を示し心拍出量(SV)を反映する。健常者では最大で12〜18mL/拍とされる。心疾患では，運動の増加に対して心拍出量が稼げないため比較的運動早期にO_2pulseの頭打ちが起こる。これに対し肺気腫などの閉塞性肺疾患では心拍出量が比較的保たれているため，心疾患ほどのO_2pulseの低下は起こらない(図6.1.9)。しかし，肺線維症の場合，肺間質から肺血管床の障害により運動時の肺血管抵抗が上昇し肺高血圧が進行するため，2次的な心肺循環障害が起こ

用語　心拍数(heart rate ; HR)，心拍出量(stroke volume ; SV)

6.1 呼吸器疾患における心肺運動負荷試験

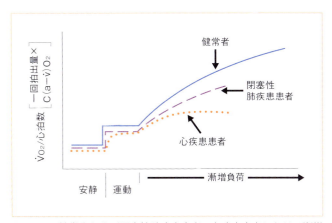

図6.1.9 健常人および閉塞性肺疾患患者, 心疾患患者における漸増負荷中のO_2pulseの変化

健常者と比較し, 閉塞性肺疾患では低値ながら増加するが, 心疾患では運動早期から頭打ちになっていることがわかる。

(Donald KW : The effect of exercise on the cardiac output and circulatory dynamics of normal subjects, 1955, Koike, A. : Detecting abnormalities in left ventricular function during exercise by respiratory measurement, 1989, Nery, L. E. : Contrasting cardiovascular and respiratory responses to exercise in mitral valve and chronic obstructive pulmonary diseases 1983を参考に作成)

りO_2pulseが運動早期から制限され, 最大運動負荷時のO_2pulseも低下する。O_2pulseは心機能の影響を受けやすいほか, 貧血, HbCO高値などによっても低値を示す[4,10]。

● 16. 運動とモニター装着の実際

運動負荷時には, 呼気ガス分析の他に以下の測定を実施し, 運動負荷中の患者状態の把握に努めリスク管理を行う。

(1) 心電図

運動負荷中は, 常にST変化や不整脈などの心電図変化に注意する必要がある。しかし, 装着時に接触抵抗を落とし電極と電極コードの固定を行わないと, 体動や汗によって心電図記録が困難になる場合があるので注意が必要である。四肢電極およびアースは体幹に装着するが, 筋電図の混入を避けるため筋の直上には装着せず, 肩甲骨の肩峰や肩甲棘(背中側)上に装着するとよい。

(2) 血 圧

マイクロホン装着位置は, 上腕の関節部を避け拍動の触れる位置に正確に置き, 運動によってずれないようにしっかりと固定する。実際の測定時はそのときの心拍数を意識しながら体動や機械ノイズとを検者自身が自分の耳で聞き分けることが重要になる。また, ハンドルなどを強く握ると等尺性運動により血圧が上昇することがあるので注意が必要である。

(3) パルスオキシメータ(SpO_2)

SpO_2の正常値は安静時大気吸入下で96～99%である。100%酸素を吸入時, 動脈血酸素分圧(PaO_2)は80Torr台から500Torr近くまで上昇するのに対しSpO_2は100%以上に

表6.1.2 SpO_2とPaO_2の対比

SpO_2 (%)	75	85	88	90	93	95
PaO_2 (Torr)	40	50	55	60	70	80

SpO_2の変化に対しPaO_2の変化が大きいことがわかる。

(日本呼吸器学会:呼吸機能検査ガイドラインⅡ—血液ガス, パルスオキシメーター—, p40, 日本呼吸器学会肺生理専門委員会(編), メディカルレビュー社, 2011より引用)

プローブの種類 (測定部位)	種類	特徴
クリップタイプ (手の指または足の趾)		・スポット測定など, 短時間測定に用いる ・体重にあわせて大きさが2～3種類ある ・足趾は手より反応が遅い
本体と一体型 (手の指)		・スポット測定に用いる ・指の細い人, 脈拍の弱い高齢者には不向き ・左利きには不便
密着タイプ (手の指・足の趾)		・圧迫をかけずに粘着テープで密着する長時間測定用
(足甲)		・新生児, 乳幼児に用いられる
(手・足の甲)		・新生児, 乳幼児に用いられる
(耳朶)		・大人に用いられる
(鼻翼)		・大人に用いられる
(前額)		・反射型のセンサー, ヘッドハンドで固定する ・反応が早く体動や低還流に強い

図6.1.10 SpO_2プローブの種類

(日本呼吸器学会:呼吸機能検査ガイドラインⅡ—血液ガス, パルスオキシメーター—, p29, 日本呼吸器学会肺生理専門委員会(編), メディカルレビュー社, 2011より引用)

ならない。このことからわかるように, SpO_2の変化が1～2%程度であっても実際のPaO_2は大きく変化していることに注意しなければならない。pH, PCO_2が正常範囲であれば, SpO_2とPaO_2の関係は表6.1.2のようになる。COPD患者の中には運動中に酸素吸入を必要とする症例が報告される[14]など運動誘発性低酸素血症のモニタリングとしてのSpO_2測定の意義は大きい。しかし, 体動による計測不良などが生じるためプローブの種類など目的に応じて選択する必要がある(図6.1.10)。また, PaO_2に対する反応は, 肺胞からプローブ装着位置までの血液循環に依存するため, 耳朶<手指<足の順に遅延が起こる。たとえば, 低酸素負荷開始からSpO_2が90%未満になるまでの遅延時間は, 耳朶と手指間で平均6秒, 手指と足指間で平均57秒とされる[15]。また, 四肢に末梢循環障害のある場合には, 脈拍振幅は小さくなり反応時間もさらに遅延を起こすので特に注意が必要である。このため, 血圧測定と同側でのSpO_2測

表6.1.3　SpO₂測定影響因子と対処法

誤差要因	対処方法
体動	プローブやケーブルを絆創膏・テープ類で固定する（関節部分はコードに余裕をもたせるとよい）
	動きの少ない部位にプローブを装着する
	体動ノイズ除去機能付きのパルスオキシメータを使用する
末梢循環障害	測定部位を暖める
	血流のよい他の部位にプローブを付け替える（装着する指や左右の腕を変える等）
	低還流に強いパルスオキシメータを使用する
光の干渉	装着部位をテープや布で覆って光を避ける（透明なテープは不向き）
	粘着式プローブを使用する
圧迫	粘着式プローブを使用する
	クリップ式プローブの場合は装着部を変更する
	固定してあるテープを巻きなおして圧迫を解除する
マニキュア	除光液を使ってきれいに取り除く

（日本呼吸器学会：呼吸機能検査ガイドラインⅡ—血液ガス，パルスオキシメーター—，p30，日本呼吸器学会肺生理専門委員会（編），メディカルレビュー社，2011より一部改変）

定は避ける必要がある。SpO₂測定は，①プローブ装着不良，②循環不全，③異常ヘモグロビン，④貧血，⑤色素沈着やマニュキアなどが影響するため，機械や患者の状態を事前に確認しておく必要がある（表6.1.3）[16]。

(4) 呼気ガス分析

最大運動負荷の呼気ガス分析は，ちょっとしたことが大きく結果に影響する検査である。最大まで運動することに不安をもつ患者は多く，不安や過度の緊張があると安静時の呼吸商（R）値に影響し，検査がスタートできないことがある。事前に検査説明を十分に行い患者を落ち着かせることが大切である。運動負荷中の会話・発語は極力避けるように指導し，あらかじめ患者と検者との間で最大運動時や症状出現時のサインを決めておく必要がある。また，ペダルの回転数もウォーミングアップから最大運動負荷時まで一定回転数を保つことが必要で，通常はペダルが軽くても重くても60rpmを保つように指導する。呼吸は吸気と呼気を1対1で行い，マラソン時のような2回吸って1回で吐くなどの2対1呼吸は行わない。鼻呼吸，口呼吸のどちらでもかまわないがマスク装着時に口呼吸を想定したリークテストを必ず行う。最大運動負荷時ではエルゴメータにおいても上半身の動きは大きくなる場合があり，呼吸も大きくなるためデータが乱れやすくpeakV̇O₂値に影響を及ぼしやすい。このためマスクは装着時にしっかりと密着固定しておかなければならず，検査中にリーク現象に気づいてからのマスクの修正は難しい。この他，エルゴメータでは椅子やハンドルの位置を患者が漕ぎやすく，安静時に力が入らない（無理な前傾姿勢にならい）位置に合わせることも重要である。このように，呼気ガス分析は些細なことが結果に影響するため，検査開始前から細かい注意が必要である。

● 17. 運動負荷のプロトコール

循環器領域で負荷装置としてエルゴメータを使用する場合，安静（4分間）・ウォーミングアップ（4分間）・漸増負荷・クールダウン（6分間）の順に行うことが多い。負荷量はWattで表され，たとえば10Wattのウォーミングアップに続き20Wattの漸増負荷を実施する場合，"10-20Wattランプ負荷"と表現することが多く，安静時は0Wattなので記載しない。ここでいう漸増負荷とは，直線的に負荷が増加し続けることを示し，1分間に増加する負荷量をWattで示している。したがって20Wattランプ負荷とは，1分間に20Wattの割合で常に増加し続ける負荷様式のことをいう。通常，漸増負荷時間が10分以内で終了するようなプロトコールを選択するのが望ましく，一般的に活動量が中程度の若年男性ではpeakV̇O₂が40mL/min/kg程度とされる。実際の最高酸素摂取量予測の求め方は「運動負荷テストの原理とその評価法—心肺運動負荷テストの基礎と臨床—」[10]に記載されているので参照していただきたい。呼吸器領域では，1996年に厚生省特定疾患呼吸不全調査研究班より標準法[17]が示されている。2003年のATS/ACCPステートメント[6]ではエルゴメータを使用する場合，安静3分間・から漕ぎ3分間・漸増負荷10分間・リカバリー10分間（3分間のから漕ぎを含む）とし，毎分5～30Wattの漸増負荷としている。

● 18. 検査の注意

検査は医師の立会が原則である。検者は常に患者の状態（呼吸・チアノーゼ・ふらつきなど）や血圧・心電図・呼気ガス分析値などを注意深くモニタリングし変化を見逃さないことが重要であり，リスク管理の観点からも対象患者の背景や検査値などをあらかじめ把握しておくことも大切である。

● 19. 検査の中止基準

運動負荷テストの中止基準として絶対的条件と相対的条件がある。この基準は循環器系の指標が主になっているが（表6.1.4），呼吸器疾患ではこれに加え下記の項目が出現したときには負荷テストを中止する[4]。

①運動中に修正Borgスコアが9以上になった場合
②呼吸困難感の急な増強
③呼吸状態が喘鳴を伴う努力呼吸，奇異性呼吸が現れたとき
④心拍数があらかじめ設定した予測心拍数に達したとき
⑤チアノーゼの出現

表6.1.4 中止基準

絶対的	相対的
1. 他の虚血の証拠が伴っており，仕事量の増大に反して収縮期血圧の10mmHg以上の低下（常にベースライン値から）	1. 他の虚血の証拠がなく，仕事量の増大に反して収縮期血圧の10mmHg以上の低下（常にベースライン値から）
2. 中等度〜高度の狭心症	2. 過度のST低下（2mm以上の水平または下降型）や著明な軸の偏位など，STまたはQRSの変化
3. 中枢神経症状の増大（運動失調，めまい，near syncopeなど）	3. 多源性，三連発，上室性頻拍症，心ブロック，徐脈を含む，持続性心室頻拍を除く不整脈
4. 還流不良所見（チアノーゼ，蒼白など）	
5. 心電図または収縮期血圧のモニタリングが技術的に困難	4. 疲労，息切れ，喘息，足のこむらがえり，跛行
6. 被験者が中止を要請	5. 心室頻拍，識別できない脚ブロックや心室内伝導障害
7. 持続性心室頻拍	6. 増強する胸痛
8. 異常Q波を伴わないST上昇（1.0mm以上）（V_1あるいはaV_Rを除く）	7. 血圧の過度の上昇

その他，ATS/ACCPのステートメントでは①虚血性心疾患を疑うような胸痛や心電図変化，②多元性不整脈や2度以上の房室ブロックの出現，③収縮期血圧が250mmHg，拡張期血圧が120mmHgを超えた場合やSpO_2が80％以下で低酸素血症の症状や自覚を伴うときや呼吸不全の症状出現などを運動負荷中止の基準としている。

(Gibbons RJ, Balady GJ, Beasley JW, et al : ACC/AHA Guidelines for Exercise Testing : A report of the American College of Cardiology/American Heart Association Task Force on Practice Guidelines (Committee on Exercise Testing) . J Am Coll Cardiol 30 : 260-311, 1997を参考に作成)

● 20. その他の指標の解釈

$\Delta\dot{V}O_2/\Delta WR$ ：漸増負荷中の負荷量に対する酸素摂取量を表し，10〜20Watt/minのランプ負荷の場合，正常値は10.3 ± 1.0mL/min/watt。運動筋の酸素需要を酸素供給が十分に満たせない場合や，運動中の心筋虚血や心不全の重症度が高くなると低下する[10]。

peak$\dot{V}E$/MVV：最大運動負荷時の換気の余力を示しdyspnea indexとよばれる。正常値72 ± 15%に対し，COPDでは平均117 ± 33.3%と換気の最大まで至る例が多い[4]。また，換気予備能はbreathing reserveとよばれ，「MVV-peak$\dot{V}E$」で表され，正常値は38 ± 22L/min。肺疾患では低値を示す[10]。

$\dot{V}E/\dot{V}O_2$：換気当量。健常者では20〜30の範囲で増加するが，COPDでは25〜40と高値を示す。呼吸器疾患では運動中の換気不均等分布が助長され死腔換気率（VD/VT）が高値を示すため，一定の$\dot{V}O_2$を得るのにより大きな呼吸（$\dot{V}E$）が必要になる[4]。

SpO_2の変化：運動に伴うSpO_2の低下が4％以上であれば異常と判定できる。とくに運動によりSpO_2が90％以下，PaO_2が55％以下になるときにはO_2吸入が必要とされる[4]。運動によるPaO_2の変化を（図6.1.11）に示す。

● 21. 呼吸器疾患における運動負荷試験の特徴

以下に代表的な呼吸器疾患における運動負荷試験時の特徴を示す[4]。

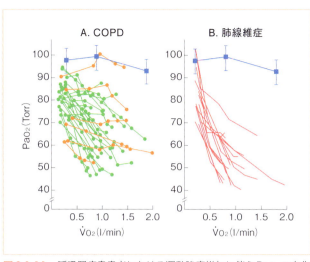

図6.1.11 呼吸器疾患患者における運動強度増加に伴うPaO_2の変化
A：COPD例，B：肺線維症例。■は健常人，●は慢性気管支炎，●は肺気腫を示す。
横軸の酸素摂取量を運動強度ととらえると，健常人に比し呼吸器疾患患者では運動の増強によりPaO_2が低下しているのがわかる。
(「藤本繁夫：呼吸器疾患，心肺運動テストと運動療法（谷口興一，伊藤春樹編），p228，2004，南江堂」より許諾を得て転載)

（1）COPD
①換気反応
・換気量の増加反応が顕著。
・peak$\dot{V}E$/MVVが高値を示し，しばしば1を超える。
・VD/VT比が高値。
・換気効率が悪い。
・VTが小さくrapid and shallow型の呼吸パターンを示す症例がある。

②循環応答
・安静時心拍数は健常者と変わらない。
・運動に伴う心拍数の増加は軽度上昇。
・O_2pulseが早期に頭打ちになり最大O_2pulseも低下を示す。

③ガス交換
・肺気腫患者では運動時の低酸素血症が出現しやすい。
・肺拡散能低下が運動時の低酸素血症に関与している。

（2）肺線維症
①換気応答
・換気量の増加反応がCOPD患者より顕著。
・peak$\dot{V}E$/MVVは60〜80％以下。
・VD/VT比が高値。
・VTが小さく呼吸数の増加反応が顕著。
・呼吸中枢からの換気ドライブが大きい。

②循環応答
・安静時の心拍数は健常者やCOPDと変わらない。
・運動に伴う心拍数の増加がCOPDよりも顕著。
・O_2pulseが早期に頭打ちになり，最大O_2pulseも低値。

③ガス交換
・低酸素血症の出現がCOPDよりも顕著。
・肺拡散能の低下が低酸素血症に関与。

(3) 運動誘発性喘息（EIA）

喘息発作は，運動により誘発されるものがありEIAとよばれ，運動誘発性気道攣縮（EIB）が関与しているとされる。EIAは，気道過敏症が亢進している喘息患者に見られ[20]，喘息をもつ小児では65～80%[18]，成人を含めても70%に見られる[19]。これらの患者の運動後の1秒量（FEV_1）は，終了後5～30分または数時間（6～12時間）経って低下することがあり前者を"即時型"後者を"遅延型"としている。小児では遅延型を呈することがあるので注意が必要である[21]。ときに呼吸困難により気管支拡張薬の吸入が必要な場合があるので，検査に際してはあらかじめ薬剤の準備が望ましい。

［加藤政利］

用語 運動誘発性気道攣縮（exercise-induced bronchoconstriction；EIB）

参考文献

1) Ronald C Balkissoon, MD, Meredith C McCormack, MD, MHS, Paul Dieffenbach, MD：Evaluation of pulmonary disability https://www.uptodate.com/contents/evaluation-of-pulmonary-disability?search=evaluation%20of%20pulmonary%20disability&source=search_result&selectedTitle=1~21&usage_type=default&display_rank=1
2) Miyashita Takuma (Graduate School of Health Sciences, Tokyo Ariake University of Medical and Health Sciences), Takahashi Koki, Edamatsu Chihiro, Homma Ikuo：Regularity of Respiratory Waveform Depends on Ventilation Parameters, Journal of Tokyo Ariake University of Medical and Health Sciences (2186-3067) 12巻 Page1-7 (2020.12))
3) 日本呼吸器学会肺生理専門委員会（編）：臨床呼吸機能検査，メディカルレビュー社，東京，2008.
4) 谷口興一，伊東春樹（編）：心肺運動負荷テストと運動療法，南江堂，東京，2004.
5) 千住秀明，植木 純，他：呼吸リハビリテーションマニュアル—運動療法—第2版，日本呼吸ケアリハビリテーション学会，日本呼吸器学会，日本リハビリテーション医学会，日本理学療法士協会編，照林社，東京，2012.
6) ATS/ACCP Statement on cardiopulmonary exercise testing. American Thoracic Society：American College of Chest Physicians. Am J Respir Crit Care Med. 2003 Jan 15；167(2)：211-77.
7) Paffenbarger RS Jr, Clark DG, Cooper KH, Gibbons LW：Physical fitness and all-cause mortality：A prospective study of healthy men and women. Blair SN1, Kohl HW 3rd, JAMA. 1989 Nov 3；262(17)：2395-401.
8) Eisen H, Kussmaul W, Mull R, Edmunds LH Jr, Wilson JR：Value of peak exercise oxygen consumption for optimal timing of cardiac transplantation in ambulatory patients with heart failure. Mancini DM1, Circulation. 1991 Mar；83(3)：778-86.
9) Davis JA, Vodak P, Wilmore JH, Vodak J, Kurtz P：Anaerobic threshold and maximal aerobic power for three modes of exercise. J Appl Physiol. 1976 Oct；41(4)：544-50.
10) 谷口興一（監訳）：運動負荷テストの原理とその評価法—心肺運動負荷テストの基礎と臨床—（原書第2版），南江堂，東京，1999.
11) S A Ward and B J Whipp：Effects of peripheral and central chemoreflex activation on the isopnoeic rating of breathing in exercising humans. J Physiol. 1989 Apr；411：27-43.
12) 村山正博，他（日本循環器学会・運動に関する診療基準委員会）：日本人の運動呼吸循環指標の標準値，Jpn Circ J, 1992；56（Suppl V）：1514-1523.
13) 谷本普一，坪井永保，他：呼吸器疾患の運動療法と運動負荷テスト 改訂第2版，74，克誠堂出版，東京，2007.
14) 藤井達夫，栗原直嗣，他：慢性閉塞性疾患における運動誘発性低酸素血症と長期予後との関係，日本胸部疾患学会誌，1997；35：934-41.
15) Hamber EA1, Bailey PL, James SW, Wells DT, Lu JK, Pace NL：Delays in the detection of hypoxemia due to site of pulse oximetry probe placement, J Clin Anesth. 1999 Mar；11(2)：113-8.
16) 呼吸機能検査ガイドラインⅡ—血液ガス，パルスオキシメーター—，日本呼吸器学会 肺生理専門委員会，メディカルレビュー社，東京，2011
17) 赤柴恒人，堀江孝至：運動負荷検査．呼吸不全—診断と治療のためのガイドライン，16-23，厚生省特定疾患「呼吸不全」調査研究班編，メディカルレビュー社，1996.
18) Cropp GJ：The exercise bronchoprovocation test：standardization of procedures and evaluation of response. J Allergy Clin Immunol. 1979 Dec；64(6 pt 2)：627-33.
19) Eggleston PA, Guerrant JL：A standardized method of evaluating exercise-induced asthma. J Allergy Clin Immunol. 1976 Sep；58(3)：414-25.
20) 平田一人：成人気管支喘息患者における運動およびメサコリン吸入による気道反応に関する研究．アレルギー 1983；32：1029-1039.
21) Lee TH, Nagakura T, Papageorgiou N, Iikura Y, Kay AB：Exercise-induced late asthmatic reactions with neutrophil chemotactic activity. N Engl J Med. 23；308(25)：1502-5. 1983 Jun
22) 木全心一，齋藤宗靖：狭心症・心筋梗塞のリハビリテーション，南江堂，東京，1999.

6.2 | 6分間歩行試験

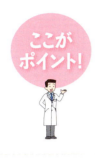

ここがポイント!

- 歩行試験は一定時間内の最大歩行距離を運動能力として捉えた検査である。
- $\dot{V}O_2max$の決定や,運動制限因子を解明するものではない点に注意が必要。
- 簡易な検査ではあるが,実施方法が細かく決められている点に注意が必要。

1. 呼吸器疾患における6分間歩行試験

6分間歩行試験は,心疾患や呼吸器疾患において,患者の体力を簡易に把握できる手段としてよく利用されている。試験にあたり特殊な機械や道具を必要とせず,歩行距離と安全を担保できる環境があれば実施可能である。

突発性肺線維症は,急性増悪により予後不良であることが知られているが予後評価の1つに6分間歩行試験を使用している。また,肺高血圧症のリスク評価の方法であるなどその意義は大きい[1,2]。

2. 歩行試験のはじまりと背景

歩行試験は,1968年にCooperらによって12分間のフィールドテストと最大酸素摂取量との相関関係が示されて[3]以来,慢性気管支炎患者の身体機能評価法として使用[4]されるようになった。さらに歩行開始2分から12分までの歩行距離は直接的な関係を示すため,歩行時間を6分に短縮しても同様に評価可能である[5,6]ことや,患者負担の軽減などの観点から歩行時間を6分間に短縮して実施されるに至った。一方,循環器領域では1985年Guyattらによって慢性心不全患者の運動耐容能評価法として提唱された[7]。また,6分間歩行試験(6MWT)は他の歩行試験よりも安全かつ簡便であり,患者の日常生活の活動性をよく反映するとされている[6,8]。

3. なぜ歩行試験か?

呼吸器疾患や循環器疾患領域において,運動耐容能の指標であるpeak$\dot{V}O_2$は患者の生命予後を規定する因子の1つと理解されている[9]。慢性心不全患者を対象とした大規模臨床試験(HF-ACTION)では,6MWTによって得られた距離(6MWD)はpeak$\dot{V}O_2$との間に有意な相関を認めたほか,死亡率・再入院率の規定因子であると報告している[10]。一方,慢性閉塞性肺疾患(COPD)では身体活動度(PAL)や1日の歩数が予後規定因子とされ[11],日中の歩行時間が6分間歩行距離(6MWD)と関連した[12]。これらのことから,循環器疾患や呼吸器疾患において,6MWDはpeak$\dot{V}O_2$を直接測定できないものの身体活動などを介して予後と関連する可能性があると考えられるため,6MWTが注目されている。

4. 歩行試験の位置付け

日本呼吸器学会(JRS)のCOPD診断と治療のためのガイドラインで[13]は,第4版(2013年)から評価項目に"運動能力"の項目が加わった。変更の経緯や詳細は「JRS病態評価法の変遷」[14]を参照していただくとわかりやすいが,この第4版では6MWTを運動耐容能の評価項目として位置付けている。第6版(2022)においても機能障害の重症度を評価できるとされている。また「日本呼吸管理学会/日本呼吸器学会の呼吸リハビリテーションに関するステートメント」[15]では患者評価方法としてパルスオキシメータを使った時間内歩行テスト(6MWTなど)を"行うことが望ましい"としている(表6.2.1)。

用語 6分間歩行試験(6 minute walk test;6MWT),12分間歩行距離(12 minute walk distance;12MWD),6分間歩行距離(6 minute walk distance;6MWD),慢性閉塞性肺疾患(chronic obstructive pulmonary disease;COPD),身体活動度(physical active level;PAL),日本呼吸器学会(The Japanese Respiratory Society;JRS)

6章 運動負荷試験

表6.2.1　評価項目

(A) 必須の評価	(B) 行うことが望ましい評価	(C) 可能であれば行うことが望ましい評価
・問診および身体所見 ・スパイロメトリー ・心電図 ・胸部X線写真 ・呼吸困難感(安静時, 労作時) ・経皮的動脈血酸素飽和度(SpO₂)	・パルスオキシメータを使った時間内歩行テスト(6分間歩行テストなど)	・QOL評価(一般的, 疾患特異的) ・運動負荷試験 ・肺気量分画 ・呼吸筋力 ・動脈血液ガス分析 ・心理的評価

(日本呼吸管理学会／日本呼吸器学会：呼吸リハビリテーションに関するステートメントより引用)

5. 検査目的と対象

6MWTは, peakV̇O₂や運動の制限因子を決定するためのものではなく, 日常生活における機能的な重症度評価に用いる。対象は, 呼吸器疾患や循環器疾患などの中程度以上の重症度を有する症例。また, 運動負荷中のPaO₂が一定基準以下に低下する症例に対する在宅酸素療法(HOT)の実施によって, その長期予後に有意差がみられることから, HOTの導入に際して運動誘発性低酸素血症(EIH)も考慮すべきと報告されている[16]。このように6MWTは, 重症度評価のみならずHOT導入判断にも用いられる。

6. 禁　忌

絶対禁忌：1カ月以内に発症した不安定狭心症あるいは心筋梗塞。

相対禁忌：安静時心拍数が120拍／分以上, 安静時血圧が180/100mmHg以上[6]。

6MWTは比較的安全な検査とされているが, 検査前のメディカルチェックを含め禁忌事項についても細心の注意が必要であり, 実施にあたっては医師の確認を要する。ATSステートメント[6]や国内マニュアルなどにSpO₂の詳細な記載はないが, ATS/ACCPのCPXステートメント[17]によると酸素吸入患者では, 安静時室内気吸入下でのSpO₂が85%以下の場合は禁忌となっていることを参考までに記す。

7. 安全への配慮

ATSガイドラインでは, 6MWTの検者は基本的な生命援助に関する心肺蘇生術(BLS)の認証を受けるべきとしている。本邦において, 今のところこのような規定はないが, 緊急時の対応が可能な検査環境を整えることや, 患者の安楽姿勢を事前に確認するなどし, パニックコントロール(後述)への対応を検討する必要がある。酸素療法を継続している場合は, 労作時の処方流量の確認と実施, 医師による適切なSpO₂低下による中止基準の作成が必要である。とくに, 慢性呼吸器疾患では歩行時に高率に低酸素血症を起こすため, 検査中は安全に配慮する必要がある(図6.2.1)[18]。また, 他に救急カートなどによる必要な薬剤の準備と運用を検討することが望ましい。

8. 患者への配慮

呼吸器疾患患者では, 労作時に伴う呼吸困難を生じること, 苦しさのあまり「このまま呼吸ができなくなるのではないか」など強い不安感とともに, パニック状態やそれに近い状態になることがある。こうした場合, 落ち着いて呼吸を調節させ, 速やかに回復させる必要がある(パニックコントロール)。このような場合にはSpO₂の測定値を患者に見せながら「問題はない」こと,「呼吸が止まってしまうことはない」ことなどを説明しながら, 安楽姿勢を取らせることが重要である。安楽姿勢は, 患者ごとに異なるため事前に確認しておくとよい。また, 血圧測定や酸素吸入は, 必要に応じて適宜行い迅速に医師と連絡をとる。医師の立会の必要性や連絡すべき基準と方法についても事前に確認しておく必要がある。

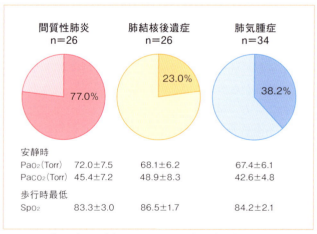

図6.2.1　主な呼吸器疾患における6分間歩行試験中のdesaturationの頻度

(谷本普一, 坪井永保, 他：呼吸器疾患の運動療法と運動負荷テスト 改訂第2版, p6, 克誠堂出版, 2007より引用)

用語　在宅酸素療法(home oxygen therapy；HOT), 運動誘発性低酸素血症(exercise-induced hypoxemia；EIH), 心肺蘇生術(basic life support；BLS), global initiative for chronic obstructive lung disease (GOLD)

表6.2.2 運動負荷前のメディカルチェック

- 病歴
  呼吸器疾患他
- 身体所見
  急性疾患，自覚症状等
- 臨床検査
  レントゲン検査
  心電図検査
  呼吸機能検査
  心臓超音波検査（必要時）等
- 他

表6.2.3 検査に備えるもの

- ストップウォッチ
- カウンター
- 方向転換用，歩行終了時用のマーカー（テープ，コーン等）
- 椅子（少なくとも開始地点と折り返し地点付近に設置）
- 記録用紙（クリップボード使用）
- 修正Borg scale 表
- 酸素吸入器（移動しやすいものが望ましい）
- 血圧計
- 連絡用PHSなど
- 経皮的酸素飽和度測定装置（SpO₂）
- AED (automated electronic defibrillator)
- その他患者の安楽姿勢を取るために必要な備品（机や枕など）

0	感じない	(nothing at all)
0.5	非常に弱い	(very very weak)
1	やや弱い	(very weak)
2	弱い	(weak)
3		
4	多少強い	(somewhat strong)
5	強い	(strong)
6		
7	とても強い	(very strong)
8		
9		
10	非常に強い	(very very strong)

図6.2.2 修正Borg scale
（日本呼吸器学会COPDガイドライン第4版作成委員会編集：COPD（慢性閉塞性肺疾患）診断と治療のためのガイドライン第4版，メディカルレビュー社，2013より引用）

9. 運動負荷前のチェック

COPDでは，虚血性心疾患の合併率が高く[11]，COPDの重症度（GOLDの分類）に伴い心血管イベントが上昇[19]，心疾患による入院率も高くなる[20]。このように，COPDにおいて潜在的な心疾患の存在を無視できないため，運動負荷試験実施に際しては表6.2.2の項目[17]のチェックと同時に心疾患を念頭に置いた事前チェックが必要である。

10. 検査環境

ATSガイドライン[6]では30mのコース長が必要とされているが，環境によってはやむを得ず実際に即したコース長を設定している施設もある。この場合，検査条件としてコース長の記載が必要である。コースの長さや形状（直線かトラック状かなど）は，歩行距離に影響するため注意が必要である[21]。マーキングは3mまたは1mごと，始まりと終わりのラインには明るい色のテープを使用するとよい。スタート地点や折り返し地点付近に歩行に障害のないように椅子を配置することが望ましい。

11. 検査備品

表6.2.3の内容を参照[6]。

12. Borg scale表について

自覚的運動強度を示す指標として1970年にBorgにより提唱されたRPEスケールがあり，オリジナルRPEスケールと修正RPEスケールの2種が用いられている。オリジナルRPEスケールは，「非常に楽」から「非常につらい」までを6〜20の数字に対応させており，この数字の10倍が心拍数に相当するとされ運動強度の感覚を段階付けするのに適切なスケールとされている。一方，修正RPEスケール（正確にはnew borg category ratio scale）は，「何とも感じない」から「最大，耐えられない」までの感覚を0〜10の数字に対応させており，息切れ感や痛みなどの主観的症状を評価するときに適切なスケールであるとされている（図6.2.2）[22]。前者をBorg scale，後者を修正Borg scaleとよんでいる。

13. SpO₂について

ATSガイドラインでは，歩行中のSpO₂測定は義務付けられていないが，日本呼吸ケア・リハビリテーション学会（旧日本呼吸管理学会），日本呼吸器学会合同のステートメント[15]では，パルスオキシメータを使った時間内歩行テスト（6MWTなど）を，患者評価として「行うことが望ましい」としており，多くの施設で歩行中のSpO₂連続モニターが行われている。ただし，歩行中の振動・患者の手の振り方などが影響するため，歩行中にセンサーをできるだけ動かさないようにするなどの工夫が必要である。最近ではSpO₂，心拍数，歩数（万歩計機能）がリアルタイムに検者のタブレット上に表示される機器が各社から発売されている。これらは無線式のため検者と患者とが一緒に歩く必要がなく，患者の歩行の邪魔にならない利点がある

用語　rating of perceived exertion；RPE

6章 運動負荷試験

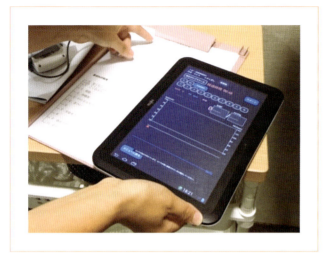

図6.2.3 検査前チェックとタブレット
患者の症状などを問診で確認，SpO₂を装着してタブレットとの通信を確認する。

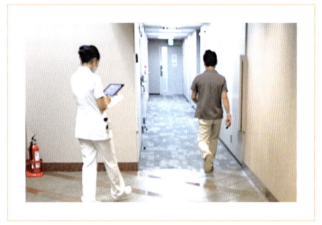

図6.2.4 歩行試験風景
検者は患者と一緒に歩かない。タブレット上のバイタルサインと患者の様子を常にモニターし，決められた時間に決められた声かけを行う。

(図6.2.3〜6.2.5)。

● 14. 酸素吸入について

検査中の酸素吸入は労作時の処方流量にて行うが，再評価時には条件が同一である必要がある。しかし，患者の状態変化等により処方に変化が生じた場合には6MWTの評価には注意が必要となる。また，歩行中の酸素ボンベなどの移動方法にも注意が必要であり，検者がボンベなどを運搬しながら患者の後をついて歩行することは推奨されていない[6]。検査中の酸素吸入については，連続吸入か断続吸入か休憩時のみの吸入だったかなどを記録に残す。

● 15. 中止基準

胸痛，耐えられない呼吸困難，下肢の痙攣，ふらつき，多量の発汗，顔面蒼白あるいはチアノーゼの出現[6]。
上記の基準のほか，SpO₂低下による中止基準の運用については医師に確認することが望ましい。ATSのガイド

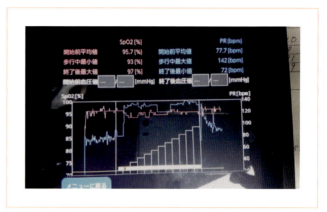

図6.2.5 検査終了時のタブレット画面
試験中の心拍数，SpO₂，歩数などがリアルタイムで表示され，血圧も入力できる。タブレット上で報告書を作成し出力が可能。

ラインには，SpO₂低下による中止は明記されていないが，運動に伴う4%以上の低下があれば異常と判断できる[9]。

● 16. 事前診察・検査予約時

患者には，当日は歩行に適した服装と靴で来院することを伝える他，日常的に杖など歩行補助器具などを使用している場合は持参することを伝える。歩行に支障のある整形外科的疾患は事前の診察で確認する。

● 17. 検査説明の主な内容

① 歩行時間は6分間とし，その間に歩けた距離を測定すること。
② 患者自身のペースで歩くこと，ただし可能な限り歩き続けること。
③ 途中での立ち止まりや休憩は，可能であること。
④ 体調の変化があったときには，申し出ること。
⑤ 途中1分ごとに声かけを行うこと (表6.2.4)。
⑥ 終了15秒前に声かけを行い，終了の合図があったらその場に立ち止まること。

表6.2.4　6分間歩行試験中の声掛けのタイミングと内容

声かけのタイミング	声かけのことば
開始1分後	うまく歩けていますよ。残り時間はあと5分です。
開始2分後	その調子を維持してください。残り時間はあと4分です。
開始3分後	うまく歩けていますよ。半分が終了しました。
開始4分後	その調子を維持してください。残り時間はあと2分です。
開始5分後	うまく歩けていますよ。残り時間はもうあと1分です。
開始5分45秒後	もうすぐ立ち止まってくださいと言います。
(終了15秒前)	私がそう言ったらすぐに立ち止まってください。
開始6分後	止まってください。

＊検者によってばらつきがないように，タイミングと内容を統一する必要がある。
(千住秀明，植木 純，他：日本呼吸ケアリハビリテーション学会，日本呼吸器学会，日本リハビリテーション医学会，日本理学療法士協会編集「呼吸リハビリテーションマニュアル―運動療法―第2版」，照林社，2012より一部改変)

検査室ノート　6分間歩行の実際

実際の6分間歩行試験の流れを，以下に経時的に示す[6]。

(1) スタート前

① 検査開始10分前よりスタートラインの椅子で安静をとる。
　　この時，問診やSpO₂（必須ではない）のチェックを行うとよい。
② SpO₂を使用する場合。
　　手指の冷感や爪のマニュキアの有無を確認したうえで装着し，安静時の脈拍数・SpO₂値などが安定しているかどうかをチェックする。
③ SpO₂や酸素ボンベを使用する場合。
　　検者は患者と一緒に歩行すべきではない。O₂ボンベの移動は患者自身で行うことが望ましく，その方法を記録用紙に記載する。
④ 患者を起立させる。
　　スタート前の呼吸困難感と全体的な疲労感を，修正Borg scaleにて測定し記録用紙に記載する。
⑤ スタート地点へ移動。
⑥ 検査説明を患者に行う。
　　「この検査の目的は，6分間に可能な限り歩ける距離を測定することです。このコースを今から往復します。6分間は長いですが努力してください。途中で息切れがしたり，疲れるかもしれません。必要ならペースを落としたり，立ち止まったり休んでもかまいません。壁にもたれかかって休んでもかまいませんが，できるだけ早く歩き始めてください。マーカー（コーンなど）で方向転換し往復歩行します。マーカーですばやく折り返し往復してください。これから私が実際にやってみますので見ていてください。」
　　検者が1往復し歩き方とすばやい折り返し方を示す。
⑦ スタート前の声かけを行う。
　　「準備はよろしいですか。往復の回数をこのカウンターで数えます。スタートラインで折り返すたびにカウントを行います。この検査の目的は6分間にできるだけ距離を長く歩くことです，決して走らないでください。」
　　「検査を始めます。いつでもできるようにしてください。」

(2) 歩行開始

① 患者をスタートラインに立たせる。
　　検者も検査の間，スタートラインの近くに立ち患者と一緒には歩かない。患者が歩き始めたら同時にストップウォッチをスタートする。
② 歩行中，検者は話しかけない。
　　患者への声かけは決まった言葉で，一定の声の調子で行い患者観察を行う。
③ 患者がスタートラインに戻ってくるたびにカウンターを1回押す。
　　患者からその様子がわかるように大きな動作で行う。
④ 歩行中の声かけは表6.2.4に示した言葉以外は使わない。タイミングを厳守する。
⑤ 検査中に患者が歩行を中断または，休憩が必要となったら以下の声かけを行う。
　　「もし必要なら壁にもたれ掛って休むこともできます。大丈夫と感じたらいつでも歩き続けて下さい。」
⑥ 休憩の間はストップウォッチを止めない。

▶ポイント
① 途中で休んでもよいが，できるだけ速く歩く（走らない）ように説明する。またあらかじめBorg scaleの見方を説明しておく。
② SpO₂は血行のよい指に装着する。固定にはテープを用いてもよい。
③ 酸素運搬方法は，患者自身が持ち運んだかまたはカートを引いて歩いたかなどを記載。

▶ポイント
　折り返し時に転倒，ふらつきに注意する。ストップウォッチの動作は，患者から見てわかりやすいように大きなアクションで行う。

患者が6分経過しないうちに中断または，試験の継続を拒否したら患者が座れるように椅子を移動し検査を中断する。記録用紙に距離，中断した時間，中止理由を記録する。検者が検査を継続できないと判断した場合も同様に記載する。
⑦残り15秒（開始から5分45秒）の声かけ。
「もうすぐ立ち止まってくださいと言います。私がそう言ったらすぐに立ち止まってください。こちらからその場に行きます。」

(3) 歩行終了
⑧終了の声かけ。
「止まってください。」
⑨歩行を終了する。
もし疲れているようであれば椅子を準備する。床のポイントに目印を付ける。
⑩停止地点から最短距離の椅子へ患者を誘導する。

(4) 歩行後
①歩行後の修正Borg scaleの呼吸困難感と疲労感を記録。
以下のように声かけを行い患者のコンディションの確認を行う。
「もうこれ以上歩けない理由がありましたか？」
②SpO_2を測定の場合。その値と脈拍数を記録する。
③往復回数を記録し，歩行終了点のマーカーを確認して歩行距離を計算する。
④患者の努力に謝辞を述べ，水分を摂らせる。
⑤歩行後の観察。
歩行後の観察時間は，ガイドラインに記載されていない。少なくとも患者の息切れ感が落ち着くまで，または心拍数やSpO_2値が安静時と同等レベルに回復するまで観察を行うことが望ましい。また，運動は喘息患者の多くで増悪因子の1つであるが運動直後は無症状のことも多く，運動負荷試験終了後15分程度は症状がなくても経過観察をすることが良いとされる[17]。実際の運用は各施設で医師と相談の上，取り決める必要がある。

● 18. 記録用紙

図6.2.6.aに，ATSステートメント[6]に示された記録用紙と，実際に施設で使用されている報告用紙を図6.2.6.bに示す。

● 19. 信頼性の向上のための注意

歩行試験は，日内変動の影響を最小限にするため再評価のための検査は同一時間帯に行うことが望ましい。検査前に練習を行うことで患者の不安感の解消や適切な歩幅の獲得などが期待できるものの，学習効果[21, 24]により結果に影響を与えるため，練習やウォーミングアップ等は必ずしも必要としない[23]。
また，検者は標準的なプロトコールのトレーニングが必要であり，とくに歩行時の声かけは，患者のモチベーションを左右し結果に影響するため[25]，決められた内容とタイミングを守ることが重要である。

● 20. 6MWDの影響因子

歩行距離は患者のモチベーションの影響を受けるため，検査中の声かけにより左右される。その他，歩行試験に影響する因子を表6.2.5に示す[8]。

● 21. 歩行距離，SpO_2の解釈

6MWDの解釈についてはまだ一定の見解はなく，現段階では絶対値での評価が推奨される[23]。健常成人の平均歩行距離は，男性576m，女性494m[26]。COPD患者では予後不良患者の平均歩行距離が約330m[27]であった。また，気管支炎患者では335m未満，肺高血圧患者では332m未満

表6.2.5 歩行距離の影響因子

短い6MWDに関連した要因	長い6MWDに関連した要因
・低身長（股下が短い） ・高齢 ・肥満 ・女性 ・認知機能低下 ・廊下（コース）が短い場合 ・呼吸器疾患 ・心疾患および循環器疾患 ・整形外科的疾患	・高身長（股下が長い） ・男性 ・動機づけが強い場合 ・検査前に治療を受けた場合 ・酸素投与

MEMO

歩行距離の予測式

歩行距離の予測式は，日本人おける正式なものは発表されていない。参考までに海外の文献から健常者の予測式[26]を以下に示すが，日本人を対象とした予測式ではない点に注意したい。この他に，BMIを用いた予測式がある[26]。

（男性）　6MWD = (7.57 × 身長 cm) − (5.02 × 年齢)
　　　　　　　　 − (1.76 × 体重 kg) − 309m

（女性）　6MWD = (2.11 × 身長 cm) − (2.29 × 年齢)
　　　　　　　　 − (5.78 × 体重 kg) + 667m

が予後不良とされる[28]。一方，慢性心不全（CHF）患者では240m以下が予後不良とする報告がある[29]。有意な歩行距離の改善を何mとするかについては諸説あるが，COPDを対象とした2013年の大規模研究（ECLIPSE study）では，予後や再入院と関連した距離を30mとしている[27]。

［加藤政利］

図6.2.6　6分間歩行試験の報告用紙例

(a) ATSステートメントの記録用紙
(b) 日本医科大学呼吸器ケアクリニックの報告用紙
検査前の問診のチェック項目とBrog scaleを同一用紙に記載してあり，わかりやすく実用的である。

参考文献

1) Christopher Ryerson, Kevin R Flaherty, Paul Dieffenbach : Prognosis and monitoring of idiopathic pulmonary fibrosis
2) William Hopkins, MDLewis J Rubin, Jess Mandel, Geraldine Finlay, : Treatment of pulmonary arterial hypertension (group 1) in adults : Pulmonary hypertension-specific therapy
3) Kenneth H. Cooper, MC : A means of Assessing Maximal Oxygen Intake : Correlation Between Field and Treadmill Testing. JAMA. 1968 ; 203(3) : 201-204.
4) McGavin CR, Gupta SP, McHardy GJ. : Twelve-minute walking test for assessing disability in chronic bronchitis. Br Med J. 1976 Apr 3 ; 1(6013) : 822-3.
5) Morice A, Smithies T. Two-, six-, and 12-minute walking test in respiratory disease. Br Med J (Clin Res Ed) . 1982 Jul 24 ; 285(6337) : 295.
6) ATS Committee on Proficiency Standards for Clinical Pulmonary Function Laboratories. ATS statement : guidelines for the six-minute walk test. Am J Respir Crit Care Med. 2002 Jul 1 ; 166(1) : 111-7.
7) Guyatt GH, Sullivan MJ, et al. : The 6-minute walk : a new measure of exercise capacity in patients with chronic heart failure. Can Med Assoc J. 1985 Apr 15 ; 132(8) : 919-23.
8) Enright PL. The six-minute walk test. Respir Care. 2003 Aug ; 48(8) : 783-5.
9) 谷口興一，伊東春樹（編）：心肺運動負荷テストと運動療法，南江堂，東京，2004

6章 運動負荷試験

10) Forman DE1, Fleg JL, et al.：6-min walk test provides prognostic utility comparable to cardiopulmonary exercise testing in ambulatory outpatients with systolic heart failure. J Am Coll Cardiol. 2012 Dec 25；60(25)：2653-61. doi：10.1016/j.jacc.2012.08.1010. Epub 2012 Nov 21.
11) Waschki B, Kirsten A, et al.：Physical activity is the strongest predictor of all-cause mortality in patients with COPD：a prospective cohort study. Chest. 2011 Aug；140(2)：331-42. doi：10.1378/chest. 10-2521. Epub 2011 Jan 27.
12) Pitta F1, Troosters T, et al.：Characteristics of physical activities in daily life in chronic obstructive pulmonary disease. Am J Respir Crit Care Med. 2005 May 1；171(9)：972-7. Epub 2005 Jan 21.
13) 日本呼吸器学会COPDガイドライン第4版作成委員会：COPD(慢性閉塞性肺疾患)診断と治療のためのガイドライン第4版．メディカルレビュー社，東京，2013.
14) 小川浩正：JRS病態評価法の変遷(特集COPDの最新情報　Topics 4)．日呼吸誌，2014；3(3)．
15) 日本呼吸管理学会／日本呼吸器学会，呼吸リハビリテーションに関するステートメント，2018
16) 藤井達夫，栗原直嗣，他：慢性閉塞性肺疾患患者における運動誘発性低酸素血症と長期予後の関係．日胸疾会誌，1997；35(9)．
17) ATS/ACCP Statement on cardiopulmonary exercise testing. American Thoracic Society；American College of Chest Physicians. Am J Respir Crit Care Med. 2003 Jan 15；167(2)：211-77.
18) 谷本普一，坪井永保，他：呼吸器疾患の運動療法と運動負荷テスト　改訂第2版．克誠堂出版，東京，2007.
19) Johnston AK1, Mannino DM, et al.：Relationship between lung function impairment and incidence or recurrence of cardiovascular events in a middle-aged cohort. Thorax. 2008 Jul；63(7)：599-605. doi：10.1136/thx.2007.088112. Epub 2008 Feb 1.
20) Curkendall SM1, DeLuise C, et al.：Cardiovascular disease in patients with chronic obstructive pulmonary disease, Saskatchewan Canada cardiovascular disease in COPD patients. Ann Epidemiol. 2006 Jan；16(1)：63-70. Epub 2005 Jul 21.
21) Sciurba F1, Criner GJ, et al.；National Emphysema Treatment Trial Research Group：Six-minute walk distance in chronic obstructive pulmonary disease：reproducibility and effect of walking course layout and length. Am J Respir Crit Care Med. 2003 Jun 1；167(11)：1522-7. Epub 2003 Feb 20.
22) Gunnar A. V. BORG：Psychophysical base of perceived exertion. Medicine and Science in Sports and Exercise Vol 14, No 5, pp. 377-381, 1982
23) 千住秀明，植木　純，他：呼吸リハビリテーションマニュアル―運動療法―第2版．日本呼吸ケアリハビリテーション学会，日本呼吸器学会，日本リハビリテーション医学会，日本理学療法士協会編．照林社，東京，2012.
24) Hernandes NA1, Wouters EF, et al.：Reproducibility of 6-minute walking test in patients with COPD. Eur Respir J. 2011 Aug；38(2)：261-7. doi：10.1183/09031936.00142010. Epub 2010 Dec 22.
25) Guyatt GH, Pugsley SO, et al.：Effect of encouragement on walking test performance. Thorax. 1984 Nov；39(11)：818-22.
26) Enright PL1, Sherrill DL：Reference equations for the six-minute walk in healthy adults. Am J Respir Crit Care Med. 1998 Nov；158(5 Pt 1)：1384-7.
27) Polkey MI1, Spruit MA, et al.；Evaluation of COPD Longitudinally to Identify Predictive Surrogate Endpoints(ECLIPSE)Study Investigators：Six-minute-walk test in chronic obstructive pulmonary disease：minimal clinically important difference for death or hospitalization. Am J Respir Crit Care Med. 2013 Feb 15；187(4)：382-6. doi：10.1164/rccm.201209-1596OC. Epub 2012 Dec 21.
28) Nathan SD, Shlobin OA, et al.：Prognostic value of the 6min walk test in bronchiolitis obliterans syndrome. Respir Med. 2009 Dec；103(12)：1816-21. doi：10.1016/j.rmed.2009.07.011. Epub 2009 Aug 13.
29) Lee ingle, Alan S. Rigby, et al.：Prognostic value of the 6min walk test and self-perceived symptom severity in older patients with chronic heart failure. European Heart J. 28, 560-568, 2007

7章 動脈血ガス分析・パルスオキシメータ

章目次

7.1：臨床的意義 …………………… 170
   7.1.1 血液ガス分析の基礎知識
   7.1.2 呼吸の評価に用いられる項目
   7.1.3 酸塩基平衡の評価に用いられる項目
   7.1.4 各項目の活用手順

7.2：検体の取り扱い ……………… 176
   7.2.1 採取と測定時の留意点

7.3：測定時の注意点 ……………… 178

7.4：血液ガス分析装置 …………… 180

7.5：分析項目 ……………………… 182
   7.5.1 pH
   7.5.2 $PaCO_2$
   7.5.3 PaO_2
   7.5.4 SaO_2
   7.5.5 HCO_3^-
   7.5.6 BE
   7.5.7 A-aDO_2
   7.5.8 CaO_2 (O_2ct)

7.6：血液ガス分析結果の見方 …… 191

7.7：パルスオキシメータ ………… 200

SUMMARY

血液ガス分析は，①体内における酸塩基平衡，②換気および酸素化能に至るまでの呼吸状態，③酸塩基平衡における代謝の状態を把握するのに重要な役割をもっている。血液ガス分析の結果は，呼吸性アシドーシスやアルカローシス，代謝性アシドーシス，アルカローシスに大別され，その代償性変化，混合性酸塩基平衡障害も存在することから判読に苦慮するスタッフは少なくない。

本章では血液ガス分析を行う上で知っておくべき検体の取り扱いからpHや$PaCO_2$，PaO_2，HCO_3^-など各項目の意味と関連性，データの解釈についてもわかりやすく解説する。また，酸素流量と酸素吸入濃度との関係，パルスオキシメータについても説明する。"難しい"と感じる多くの読者にとって，本章の内容が血液ガスを読む上で役立てば幸いである。

7.1 臨床的意義

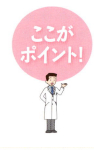

ここがポイント!
- 血液ガス分析は換気や酸素化能,酸塩基平衡の評価に有用。
- 換気・酸素化(肺の機能)の評価には動脈血を使用する。
- 血液中の陽イオン総量と陰イオン総量は等しい。
- 酸塩基平衡状態や代謝機能を把握するのみであれば静脈血でも代用できる。

7.1.1 血液ガス分析の基礎知識

1. 血液ガス分析とは

人は,生命活動を行うのに酸素(O_2)を必要とする。酸素が活用されると二酸化炭素(CO_2)や乳酸などの不揮発性酸が産生される。これらの酸は体内に蓄積すると血液のpHが酸性に傾いてしまうため,呼吸により酸である二酸化炭素を排出し,消費した酸素を補っている。生命を維持するには体内のpHが6.8〜7.8でないとならないため,肺はCO_2という形で大量の酸を排出し,腎は重炭酸イオン(HCO_3^-)の再吸収を利用して,酸である水素イオン(H^+)を尿から排出する。

動脈血液ガス分析を行うことにより以下のようなことが把握できる。
① 体内における酸塩基平衡
② 換気および酸素化能に至るまでの呼吸状態
③ 酸塩基平衡における代謝の状態

2. 血液ガス分析における電解質

体内には陽イオンと陰イオンの電解質がほぼ等量で存在し,バランスを取っている。

代表的な陽イオンにはナトリウム(Na)やカリウム(K),カルシウム(Ca)があり,陰イオンには,塩化物イオン(Cl^-)や重炭酸イオン(HCO_3^-)などがある。血液ガス分析においては,陽イオンと陰イオンの差が代謝性アシドーシスの原因を鑑別するための指標として重要な役割を果たしている他,以下のようなことを知る指標にもなる。

(1) ナトリウム(Na)

Naは細胞外液の主要な陽イオンである。ナトリウムは,110-130mmol/Lより高くなると尿で排出され,反対に110mmol/L未満もしくはNa^+の摂取量が30mmol/dayであれば,再吸収が促進される。低Na血症は,過剰な水の摂取やネフローゼなどの多尿状態で見られ,高Na血症は,大量発汗や長期にわたる過呼吸,下痢,腎臓病といった水分の減少により起こる。

(2) カリウム(K)

Kは細胞内の主要な陽イオンである。Naと異なり腎臓での閾値がないため,血清で不足していても腎臓は摂取された80〜90%を排出する。高カリウム血症は胃腸液の減少や腎臓病,利尿薬の投与,鉱質コルチコイド過剰,アルカリ血症により起こる。

高K,低Kの場合,神経・筋肉系および心筋に悪影響をもたらすため,不整脈や死亡につながるおそれがある。

(3) イオン化カルシウム(Ca^{2+})

Ca^{2+}は非結合カルシウム,カルシウム代謝,副甲状腺機能亢進および異所性副甲状腺機能亢進の評価に役立つ。Caはアルブミンと結合するため,血清アルブミンが低い場合,カルシウム値が低くなる傾向にあるが,Ca^{2+}は正常であることが少なくない。

3. 動脈血と静脈血の血液ガス分析

血液中のガス成分(CO_2, O_2)は肺でガス交換(CO_2放出,O_2の取り込み)された後,心臓から各組織へ動脈血として

表7.1.1　動脈血と静脈血の正常値

項目	動脈血	静脈血
pH	7.35-7.45	7.32-7.41
P_{CO_2} (Torr)	35-45	42-52
HCO_3^- (mmol/L)	22-26	24-28
P_{O_2} (Torr)	80-95	35-40

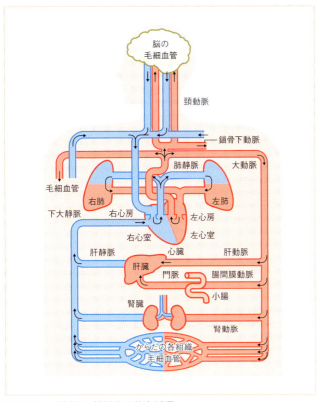

図7.1.1　動脈血と静脈血の体内循環
(家城正和：血液ガスの診断. 看護技術, Vol59 No13：p34-45, 2013, 看護技術2013図9より引用)

送られる。各組織に送られた血液中の酸素は，細胞での代謝に活用され，代謝産物であるCO_2が血液中に放出される。このCO_2が放出された血液が静脈血である(図7.1.1)。

このように動脈血と静脈血の違いは肺でガス交換される前か，後かである。

呼吸や心臓など機能の把握には動脈血が必要となるが，酸塩基平衡状態や代謝機能を把握するのみであれば静脈血でも代用できる。

表7.1.1に動脈血と静脈血液ガスの正常値を示す。

正常値からわかるように静脈血は動脈血と比べてpHは0.03～0.04低く，P_{CO_2}は7～8Torr高い。HCO_3^-においても2mmol/L程度高いだけである。代謝性アシドーシスを疑う症例ではアニオンギャップも静脈血で計算可能なことから動脈血を採取しなくても静脈血で十分に検査可能である。

7.1.2　呼吸の評価に用いられる項目

血液ガス分析結果で把握するのは，肺胞換気と酸塩基平衡，肺胞でのガス交換機能である。これらの機能を把握する上で重要なのが，肺胞換気を表す$PaCO_2$と酸塩基平衡の指標であるpH，HCO_3^-(重炭酸イオン)，$PaCO_2$(動脈血二酸化炭素分圧)，BE(ベースエクセス)，肺胞ガス交換の指標であるPaO_2(動脈血酸素分圧)，A-aDO_2(肺胞気-動脈血酸素分圧較差)，SaO_2(動脈血酸素飽和度)である(図7.1.2)。$PaCO_2$は肺胞換気を表す指標であるが，pHが異常をきたした際の原因判断にも活用されるため，酸塩基平衡の指標ともなる。

● 1. 動脈血二酸化炭素分圧($PaCO_2$)

基準範囲：40±5Torr

$PaCO_2$は換気，酸塩基平衡の情報を持つ唯一のガスである。

代謝により産生されたCO_2は炭酸脱水素酵素の働きで$H_2O + CO_2 \Leftrightarrow H_2CO_3 \Leftrightarrow H^+ + HCO_3^-$の反応が行われ，ほとんどの酸を$CO_2$として肺から排出している。体内で産生される$CO_2$の量はほぼ一定で，加齢による影響もなく，排出にあたっても拡散しやすいため，肺胞でのガス交換因子

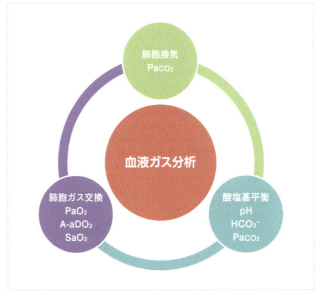

図7.1.2　血液ガス分析で見る三要素

の影響を受けにくい。そのため，体内のCO_2は40Torrで維持される。$PaCO_2$が35Torrより低ければ過換気，45Torrより高ければ低換気と解釈できる。

$PaCO_2$の式は以下のように表され，$PaCO_2$が代謝によって産生されているため，肺に運搬される二酸化炭素産生量と比例し，肺胞換気量と反比例していることを表している。

7章 動脈血ガス分析・パルスオキシメータ

$$PaCO_2 = 0.863 \times \frac{CO_2産生量(\dot{V}CO_2：mL/分)}{肺胞換気量(\dot{V}A：L/分)}$$

$PaCO_2$：動脈血二酸化炭素分圧（Ttorr）
$\dot{V}CO_2$：細胞の代謝で産生され，肺に運搬された二酸化炭素量
0.863：右辺の単位を左辺の単位にそろえるための定数
$\dot{V}A$：肺胞換気量（L/分）

● 2. 動脈血酸素分圧PaO₂，肺胞気-動脈血酸素分圧較差（A-aDO₂）

PaO_2基準範囲：80～100Torr

A-aDO₂基準範囲：5～15Torr
（高齢者では大きい傾向がある）

血液中における酸素の圧力を意味し，酸素化能を把握する重要な指標である．酸素分圧を左右する因子は空気の気圧や酸素濃度（環境），肺胞換気量，肺胞レベルのガス交換であるため，動脈血液ガス分析により肺胞換気量，肺胞レベルのガス交換が把握できる．

空気の気圧は760Torr，酸素濃度は21%（159Torr）とされているが，空気中の酸素は肺胞に入ると水蒸気で飽和されるため，37℃の飽和水蒸気圧47Torrを差し引いた713Torrの21%（150Torr）へと変化する．

肺胞部に至った酸素分圧は，肺胞中の二酸化炭素（CO₂分圧）と呼吸商によりさらに低下する．血液には肺胞気の酸素分圧（PAO_2）よりさらに低下して取り込まれる．

この肺胞気と動脈血の酸素分圧の差を肺胞気-動脈血酸素分圧較差（A-aDO₂）とよび，肺胞からどの程度，血液に酸素が移動しているかを評価するのに重要な式である．肺胞内にはたえずCO₂が存在するため，CO₂の影響分を考慮して理論上，PAO_2は下記のような式で表される．

肺胞気酸素分圧（"PAO_2"）＝吸入気酸素分圧－二酸化炭素など肺胞でのガス交換の影響分

$$= 吸入気酸素分圧 - \left[\frac{肺胞気CO_2分圧}{呼吸商}\right] - \left[\frac{肺胞気CO_2分圧}{呼吸商} \times (O_2濃度) \times (1-呼吸商)\right]$$

人の呼吸商は0.8であり，肺胞気CO₂分圧は動脈血のCO₂分圧と等しく40Torrとなるため，上記の式の第3項は以下のようになる．

$$\frac{40}{0.8} \times (0.21 \times 0.2) = 2.1$$

第3項は2.1と小さく，省略しても差し支えないため，臨床上では下記の簡易式を使用している．

$$肺胞気酸素分圧（PAO_2）= 吸入気酸素分圧 - \frac{動脈血CO_2分圧}{0.8}$$

呼吸器疾患のある場合はA-aDO₂がさらに大きくなり，PaO_2の低下も大きくなる．

その他，肺胞レベルのガス交換因子である①換気／血流比（$\dot{V}A/\dot{Q}$）の不均等分布，②拡散障害，③静脈側の血液が直接動脈側へ流れ込むシャントの3つの影響を受ける．

①換気／血流比（$\dot{V}A/\dot{Q}$）の不均等

肺胞から毛細管の血液に酸素が移行するためには，肺胞を取りまく毛細管が均一に配置されている必要がある．通常，健常者であっても上肺と下肺では換気と血流の比（$\dot{V}A/\dot{Q}$）は異なっているが，呼吸器疾患においてはさらに換気と血流の比が拡大する．

②拡散障害

拡散に影響をもたらす因子としては，肺に流れる毛細管の血液量やガス交換面積，ガスの移行距離，ヘモグロビン濃度などがあげられる．呼吸器疾患ではガス交換面積の減少や移行距離が増えるため，PaO_2が低下する．

③シャント

シャントとは，静脈血が肺胞気に触れずにそのまま動脈に流れこむ現象をいう．健常人でもわずかにシャントは存在するとされているが，病的状態ではさらにシャントが増え100%の酸素を吸入しても低酸素血症の改善がみられない．シャントの種類には解剖学的シャントと肺胞性シャントがあり，解剖学的シャントには先天性心疾患，肺動静脈瘻など，肺胞性シャントには急性呼吸促迫症候群（ARDS），肺炎などが含まれる．

● 3. 酸素化係数（P/F ratio：P/F比）

基準範囲：400以上

300以下は中等度，200以下は重度の酸素化障害と評価される．

PaO_2は，吸入気の酸素濃度（FIO_2）によって変化するた

用語 急性呼吸促迫症候群（aacute respiratory distress syndrome；ARDS）

め，条件を揃えて簡便に酸素化能を評価するのが，P/F比という指標である。大気中（FIO_2：21%）でPaO_2 100Torrの場合，P/F比＝100/0.21＝476となる。

● 4. 動脈血酸素飽和度（SaO_2）

基準範囲：97～98%

酸素飽和度とは血液中の総ヘモグロビンのうち，酸素と結合したヘモグロビンの占める割合（%）を示したものである。

● 5. 酸素含量（CaO_2）

酸素含量とは，単位容積の赤血球中のヘモグロビンと結合している酸素（O_2）と血漿中に溶解している酸素（O_2）の合計である。

CaO_2は血液中に含まれる酸素の量で，単位はmL/dLで表され，次の式で計算できる。

CaO_2 ＝ヘモグロビンと結合した酸素＋
　　　　血漿に溶解した酸素量
　　　＝（SaO_2×ヘモグロビン濃度×1.34）＋（0.003×PaO_2）

SaO_2：ヘモグロビンが酸素と結合した比率（小数を使用します）
1.34：ヘモグロビンの酸素結合能力
0.003：血漿中に溶ける酸素の溶解係数

7.1.3　酸塩基平衡の評価に用いられる項目

● 1. 水素イオン濃度（pH）

基準範囲：7.40 ± 0.05

pHとは，体液中に溶けているH^+（水素イオン濃度）の1つの表現法である。

pH7.4を水素イオン濃度で表すと，40nmol，0.00000004mol/Lとなるため，ゼロを使わずに表現する方法が，pHという表示である。

pHは呼吸における$PaCO_2$と代謝におけるHCO_3^-により決定される。体内のpHを維持するため，肺はCO_2という形で大量の酸を排出し，腎はHCO_3^-の再吸収を利用して，酸であるH^+を尿から排出している。

そのため，$H_2O+CO_2 \Leftrightarrow H_2CO_3 \Leftrightarrow H^+ + HCO_3^-$の関係となる。この関係をHenderson-Hasselbalchの式に当てはめると，次のようになる。

$$pH = pK + \log \frac{bace}{acid}$$

$$pH = pK + \log \frac{HCO_3^-（重炭酸イオン濃度）}{H_2CO_3（溶解CO_2濃度）}$$

重炭酸イオンのpKは6.1であり，H_2CO_3は体液に溶解したCO_2のため，CO_2の溶解係数とPCO_2になる。

よって，次のように示すことができる。

$$pH = 6.1 + \log \frac{HCO_3^-（重炭酸イオン濃度）}{0.03 \times PCO_2}$$

pHの調節機能に異常が生じ，pHが低下した状態をアシデミア，逆に上昇した状態をアルカレミアといい，その病態をアシドーシス，アルカローシスという。

● 2. 重炭酸イオン（HCO_3^-）

基準範囲：24 ± 2mmol/L

HCO_3^-は，体内にあるさまざまな緩衝系物質の1つである。

炭酸脱水素酵素の働きで産生されたH_2CO_3は一部でH^+とHCO_3^-となり，H^+は尿として排泄し，HCO_3^-は腎により再吸収される。

HCO_3^-は，体内で不揮発性の酸が蓄積すると減少し，不足した状態では増加するため，非呼吸性もしくは代謝性因子の指標として用いられている。

● 3. 塩基過剰（BE）

基準範囲：± 2.0mmol/L

血液の$PaCO_2$を40Torrに補正し，pHを7.40とするのに必要な酸あるいは塩基の量を表す。BEは血液での代謝性因子であるため，酸塩基障害における代償性変化でも似た変動をきたしてしまう。そのため，混合性酸塩基平衡障害を診断するにはHCO_3^-のほうが適している。

BEがプラス（過剰）なら代謝性アルカローシスで頻回の嘔吐や下痢などが疑われる。BEがマイナス（不足）なら代

謝性アシドーシスで腎不全，糖尿病，ショックなどが疑われる。

MEMO

アニオンギャップ（Anion Gap：AG）
基準範囲：12±2mmol/L

血液中にはNa+を主とする陽イオンとCl⁻のような陰イオンがある。陽イオンと陰イオンの差をアニオンギャップ（AG）という。血液中には臨床上測定することのないイオンも含まれているため，次のような式を用いて判断する。
Anion Gap = Na⁺ －（Cl⁻ + HCO₃⁻）

AGが正常な代謝性アシドーシス
高度の下痢や尿細管性アシドーシスなど，HCO₃⁻を大量に失った場合にHCO₃⁻の代わりにCl⁻が増える状態である。

AGが増加する代謝性アシドーシス
糖尿病性アシドーシスや乳酸性アシドーシスなど，不揮発性酸である陰イオンが体内に大量に蓄積した状態である。

(1) 補正AG
アルブミン（Alb）は血液中では，陰イオンとして存在しているため，Albが低下するとAGも低下する。そのため，AG正常値：12，血清Alb濃度を4.0と仮定して，Alb濃度1.0の変化に対し2.5補正する必要がある。

補正AG = AG + 2.5 ×（4 － 血清アルブミン濃度）

(2) 補正（推測）HCO₃⁻
AGが増加している代謝性アシドーシスでは，不揮発性酸である陰イオンの存在によりHCO₃⁻が減少している。補正HCO₃⁻は不揮発性酸である陰イオンが存在しない場合のHCO₃⁻値を推測する指標で，代謝性アルカローシスとの併発（混合性障害）の有無を知るのに有用な指標である。

補正HCO₃⁻は，以下の式で計算できる。

補正HCO₃⁻ =（Anion Gap － 12）+ 測定結果のHCO₃⁻値

計算結果がHCO₃⁻の正常範囲（24 ± 2mmol/L）以上であれば，代謝性アシドーシス＋代謝性アルカローシスとの混合性障害と判断できる。

一方，実測HCO₃⁻が補正（推測）HCO₃⁻より大幅に低下していれば，AGが正常な代謝性アシドーシスが隠れている可能性がある。

7.1.4 各項目の活用手順

● 1. 水素イオン濃度（pH）

最初にpHを確認して血液がアシデミアかアルカレミアかを判断する。次にPaCO₂，HCO₃⁻の値を確認しpHの変化が呼吸性によるものか，代謝性によるものかを判断する。代謝性アシドーシスの場合にはAGを計算し，AGの増加が見られる例では，補正HCO₃⁻の確認が必要になる。

PaCO₂やHCO₃⁻の結果が代償性変化として予測される範囲内であるかを確認し，一因性の酸塩基平衡障害か混合性酸塩基平衡障害かを判断する。

最後に肺胞でのガス交換能をPaO₂，A-aDO₂で確認する（図7.1.3）。

より深く考察できるよう電子カルテなどを利用して，病態や主訴，経過などの情報を収集することも大切である。

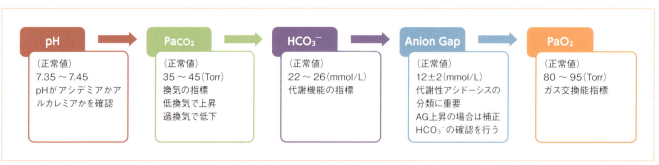

図7.1.3　各項目の活用手順

［家城正和］

参考文献

1) 家城正和：血液ガスの診断, 看護技術, 59(13), 34-45, 2013
2) 家城正和：血液ガス分析, 臨床検査, 61(10), 1222-1231, 2017
3) 家城正和：血液ガス分析で扱う基本パラメータと計算式, 看護技術, 59(13), 13-21, 2013.
4) 家城正和：酸塩基平衡異常の種類と病態, 看護技術, 59(13), 46-56, 2013
5) 飯野靖彦：一目でわかる血液ガス第2版, メディカルサイエンスインターナショナル, 東京, 2013
6) 黒川清：水・電化質と酸塩基平衡 –Step by Stepで考える–, 改訂第2版, 南江堂, 東京, 2012.
7) 家城正和：呼吸機能と血液ガスの関係, Medical Technology, 50(9), p1013-1022,

7.2 検体の取り扱い

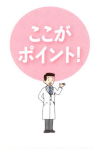

ここがポイント！

- 採血時の条件確認が重要である。
- 電解質を同時測定する機種も多いため，抗凝固剤はヘパリンリチウムを使用する。
- 血液ガスの検体は，採血後速やかにシリンジ内に残っている気泡を除去する必要がある。

7.2.1 採取と測定時の留意点

● 1. 採血と採血部位

採血（動脈）は医師によって行われ，橈骨動脈や上腕動脈，股動脈の他，耳朶や踵・指尖部などの毛細血管などから採取される。

● 2. 採血時の条件確認

吸入酸素濃度に誤りがあると肺胞でのガス交換能を正確に評価できない。また，体温が1℃上昇するとpHは0.015低下し，$PaCO_2$やPaO_2にも2〜5％の誤差が生じる。このため，吸入酸素濃度や体温などの条件を確認することが重要となる。

● 3. 採血器具と抗凝固剤

血液ガス分析専用の採血器具セットが広く販売されており，多くの施設で使用されている。血液ガス分析の場合の抗凝固剤としては，電解質（Na^+，K^+，Cl^-）やCa^{2+}が同時に測定できる機種も多いことから，ヘパリンリチウムの凍結乾燥剤が用いられている。

● 4. 検体内の気泡の除去

血液ガスの検体は，採血後速やかにシリンジ内に残っている気泡を除去する必要がある（図7.2.1）。除去し忘れた場合，気泡の酸素分圧（空気中の酸素分圧159Torr）によりPaO_2が上昇する。

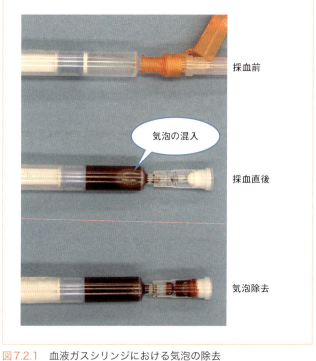

図7.2.1　血液ガスシリンジにおける気泡の除去

● 5. 検体の保存

採血に用いるシリンジは血液ガス専用ディスポシリンジとしてプラスチック製が広く普及している。サンプルの血液内では白血球による代謝が継続しており，その代謝を抑制するため，従来，測定までに時間がかかる場合には氷水中（0℃の水）での保存を推奨していた。しかし，「プラスチック製シリンジは，氷水保存することで室温保存よりPaO_2が高くなる」[1]との指摘もあり，室温での保存が望ましいとされている。特に白血球が高値の検体や酸素吸入等

7.2 検体の取り扱い

で酸素濃度が高い検体では，PaO_2の変化がさらに大きくなるため迅速な測定が必要である。血液ガス測定は測定前の不注意により誤差が生じやすいため，検体の取り扱いには十分な注意が要求される（図7.2.2）。

● 6. 体温の情報

血液ガス分析装置の測定条件は37℃で行われている。

水素イオン量や酸素および炭酸ガス分圧は温度の影響を受けるため，測定時の温度が上昇するとpHは低値，酸素および炭酸ガス分圧は高値を示す。患者の発熱がひどい場合や低体温手術の場合は，体温補正が必要となるため情報の添付が望まれる。

［家城正和］

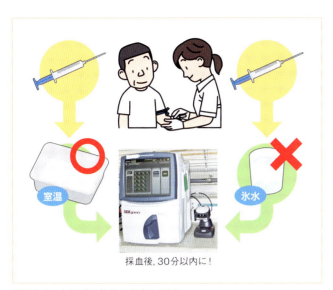

図7.2.2　血液ガス検体の保存と測定

📖 参考文献

1) 日本臨床検査自動化学会会誌：緊急検査実践マニュアル検体検査編，vol32，No174：p29，2007
2) 家城正和：血液ガス分析，臨床検査，vol.61　No.10：p1222-1231，2017

7.3 測定時の注意点

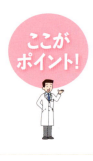

ここがポイント!
- 検体は測定前にシリンジを両掌で撹拌均等にする。
- 測定直前には，血液を1〜2滴捨て血液凝固の有無を確認する。
- 患者情報の収集が重要である。

● 1. 測定直前の注意点

① 検体は測定前に十分回転混和（20〜50回）し，シリンジ内の血液が均一になるようにシリンジを両掌で撹拌均等にする。透析患者などヘマトクリット（Ht）値が低い検体は，血球成分と血漿成分の分離が早い。

② 測定直前にディスポーザブルガーゼなどに1〜2滴捨て，血液凝固の有無を確認する。針装着部分の血液は抗凝固剤との撹拌が難しく，凝固している場合がある。サンプリング後も単にキャップするのではなくシリンジ内の空気を抜き取り，測定エラーや再検査に備えることが望ましい。

● 2. 患者情報の収集

採血時の吸気ガスの情報は酸素化能を把握するうえで重要な役割をもつ。

症例によっては酸素療法を行っている症例も少なからず存在する。酸素療法とは生体内に酸素が十分に供給されていない症例，酸素不足に陥る可能性が高い症例などに適量の酸素を投与する治療法である。

酸素投与を行う基準については，日本呼吸ケア・リハビリテーション学会，日本呼吸器学会の酸素療法マニュアルで「室内気にて$SpO_2 < 94\%$（ただし，II型呼吸不全で，慢性呼吸不全の急性増悪の場合は，$SpO_2 < 88\%$）」[2]および「低酸素血症が疑われる状態（治療開始後に確認が必要）」[2]と定められている。投与を行う上での酸素レベルの目標を以下のように定めており，「一般的な目標は，SpO_2 94〜98%で，II型呼吸不全の危険性がある場合はSpO_2 88〜92%である。pHは7.35以上を維持する。酸素化ヘモグロビンの解離曲線からPaO_2が60Torrを越えても酸素含量の増加はわずかである。導入時の酸素流量は，パルスオキシメータがあれば上記を目標とし，パルスオキシメータがない場合はPaO_2が80Torr前後を目標とする。」[2]としている。

● 3. 投与方法と効果判定

酸素の投与方法には低流量システム，高流量システム，リザーバシステムなど種々の方法があり，また酸素濃度も投与方法により図7.3.1のように異なっている。

酸素投与開始後，次に重要になってくるのが効果判定である。効果判定については「PaO_2改善の程度はSpO_2で判定してかまわないが，$PaCO_2$貯留の有無を確認するため，酸素投与を行った場合は最低1回は，動脈血ガス分析を行

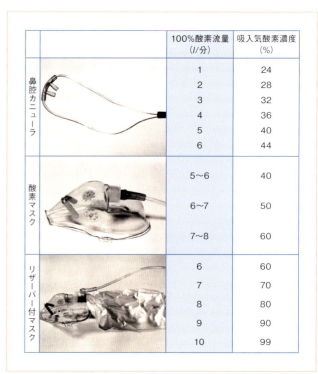

図7.3.1 おもな酸素の投与方法と吸入酸素濃度
（工藤翔二・他：血液ガステキスト 第2版，文光堂，2008，p80より引用）

う。」[2]としている。

効果判定を行うための採血時期は,「採血は酸素吸入開始30分後に安静臥位で行う」[2]と定められているため,酸素投与開始時刻や酸素流量を変更した時刻も大切である。

[家城正和]

参考文献
1) 家城正和:血液ガス分析,臨床検査, vol.61, No.10:p1222-1231, 2017
2) 日本呼吸ケア・リハビリテーション学会 酸素療法マニュアル作成委員会,日本呼吸器学会 肺生理専門委員会:酸素療法マニュアル, メディカルレビュー社, 2017
3) 工藤翔二・他:血液ガステキスト, 第2版, 文光堂, 2008

7.4 血液ガス分析装置

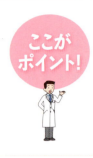

ここがポイント！

- 動脈血血液ガス分析の精度は，臨床的判断を誤らない範囲である。
- 実際に検査装置で測定される項目はpH，PaCO₂，PaO₂の3項目である。
- 各測定電極の原理を理解することが重要である。

1. 血液ガス分析装置の精度と再現性

(1) 精度 (正確さ)

動脈血の血液ガス分析で求められる精度は，臨床的判断を誤らない範囲であること。

pHは±0.02以内，P_{CO_2}は±2.0Torr，P_{O_2}は真値の±5%（95～105Torr）以内。P_{CO_2}は60Torr以上の場合は±3～5Torrともいわれる場合がある。

(2) 再現性

分析機器のメンテナンスは十分実施する必要がある。

同一機種，同一検体であっても同じ数値で計測されることは稀であるため，管理試料を使用して許容範囲を超えないように，精度管理する必要がる。

2. 血液ガス分析装置での測定項目

重要な項目の中で，実際に検査装置で測定される項目は次の3項目である。

- pH
- $PaCO_2$
- PaO_2

装置によっては電解質やGlu，Lacを測定できる機種もある。

結果の判断に重要である次の項目は，実測した結果をもとに算出している。

HCO_3^-
SaO_2
BE
A-aDO₂
CaO_2（酸素含量）

血液ガス分析測定の歴史としてはO₂，CO₂含量を測定するVAN Slyke-Neil検圧法が有名であるが，現在の血液ガス分析装置は電極法を測定原理としてものがほとんどであり多くの施設で利用されている。現在普及している血液ガス分析装置では，pH，PCO_2，PO_2を直接電極にて測定し，他の項目については計算により求められる。

3. 電極の構造

(1) pH電極

特殊なガラス膜によって隔てられた2つの溶液は化学電池を構成しpHの差に比例した電位差が生じる。この特性を利用して一方に一定のpH溶液を，他方に患者検体を入れることで生じた電位差から検体のpHを測定する（図7.4.1）。

近年の分析装置では，電解質を測定する機種も多いため，pHおよび電解質に，イオン選択制電極を採用している機種も多く，電位は特定のイオンに対して選択的な透過性を持つように確立されている。

(2) PCO_2電極 (Stow-Severinghaus電極)

pH測定用のガラス電極を応用したもので，ガラス電極

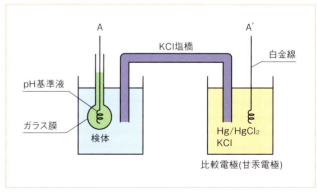

図7.4.1　pH電極の構造

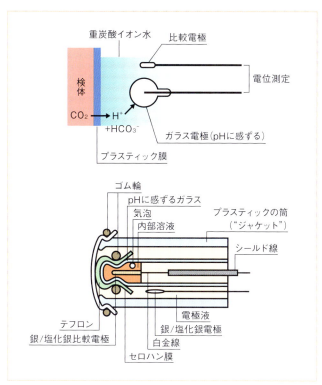

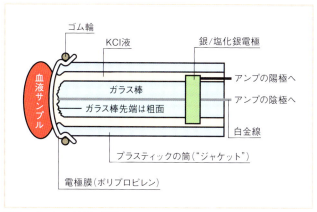

図7.4.3　PO₂電極の構造

図7.4.2　PCO₂電極の構造

の周囲に緩衝液を満たして膜を隔てることで，検体から膜を介してCO_2が拡散しpHの変動をきたすことでCO_2を測定する（図7.4.2）。PCO_2センサの構造は，pH選択性メンブランを採用しているため，pHセンサと同様であり，Henderson-Hasselbalchの式によりサンプル中のCO_2の分圧となる。

pH電極との相違点は，PCO_2センサに存在する内部電解液はCO_2を溶解し炭酸ガス解離できることである。

（3）PO₂電極（Clark電極）

PO_2は電極膜（ポリプロピレン）を通過した酸素が白金線を酸化することにより，一定に流れていた電流（-200〜-600mV）が変動する現象を測定している。

検体から電極にO_2が拡散し白金陰電極表面で以下のような反応が起こる。

$O_2 + 2H_2O + 4e^- \rightarrow 4OH^-$

反対に陽電極では

$4Ag + 4Cl^- \rightarrow 4AgCl + 4e^-$

の反応が起こり，両極間に流れる還元電流を測定することで検体のPO_2を測定する（図7.4.3）。

（4）電解質センサ：電位差測定法

Na^+，K^+，Ca^{2+}センサは，Na^+，K^+，Ca^{2+}に対する感受性の高いPVCメンブランを採用した設計のセンサであり，内蔵Ag/AgCl参照電極と内蔵塩層で構成されている。Cl^-センサは，Cl^-に対する感受性の高いエポキシメンブランを採用したソリッドステート設計のセンサである。

（5）グルコース（Glu）・乳酸（Lac）

GluおよびLacセンサは白金電極で構成されている。センサ系には，一定の分極電圧がかけられ流れる電流を電流計で測定する。

血液中のGluまたはLac分子はメンブランの外層を通して浸透し，酵素（グルコースオキシダーゼまたはラクテートオキシダーゼ）の反応による過酸化水素検出により行われる。

グルコース：$Glu + H_2O + O_2 \rightarrow$ グルコン酸 $+ H_2O_2$
ラクテート：$Lac + O_2 \rightarrow$ ピルビン酸 $+ H_2O_2$

H_2O_2は内部メンブランを通して白金アノードに運ばれ，H_2O_2の量に比例する電流が発生する。

［家城正和］

参考文献

1) 1998年 改訂版 臨床呼吸機能検査（第5版），肺機能セミナー　P.143-153
2) 日本臨床検査技師会　監修：呼吸機能検査技術教本，じほう，東京，2016
3) GEMプレミア3000/3500取り扱い説明書，アイ・エル・ジャパン株式会社，非売品

7章 動脈血ガス分析・パルスオキシメータ

7.5 分析項目

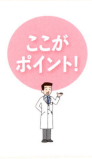

ここがポイント!
- 用いられる用語，言葉の定義を明確にする。
- 実測する項目，計算にて求められる項目を知る。
- 計算にて求められる項目の意義および導出方法を知る。
- 項目間の関連性を理解し，相互に変動する場合の意義を知る。
- 血液ガスと呼吸機能検査との関連性を知る。

● はじめに

血液ガス分析は，呼吸状態（ガス交換）の把握，酸塩基平衡の評価を行うことである。しかし，データ解析を苦手とする人は多い。この要因の1つは，実測項目がpH，$PaCO_2$，PaO_2およびHb(Ht)のわずか4項目であるのに対し，病態をより深く読み解くために評価パラメータ（計算項目）が多いこと。2つ目は呼吸状態（ガス交換）の把握と酸塩基平衡の評価を混同し同一に判読しようとするからである。本来，呼吸状態と酸塩基平衡は互いに関連しデータは変動するが，一次評価としては別々にていねいに読み解くことが肝要である。そして3つ目は生体には複雑な代償作用・機能があることである。

本節では，血液ガス分析を行ううえでの基礎を身につけてもらうために血液ガスパラメータを解説する。その意味や評価方法が理解できれば，血液ガス分析データを読み解くことが可能となる。

7.5.1 pH

● 1. pHとは

ピーエッチ（英語読み）と発音する。これは1957年のJIS規格により「ピーエッチ」と発音するよう定められている。以前から用いられているペーハー（ドイツ語発音）は使用しない。pH (Potenrialhyd) は水素イオン指数または水素イオン濃度指数である。生体のpHは7.35〜7.45である。これを水素イオン濃度(mol)で表すと，44.7〜35.5nmol/Lと極微量である。このように水素イオン濃度表記ではあまりに微量で評価が困難なため水素イオン指数，つまりpHを使用する。また，生体の水素イオン濃度は，他の微量金属であるカリウムと比較しても1/100,000程度とわずかな量の範囲に調整されている。水素イオン濃度変化が与える生体への影響は大きく，高恒常性に保持されている。

また，pHは水素イオン濃度の逆数の常用対数で，pHと水素イオン濃度の関係は図7.5.1のとおりである。たとえばpH = 7.4を基準として，同じpHが上下に0.2の変動を示したとしても，アシデミアに変化したほうがより水素イオン濃度の変動は大きい。つまりより重篤である。

● 2. アシデミアとアシドーシス，アルカレミアとアルカローシス

表7.5.1に示すように，pHが7.35〜7.45の範囲を逸脱した場合，アシデミアもしくはアルカレミアという。pHが<7.35の際にアシドーシス，もしくは>7.45の際にアルカ

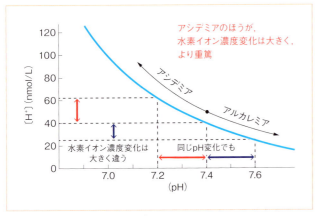

図7.5.1 pHと水素イオン濃度の関係

表7.5.1 酸塩基平衡上の用語の用い方

pH	正	誤
<7.35	アシデミア	アシドーシス
>7.45	アルカレミア	アルカローシス
使い分け	pHが基準値より高いか低いかの判断	酸塩基異常を起こす病態の存在・変化を示す

ローシスとはいわない。アシドーシスやアルカローシスは血液が酸性やアルカリ性になる病態や変化を示す言葉で酸塩基平衡を読み解くための用語であり，アシデミア，アルカレミアと区別して用いる。

3. 生体内のpH

生体内のpH変動は次のとおりヘンダーソン・ハッセルバルヒの式で表される。

$$pH = pKa + \frac{HCO_3^-}{H_2CO_3 \, (= P_{CO_2} \times 0.03)}$$

$$H_2O + CO_2 \Leftrightarrow H_2CO_3 \Leftrightarrow H^+ + HCO_3^-$$

図7.5.2 二酸化炭素（CO_2）の溶存形態

この式は図7.5.2に示すとおり，組織で産生されたCO_2が水と反応しH_2CO_3が生成され，さらに水素イオンと重炭酸イオン（HCO_3^-）に電離し，それぞれの関係が平衡状態にあることから導かれる。

$$H_2CO_3 \Leftrightarrow HCO_3^- + H^+ \text{より}$$
$$Ka[H_2CO_3] = [HCO_3^-][H^+]$$
$$Ka = \frac{[HCO_3^-][H^+]}{[H_2CO_3]}$$
$$\log_{10}Ka = \log_{10}\frac{[HCO_3^-][H^+]}{[H_2CO_3]}$$
$$\log_{10}Ka = \log_{10}[H^+] + \log_{10}\frac{[HCO_3^-]}{[H_2CO_3]}$$
$$-pKa = -pH + \log_{10}\frac{[HCO_3^-]}{[H_2CO_3]}$$
$$pH = pKa + \log_{10}\frac{[HCO_3^-]}{[H_2CO_3]\,(= P_{CO_2} \times 0.03)}$$

この式は生体のpHはP_{CO_2}とHCO_3^-で決定することを示しており，P_{CO_2}が増加すると分母が大きくなりアシデミアに，逆にHCO_3^-が増加すると分子が大きくなりアルカレミアとなる。よって，下式のように考えると理解しやすい。

$$pH = \frac{\text{アルカリ}(HCO_3^-)}{\text{酸}(CO_2)}$$

4. pHの保持調節

生体内の水素イオン濃度は極微量でかつ狭い範囲に保持されている。これは生体活動にとっていかに水素イオン濃度が重要であるかを示している。水素イオン濃度の保持調節は①物理化学的緩衝力として体液による緩衝作用（buffering action）と，②生理学的緩衝力として呼吸によるP_{CO_2}の調整，腎によるH^+の排泄とHCO_3^-の再吸収による作用がある。また，後者の呼吸と腎による作用は緩衝作用を互いに補助しながら調整されるため代償作用とも表現される。

①の体液による緩衝作用は，重炭酸緩衝系，ヘモグロビン系，血漿タンパク質系，リン酸系が主である。重炭酸などが直接，酸や塩基と結合し中和する。

重炭酸系緩衝作用：$H + HCO_3^- \rightarrow H_2CO_3 \rightarrow CO_2 + H_2O$

ヘモグロビン緩衝作用：$H^+ + Hb \rightarrow$ 脱酸素化Hb（HHb）$\rightarrow H^+$は肺でCO_2として排泄

②の呼吸による緩衝作用は，肺からのCO_2の排泄である。呼気に含まれるCO_2濃度は約4％である。1回換気量を体重×10mLとすると，60kgの人が安静時15回／分で呼吸をすると，1分間に排出するCO_2量は360mLにもなる。この膨大な量の酸の排泄を調整することで生体のpHを保持する。つまり，CO_2以外の固定酸が増加すると肺は速やかに呼吸数を増やしCO_2の排泄を増やすことでpHを一定に保つよう働く。腎による緩衝作用は，1つは尿細管における重炭酸イオンの再吸収量を増やすこと，尿細管上皮から分泌された水素イオンはリン酸イオンまたは，グルタミン酸から生成されるアンモニア（NH_3）をアンモニアイオン（NH_4^+）として排泄する。

これらの働きは，前述のヘンダーソン・ハッセルバルヒの式から考えると，通常，HCO_3^-は24mmol/L，P_{aCO_2}は40Torrであるから，HCO_3^-が23mmol/Lに低下したとすると生体は呼吸数を増加させP_{aCO_2}を38.8Torrまで低下させることになる。これが代償とよぶ生体のpH保持機能の1つである。

また，この肺と腎による代償のスピードは異なり，血液ガスデータを読み解くときに重要なポイントになる。肺によるCO_2の排出量調整による代償は，固定酸が蓄積されると30〜60分で発現しほぼ24時間で完結するが，腎の重炭酸イオンを再吸収することで塩基を増加させる代償は発現に24時間を要し，完結には3日から1週間近くを要することもある。これより，たとえばP_{aCO_2}が増加している患者をみたとき，pHがアシデミアであれば急性症状，腎による代償によりpHが基準範囲内にあれば慢性症状と判断ができ，治療もまったく異なる。

7.5.2 PaCO₂

1. PaCO₂とは

大気中のCO_2濃度は0.04%である。呼気中のCO_2濃度は安静時であれば約4%である。実にヒトは大気の100倍もの高濃度のCO_2を排出している。このCO_2は組織がエネルギーを得るために産生される。このエネルギー量は1molのグルコースから，6molの酸素を使用し36molのATP（36×7.3kcal）となる。このとき，同時に6molのCO_2が排出されている。このCO_2は細胞膜を容易に拡散することができ，約90%は赤血球に取り込まれ，残りの10%は血漿中の緩衝作用により運搬され肺から排出される。

2. 呼吸不全の定義

一方，肺胞でガス交換を受けた動脈血でさえ，CO_2量は40Torrと依然高いことに注目すべきである。これはpHの項でも述べたように，いざというときの緩衝作用に必要なため保持されている。しかし，呼吸に何らかの障害が生じ余剰なCO_2を排出できないことは生体にとって危険である。呼吸不全（respiratory failure）とは，「動脈血ガスが異常な値を示し，それがために生体が正常な機能を営みえない状態」と定義され，「室内気吸入時の動脈血酸素分圧（PaO_2）が60Torr以下となる呼吸器系の機能障害，またはそれに相当する異常状態を指し，これを呼吸不全と診断する」[1]とされている。また，$PaCO_2$により以下の2つに分けられる。
Ⅰ型呼吸不全：$PaCO_2$が45Torr以下（酸素化障害）
Ⅱ型呼吸不全：$PaCO_2$が45Torrを超えるもの（換気障害）

3. PaCO₂の決定因子

$PaCO_2$を決定するものは何であろうか。$PaCO_2$は次式で求められる。

$PaCO_2 = 0.863 \times \dot{V}CO_2$（二酸化炭素産生量）／$\dot{V}_A$（肺胞換気量）

表7.5.2 PaCO₂が増加する原因

1. 呼吸数の低下または1回換気量の低下
・呼吸筋疲労
・筋疾患（重症筋無力症，筋委縮性側索硬化症）
・中枢末梢神経疾患（脳腫瘍，脳脊髄の炎症・変性疾患，外傷，脳脊髄血管疾患）
・CO_2ナルコーシス
・甲状腺機能低下症
・代謝性アルカローシス
・睡眠時無呼吸症候群
・薬物による呼吸抑制（麻薬：1回換気量は増加するが呼吸数低下）
・麻酔薬（吸入麻酔薬の場合1回換気量，呼吸数とも低下）
2. 死腔換気量の増加
・肺実質疾患（換気血流不均衡）
・拘束性肺疾患（COPD，間質性肺炎，サルコイドーシス，塵肺）
・頻呼吸

この式の意味するところは，組織でのCO_2産生量に変化がない場合，$PaCO_2$は肺胞換気量ただ1つに決定される。つまり，1回換気量や呼吸数に影響を受けて変動する。また，肺胞気酸素分圧は次式から求められる。

$PAO_2 = PIO_2 - PaCO_2 ／ 0.8$

よって，室内気吸入時の場合PIO_2は150Torrであるから，$PaCO_2$の増加はPaO_2の低下につながる。また，1回換気量は次式のとおりであるから，死腔換気量が増加する場合も肺胞換気量は低下する（表7.5.2）。

1回換気量＝肺胞換気量＋死腔換気量であるから
肺胞換気量＝1回換気量－死腔換気量

以上より，$PaCO_2$は換気量が増加すれば速やかに排出される。肺の一部に障害があっても，健常な肺胞がカバーして速やかに排出される。また化学的溶存量が多く，拡散力も非常に高いため肺胞CO_2濃度が低ければ低いほど効率的に排出されることになる。

Q 0.863という係数はなんですか？

A 容量を分圧に変換する係数。

気体の体積は温度や気圧により変化する（ボイル・シャルルの法則）。どの条件下で測定されたかを明記することが必要である。人の呼吸を扱う場合でも、吸入されるときと肺胞内に到達したときの気体の状態は異なる。そこで、体内に入る前の気体は0℃、1気圧、乾燥状態として扱いSTPDと表現し、CO_2産生量や酸素消費量に使用する。逆に肺胞内や呼気中の気体の量は37℃、測定時の大気圧、飽和水蒸気状態であるBTPSで表現し、1回換気量などの肺気量やその分割に用いる。0.863という係数は、STPDである$\dot{V}_{CO_2}$とBTPSである$\dot{V}_A$を合わせ、容量を分圧に変換する係数である。

▶参考情報
STPDをBTPSに変換する係数は1.21を乗じ、逆にBTPSをSTPDに変換する場合は0.826を乗じる。

Q 室内吸入時P_{IO_2}はなぜ150Torrなのですか？

A 吸入気中の酸素分圧を示す。

室内吸入時の大気圧は760Torrである。Daltonの分圧の法則（数種類の気体が混合しているときの全体としての圧力は、それぞれの気体が同じ容器に単独で存在しているときの圧力（分圧：partial pressure）の和に等しい）から、酸素濃度20.93%、気道内は飽和水蒸気（47Torr）であるから、(760 − 47) × 20.93% ≒ 150 となる。

▶参考情報
温室効果ガス世界資料センター（WDCGG）によると2022年大気中二酸化炭素の世界平均濃度は、0.042%となっている。1700年代に始まった近代工業化以前は平均0.028%とされており約50%上昇したことになる。

7.5.3 PaO₂

大気中の酸素濃度は20.95%である。呼気中の酸素濃度は安静呼気時であれば約16〜17%である。つまり、呼吸で排出するCO_2濃度4%程度分の酸素を体内に取り込んでいることになる。

呼吸不全は室内気吸入時でPaO_2が60Torr以下になることである。この60Torrは酸素飽和度（SaO_2）にして約90%である。ではなぜ、PaO_2が60Torr以下を呼吸不全とするのか。

これは、7.5.4で後述するSaO_2と関係する。SaO_2は酸素化が可能なヘモグロビン（Hb）の何%が酸素化されているかを示すものである。一般的にPaO_2が60Torr以下となると、Hbの酸素飽和度が大きく低下し組織が必要とする酸素を十分に運搬できなくなるためである。次に、PaO_2の低下の原因を表7.5.3にまとめた。肺胞気・動脈血酸素分圧較差（A-aDO_2）によって2つに分けられる（7.5.7参照）。

つまり、PaO_2は血漿に直接溶存できる量はわずかで化学的溶存もしないため、Hbによる能動輸送が唯一の輸送方法である。よって血液の酸素化には、①十分量の酸素が肺胞にあること、②肺胞や間質が十分に酸素を拡散できること、③十分量の血流があることが重要である。よって、PaO_2の低下や拡散障害、肺胞血流量の低下や換気血流量不均衡が起こると換気量をいくら増やしても酸素化をカバーできない。二酸化炭素の排出とは異なる点を理解しておくことが重要である。

では、PaO_2は高ければ高いほどよいということであろうか。表7.5.4を参照してほしい。これは、すべての項目が基準範囲にあるデータのPaO_2とHbをそれぞれ変化させたときの酸素含有量（O_2ct）の変化を調査したものである。O_2ctは血液ガスパラメーターの中であまり注目されることはないが、組織への酸素供給という観点からは最も重要

表7.5.3 PaO₂の低下する原因と病態

A-aDO₂の変化	原因	病態
開大する	拡散障害	間質性肺炎、肺水腫、ARDS、COPD
	シャント	先天性疾患や肺炎、無気肺、肺動静脈瘻
	換気血流比不均等	肺塞栓、間質性肺炎、肺水腫、ARDS、COPD
不変	肺胞低換気	換気量の低下する病態
	F_{IO_2}の低下	F_{IO_2}の低下（高山登山など）

表7.5.4 PaO₂, O₂ct, Hb量の関係(一例)

	PO₂高値	基準	Hb低値
pH	7.400	7.400	7.400
PCO₂	40	40	40
PO₂	500	100	100
O₂ct	22.3	20.7	8.4
O₂SAT	99.9	97.6	97.6
Hb	15.0	15.0	6.0

な項目である。

O₂ctの計算式は下記のとおりである。

$$O_2ct = \underbrace{1.34 \times SaO_2 \times Hb}_{Hbが運搬する量} + \underbrace{0.0031 \times PaO_2}_{溶存する量}$$

式からもわかるように，PaO₂は溶存する酸素量に影響するがごくわずかな量でしかない。SaO₂が100%となるPaO₂，つまり100Torr以上はいくら上昇させても溶存酸素分圧を高めるだけで，効果的な酸素供給には寄与しない。それよりも，Hbの低下は直接O₂ctに影響するから，組織への酸素供給にHb濃度の影響は多大である。また，HbやSaO₂が低値であっても，比較的元気な人の場合は心拍出量の増加，細胞内のミトコンドリア機能の向上によりカバーしている。よって，組織への酸素供給にはSaO₂，Hb濃度，心拍出量が直接影響する。

Q CO₂ナルコーシスとは？

A 酸素を投与すると死に至る病態。

CO₂ナルコーシスとは，体内に二酸化炭素が高濃度に蓄積し高CO₂血症となり意識障害などの中枢神経障害を呈する。臨床的には，慢性呼吸器疾患の場合に問題となる。ヒトの呼吸中枢(呼吸の増減)は通常，動脈血の酸素分圧と二酸化炭素分圧によって調整されている。しかし，慢性呼吸器疾患の場合，常に二酸化炭素分圧が高いため，呼吸中枢はもっぱら酸素分圧によって調整する。この場合，高濃度の酸素をいきなり投与すると呼吸中枢は十分な酸素があると判断し呼吸を抑制する。最悪の場合呼吸停止を来す危険な状態である。

▶参考情報

富士山頂であっても酸素濃度は20.95%と変わりはない。しかし，大気圧は平地の約2/3程度しかない。よって酸素分圧としては非常に低下するため高山病などの酸素欠乏の症状が現れる。

検査室ノート 採取した血液ガス検体は迅速に測定すること

生体より採取された検体中に気泡が混入していると，ヘンリーの法則に従い検査結果に影響を与える。PaO₂はPaCO₂に比べるとその影響は大きく，大気の酸素分圧である150Torrが基準となって上昇，下降する。二酸化炭素は化学的溶存量が多く短時間であれば酸素に比べると影響は少ないが低下する。また，空気の混入がなくても10分間室温に保存した場合は，PCO₂で0.6Torrの低下，pHは0.006の減少，PO₂は4〜20Torr低下する。またサンプルを急速に冷却すれば，60分間氷中放置での変化は2分間の室温放置の変化分と等しい。血液ガス検体は氷中保存が必須である。しかし，最近はプラスチック製のディスポーザブル注射器が用いられることがほとんどである。密閉したとしてもその壁をガスは通過し，氷中は溶存するガス量も増える。よって氷中であっても保存はできない。迅速に測定するほかない。

7.5.4 SaO₂

SaO₂は，赤血球中の酸素化できるHbのうち，酸素と結合しているHbの割合（％）である。正常な動脈血の酸素飽和度は97％以上であり，酸素飽和度が90％以下の場合は呼吸不全が疑われる。

PaO₂とSaO₂の関係は直線的ではなく，S字状曲線である(図7.5.3.a)。この曲線が示していることは，HbはO₂が十分にある場所では酸素結合力が高く，酸素が不足した状況では結合能力が弱まる。いいかえれば，酸素化が十分な組織には酸素を渡さず，より必要としている組織に十分な酸素を提供できることを示し，PO₂が基準範囲内であればSaO₂はほぼ一定であることも示している。

また，Bohr効果(図7.5.3.b)が知られており，酸素消費量が亢進している状況になると酸素解離曲線は右方偏移する。つまり，酸素消費量が亢進すると，PaCO₂の増加，血液pHの低下，体温上昇，2-3DPGの上昇（グルコースの代謝亢進），乳酸の増加などを呈し，肺での酸素結合は低くなるもののCO₂産生量が多い組織ほどHbから大量の酸素が供給されることになる。

次に，酸素飽和度は正確にはヘモグロビン酸素飽和度（SO₂）とよび，臨床の現場では実測値と演算値が混在していることを忘れてはならない。つまり，演算値は総ヘモグロビン中に占める酸素化されたHbの割合を算出する場合もある。しかし，実際のSO₂は酸素化できるヘモグロビン総量中の酸素化ヘモグロビンの割合である。一酸化ヘモグロビンやメトヘモグロビン，サルファヘモグロビンなど酸素化できないヘモグロビンは計算からは除外すべきであり，これらのヘモグロビンが多量に含まれる場合は注意が必要である。また，演算されたSO₂は標準酸素解離曲線から求めるため，Bohr効果によって右方偏移している生体内の状況を正確に反映できないことがある。（計算式にはpH，PO₂，BEによる補正は行われているが十分ではない）また，A-Vシャントの存在する患者の場合はPaO₂は基準値であっても還元型Hbが多く含まれるためSaO₂は低値となる。自施設で用いているSO₂はいずれの方法を用いて提供されたものか，きちんと併記することが必要である。

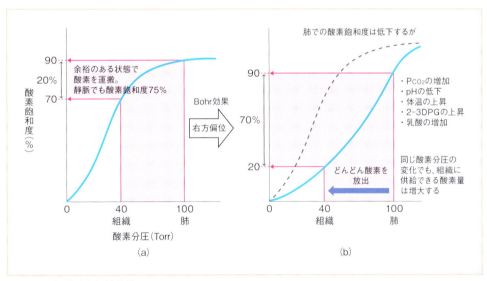

図7.5.3 標準酸素解離曲線

7.5.5 HCO₃⁻

● 1. HCO₃⁻は代表的な陰イオン

HCO₃⁻は水素イオンを受け取る塩基（アルカリ）であり，CO₂と並んで生体pHを調整する重要なイオンである。また，陰イオンとしてクロール（Cl）に次いで多い陰イオンである。よって，HCO₃⁻とCl⁻は陰イオンのバランスを取るため互いに増減する。つまり，HCO₃⁻が減少するとCl⁻が増加し，その反対の動きも示す。これは酸塩基平衡を読み取るうえで重要であり，Clは日常的に測定される項目であるから，ナトリウム（Na）の変動と乖離するClの変動は酸塩基平衡異常を見つけ出す1つの手段である[2]。

HCO₃⁻は図7.5.2で示したとおり，組織で産生されたCO₂が水と反応し重炭酸を経て電離した塩基である。そして，肺からの揮発性酸であるCO₂排泄や腎からの不揮発性

表7.5.5 　AGで分類する代謝性アシドーシスの原因

AGが増加する代謝性アシドーシス	乳酸アシドーシス（虚血，痙攣発作，ビタミンB1欠乏） ケトアシドーシス（糖尿病，飢餓，アルコール） 腎不全（尿毒素物質の貯蓄） 薬剤（メタノール，サリチル酸，シアン化合物，イソニアジド，鉄剤）
AG正常代謝性アシドーシス （高Cl性代謝性アシドーシス）	腎臓からのHCO$_3^-$の喪失 ・尿細管アシドーシス ・低アルドステロン症 ・炭酸脱水素酵素阻害剤 消化管からのHCO$_3^-$の喪失 ・下痢 ・膵液，腸液の喪失 ・尿管腸ろう その他 ・ケトアシドーシスからの回復期 ・経静脈栄養 ・NaCl大量補液

酸（代謝性の酸）の排泄に働く。これは，不揮発性酸が産生されると，電離した水素イオンはすぐさまHCO$_3^-$と結合し中和される。その後，腎の尿細管で水素イオンが電離され尿中に分泌され，HCO$_3^-$は結果的に再吸収される形で血中に入る。

● 2. AG

AGの変動は酸塩基平衡を評価するうえで重要であり，下式のとおりHCO$_3^-$と関連する。

AG = Na$^+$ −（HCO$_3^-$ + Cl$^-$）＝基準値：12 ± 2mmol/L

生体は電気的に中性であるが，日常測定される陽イオンと陰イオンを比較すると陽イオンのほうが多い。つまり，AGは通常測定されない陰イオンのことであり，硝酸イオンや硫酸イオン，乳酸イオン，ケトン体などが含まれる。

また，これらのイオンは強酸でありAGの増加は代謝性アシドーシスの存在を示唆する。しかし，尿細管性アシドーシスや下痢などの場合，HCO$_3^-$の喪失に伴いアシドーシスとなるが代償に陰イオンである血漿Clが増加するためAGは正常となる（表7.5.5）。

次に，AGが増加している場合，補正HCO$_3^-$を算出して，HCO$_3^-$の減少が代謝性アシドーシスのみによるかどうかを判断する。

補正HCO$_3^-$ = Δ AG + 実測HCO$_3^-$
Δ AG = 実測AG − 12（AG基準値）

これは，HCO$_3^-$の減少はAGの増加で説明できるか否かを判断する。補正HCO$_3^-$が24（HCO$_3^-$の基準値）± 5以上の場合は代謝性アルカローシスの併発，以下の場合はAG正常性代謝性アシドーシスの併発を疑う。

7.5.6　BE

BEは，血液1Lを37℃，O$_2$で飽和しPco$_2$を40Torrとしたとき，強酸で滴定し血液pHを7.40まで戻すのに必要な酸の量をいう。いわゆる塩基過剰として定義される。この定義で重要な点は「Pco$_2$を40Torrとしたとき」，と定義されていることである。つまり，患者の今のPco$_2$データを40TorrとしたときのHCO$_3^-$を演算で求め，HCO$_3^-$の基準値と比較しているので，呼吸性の因子は排除され代謝性因子の判断に使用する。よって，代謝性アシドーシスがある場合，マイナス（−）となり，逆に代謝性アルカローシスがある場合はプラス（+）となる。

BE =（1 − 0.014 × Hb）×（HCO$_3^-$ − 24）+（9.5 + 1.63 × Hb）×（pH − 7.4）
（スタンダードベースエクセス（SBE）はHb4.8を用いて算出

する）
つまり
BE =（呼吸性因子を排除し求めたHCO$_3^-$）− 24（HCO$_3^-$基準値）
＝マイナス：代謝性アシドーシス
＝プラス：代謝性アルカローシス
と表現できる。

しかし，呼吸性アルカローシスのときに代償でHCO$_3^-$が低下したときは，BEが陰性化し代謝性のアシドーシスの存在があるように見えることがあり，注意が必要である。

MEMO

例として，表7.5.6をみてBEがどのように偏移するか考えてほしい。血液pHはPCO_2とHCO_3^-で決定される。実測項目はpHとPCO_2であり，この両者の関係からHCO_3^-やBEは演算される。ということは，pHとPCO_2をみてHCO_3^-やBEの正確な数値までは判断できずとも，増加しているか，減少してるか，あるいはその程度が判断できる。

表7.5.6　pHとPCO_2のみで代謝性因子を読み解くトレーニング

	pH	PCO_2	HCO_3^-	BE（SBE）	解釈
例1	7.4	20	12.1	−11.8	代謝性酸物質が蓄積し呼吸性代償が働いてpHを保持している。BE陰性化
例2	7.1	20	6.1	−21.5	例1に比べ呼吸性代償で追いつかないほどの代謝性酸物質の蓄積。例1に比べ，より重篤。BEは大きく陰性側へ
例3	7.5	50	38.1	13.8	PCO_2が高いにも関わらず，pHはアルカレミア。より塩基物質が蓄積している。よってBE陽性化

（HCO_3^-，BEは見ないで考えてみよう）

7.5.7　A–aDO_2

A–aDO_2は肺胞気・動脈血酸素分圧較差である。つまり，呼吸により肺胞内へ導入した酸素を，いかに効率よく体内に取り込めたかの指標である。一方，二酸化炭素の肺胞拡散能力は酸素に比べると非常に速く，肺胞気・二酸化炭素分圧較差は生じない。よってPACO_2＝PaCO_2となる。

理想のA–aDO_2は0であるが，実際は約3億個ある肺胞すべてが効率よく酸素化できるわけではなく，生理的な換気血流不均衡やシャント血が心拍出量の3％程度あり，健常人でも5～10Torr存在する。加齢により低下することも知られており，年齢÷4＋4として年齢に応じた基準値を算出することもある。

計算式は下記のとおりである。

A–aDO_2 ＝ PAO_2 − PaO_2…①式

PaO_2は血液ガス分析をすることで容易に得られるが，PAO_2を求めることは容易ではない。そこで，PAO_2は約3億個ある肺胞を1つのガス交換器とみなす，外呼吸と内呼吸，代謝が時間的に一定である，大気中の最も多い窒素（N_2）ガスが呼吸には一切関与しないなど，いくつかの仮定のもとガス交換率（R：呼吸商）R＝$\dot{V}CO_2/\dot{V}O_2$から導き，PAO_2は下記の式となる。

PAO_2 ＝ PIO_2 − PaCO_2／R − PaCO_2FIO_2(1 − R)／R…②式

しかし，②式の第3項は補正項とよばれ正常では2Torr程度であり，正確には呼気ガス分析を必要とするため臨床的には省略されPAO_2は ＝ PIO_2 − PaCO_2／R となる。

よって，臨床的にA–aDO_2は下記の④式が利用され，血液ガス分析さえ実施すれば算出できることになる。

A–aDO_2 ＝ PIO_2 − PaCO_2／0.8 − PaO_2…③式
　　　　 ＝（150 − PaCO_2／0.8）− PaO_2…④式

PIO_2 ＝ FIO_2 × (PB − PH_2O)
R ＝ $\dot{V}CO_2/\dot{V}O_2$（0.8～0.83が使用される）
$\dot{V}CO_2$：CO_2呼出量，$\dot{V}O_2$：O_2摂取量，PH_2O：飽和水蒸気圧

MEMO

PaCO_2/Rは肺胞における吸収された酸素量を示す。Rで除する理由は，概念的にR＝$\dot{V}CO_2/\dot{V}O_2$≒PaCO_2/PAO_2と考えるとPACO_2＝PaCO_2であるから，PO_2のみが残りこれが吸収された酸素量に相当すると考えると理解しやすい。

さて，表7.5.3に示したように，A–aDO_2は酸素化障害の原因を考えるうえで重要である。A–aDO_2が開大するということは，肺胞や間質，血管（毛細血管）のいずれかに障害が生じていることやその程度を示す。A–aDO_2が正常であれば，肺胞低換気か吸入酸素濃度の低下を疑う。

A–aDO_2が開大する原因は，①拡散障害，②シャント，③換気血流比不均等がある（図7.5.4）。①の拡散障害は，間質性肺炎などに代表されるように肺の間質細胞が炎症を起こし線維化が進行し肺胞での拡散障害が生じる。②のシ

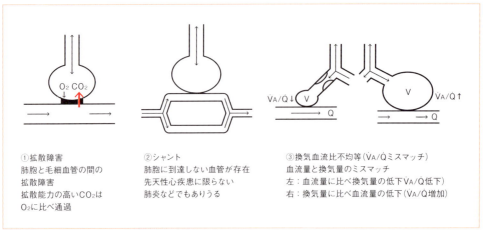

図7.5.4　A-aDO₂が開大する原因

ャントは肺動脈血の一部がまったく酸素化されず心臓に戻る。先天性心疾患だけとは限らず，一部酸素化されない血液が存在するということであるから肺炎や無気肺も該当する。③の換気血流比不均等は，換気血流ミスマッチとも表現されるように，換気は十分であるが血流が不足する場合（肺塞栓や脱水など）や血流は十分であるが換気が不足する場合（肺気腫，肺水腫）が肺のどこかに存在するという状態である。この場合，換気血流比：$\dot{V}_A/\dot{Q}$ =（単位時間あたりの肺胞換気量）／（単位時間あたりの毛細血管血流量）が0.8～1.2の範囲を超えてくる。$\dot{V}_A/\dot{Q}$が大きい場合は無駄な換気が生じ死腔が増大することを意味し，逆に小さい場合は十分に酸素化されない血液の増加を示す。とくに，$\dot{V}_A/\dot{Q}$が低下する部分が増えてくると，PaO_2は低下する。酸素化障害の多くはこれが主因であることが多い。

7.5.8　CaO₂（O₂ct）

1. CaO₂とは

CaO₂（Arterial Oxygen Concentration）は動脈血酸素濃度，O₂ct（Arterial Oxygen Content）は動脈血酸素含量であり同義語。CaO₂は下式で計算する（簡易式）

$$CaO_2 = \underbrace{1.34 \times SaO_2 \times Hb}_{\text{Hbが運搬する酸素量}} + \underbrace{0.0031 \times PaO_2}_{\text{血液に溶解する酸素量}}$$

1.34はHb1gが運搬できる酸素量（ml）
0.0031は血液に対する酸素の溶解係数

つまり，全身に運搬される酸素の絶対量を表す。単位はml/dLである。

2. SaO₂が高くても組織の酸素不足は起こりえる

PaO_2やSaO_2が高くても組織の酸素不足は起こる。酸素の運搬量は化学的溶解（$1.34 \times SaO_2 \times Hb$）と物理的溶解（$0.0031 \times PaO_2$）の和で決定する。しかし，$PaO_2$が直接影響する物理的溶解量は僅かで，化学的溶解量がそのほとんどを占める。PaO_2が高くなるにつれ動脈血のSaO_2は上昇するが，Hbが低下している場合，血液に含まれる酸素量は圧倒的に低値となる。よって，貧血や大出血の際は大量の酸素を投与するよりもHbの投与が何より優先される。

［嶋田昌司］

参考文献

1）日本呼吸器学会肺生理専門委員会：酸素療法ガイドライン，メディカルレビュー社，東京，6-9，2006．
2）嶋田昌司，松尾収二：「血清Na値と血清Cl値の変動が連動していません。原因と解釈の仕方を教えてください」臨床検査　2013；57；1268-1269．

7.6 血液ガス分析結果の見方

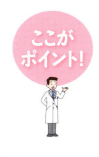

ここが
ポイント！

- pH，PO_2，PCO_2の分析を総称して「血液ガス分析」または「血液ガス検査」とよんでいる。
- 血液ガス分析は，バイタルサインと同様に患者病態を把握するために必須の検査である。
- 血液ガス分析から，換気の状態，酸素化の状態，酸塩基平衡の状態を把握することができる。
- 換気は「$PaCO_2$」，酸素化は「PaO_2，SaO_2，P/F比」，酸塩基平衡は「pH，$PaCO_2$，HCO_3^-，BE」から判断する。
- 酸塩基平衡を簡便に評価するために，図7.6.1の概念図を参考にして，$PaCO_2$とHCO_3^-の値から，呼吸性アシドーシス，代謝性アシドーシス，呼吸性アルカローシス，代謝性アルカローシスのいずれであるかを判断する。
- 血液ガス分析結果をみる際には，①酸性かアルカリ性か，②呼吸性か代謝性か，③代償しているか，④酸素化されているか，について注目する。

1. はじめに

血液ガス分析は多くの医療施設で実施されており，救急医療や集中治療領域のみならず，一般病棟の患者についても病態を把握するために広く行われている。血液ガス分析装置の取り扱いは簡便であるため，検査室以外に設置されることも多く，医師や看護師など臨床検査技師以外の医療スタッフが測定することも多い。現在，臨床検査技師の専門資格として，関連団体や学会が認定する専門技師制度が普及し，各分野に精通した臨床検査技師が育成されている。しかしながら，血液ガス分析の取り扱いに特化した資格はなく，また血液ガス分析を専門とする臨床検査技師も多くはないのが実状と考える。これは血液ガス分析が，臨床検査医学領域よりも麻酔学領域で発展してきたことによるのかもしれない。いずれにせよ，医療機関の臨床検査技師の多くは，日当直時に血液ガス分析を行うのみで，結果の解釈や患者病態との関連性について苦手意識をもっているのではないだろうか。数式や計算式を用いて血液ガス分析の基礎を理解することは重要であるが，この部分は他稿に譲り，本節では，日常的に血液ガス分析に携わらない臨床検査技師を対象に，自らが分析した血液ガス分析結果が報告するに値するものであるかを簡便に解釈するための方法を紹介し，血液ガス分析を理解するための一助としたい。

2. 血液ガス分析とは

一般的に「血液ガス」とは，血液中に溶解しているガス成分のこと，つまり酸素(O_2)，二酸化炭素(CO_2)，窒素およびアルゴンなどを指す。医学や医療においては，これらの成分のうち主にO_2およびCO_2のことを「血液ガス」とよび，O_2およびCO_2の分圧，つまりPO_2，PCO_2を測定することを「血液ガスの分析」という[1,2]。さらに，同時に測定可能なpHを加えた「pH，PO_2，PCO_2の分析」を総称して「血液ガス分析または血液ガス検査」とよんでいる。これらpH，PO_2，PCO_2は分析装置で実測され，そのほかに，HCO_3^-，BE，A-aDO_2などの指標を計測することができる。また近年の血液ガス分析では，電解質(Na^+，K^+，Cl^-)，Hb，GLUおよび乳酸なども同時に測定可能である。

3. 血液ガス分析結果はバイタルサイン

バイタルサインとは，人間が生きている状態であることを示す兆候のことであり，体温，血圧，脈拍数および呼吸数などを指す。血液ガス分析から得られる酸素化能，ガス交換能および酸塩基平衡に関する情報は，生体の機能維持に関する極めて重要なものであり，バイタルサインと同様に患者病態を把握するために必須の情報である[3]。とくに，救急医療における初期診療，患者病態の急変時および術中などの全身管理時には，速やかに，かつ継時的に分析し，その分析結果を評価することで，刻々と変化する患者状態をモニターする必要がある。

4. 血液ガス分析結果を解釈するために

血液ガス分析に用いる検体には，動脈血，静脈血，混合静脈血および臍帯血などがある。本節では，動脈血液ガス分析における結果解釈について述べる。

血液ガス分析の結果を解釈するためには，各項目の基準

範囲を把握する必要がある。なお，各測定項目の意義については他稿を参照していただきたい。

● 5. 血液ガス分析からわかること

一般的に，血液ガス分析から，(1) 換気の状態，(2) 酸素化の状態，(3) 酸塩基平衡の状態を把握することができる。

(1) 換　気

換気の状態は，$PaCO_2$の値から判断する。$PaCO_2$が基準値以下の場合は過換気状態を，基準値以上の場合は低換気状態を示す。

(2) 酸素化

酸素化の状態は，PaO_2およびSaO_2の値から判断する。基準値以下の場合は，低酸素状態を示す。

酸素投与などを行っていない場合，つまり空気下 (Room Air) で呼吸をしている場合にPaO_2が100Torrを超えることは稀である。

酸素化能を評価する際には，患者に対して酸素投与などの酸素療法が行われているかどうか，行われているのであればどの程度の酸素量が投与されているかを把握することが必要である。酸素投与下における酸素化能の指標として，P/F比が用いられる。これはF_{IO_2}に対するPaO_2の比であり，酸素化障害の程度を評価することができる。P/F比の評価を表7.6.1に示す。なおF_{IO_2}は酸素投与の方法および酸素流量により異なる (表7.6.2)。

MEMO

例題

A：$PaO_2$70Torr (Room Air) とB：$PaO_2$100Torr (F_{IO_2}0.5) では，どちらのほうが低酸素状態であるか？
　空気下でのF_{IO_2}は21％であるので，P/F比で比較すると，A：70/0.21 ≒ 約333，B：100/0.5 = 200となり，Bのほうが低酸素状態であると判断できる。

(3) 酸塩基平衡

酸塩基平衡の状態は，主にpH，$PaCO_2$，HCO_3^-，BEから判断する。血液ガス分析結果を解釈するために，酸塩基平衡を極めて簡便に説明すると，「血液が酸性かアルカリ性か」「酸性またはアルカリ性となっている要因は何か」ということになる。

「血液が酸性かアルカリ性か」については，pHにより評価する。

ヒトの体内では細胞の代謝産物として酸が生成され続けており，そのままでは血液が酸性化し，致死的状況となってしまう。これを防ぐため，ヒトの体は肺 (CO_2) と腎臓

表7.6.1　P/F比の評価

P/F比	評価	診断
400〜500	酸素化された状態	正常
<=300	酸素投与の考慮	ALI
<=200	低酸素状態	ARDS

急性肺障害 (acute lung injury；ALI)
急性呼吸窮迫症候群 (acute respiratory distress；ARDS)

表7.6.2　酸素流量と吸入酸素濃度 (F_{IO_2}) との関係 (目安)[5]

鼻カニューレ (5L/分以下で使用)

酸素流量 (L/分)	1	2	3	4	5
吸入酸素濃度 (%)	24	28	32	36	40

酸素マスク (5L/分以上で使用)

酸素流量 (L/分)	5	6	7	8
吸入酸素濃度 (%)	40〜45	45〜50	50〜55	55〜60

リザーバー付酸素マスク (高流量で使用)

酸素流量 (L/分)	6	8	10	12
吸入酸素濃度 (%)	55	60	80	90

(HCO_3^-) の調整機能により，中性〜弱アルカリ性のpH7.35〜7.45に維持されている。肺と腎におけるCO_2とHCO_3^-の調整は次式で表される。

$$\underbrace{CO_2 + H_2O \Leftrightarrow H_2CO_3}_{\text{肺呼吸調整}} \Leftrightarrow \underbrace{H^+ + HCO_3^-}_{\text{腎機能調整}}$$

「血液が酸性となるような病態」をアシドーシス (pH<7.35)，「血液がアルカリ性となるような病態」をアルカローシスという (pH>7.45) という。

「酸性またはアルカリ性となっている要因は何か」については，$PaCO_2$とHCO_3^-で評価する。

pHを変動する主な要因は，呼吸による$PaCO_2$と腎機能によるHCO_3^-の量的変化である。図7.6.1に示したpH変動の概念図を用いると理解しやすい。図7.6.1の天秤の矢印はpHを表しており，左と右の秤の重さが釣り合っていると中性であるpH7.35〜7.45を示す。左の秤が重くなると天秤は左に傾き，矢印は左へ移動しpH7.35以下を示す。逆に右の秤が重くなると天秤は右に傾き，矢印は右へ移動しpH7.45以上を示す。この天秤の左の秤には$PaCO_2$が，右の秤にHCO_3^-が乗っていると考える。何らかの原因により$PaCO_2$量が多くなり左の秤が重くなると天秤は左に傾き，矢印はpH7.35以下を指し示す。呼吸因子である$PaCO_2$によりpHが酸性 (アシドーシス) となるので，これを呼吸性アシドーシスとよぶ。次にHCO_3^-量が少なくなり右の秤が軽くなることでも天秤は左に傾き，矢印はpH7.35以下を指し示す。腎代謝性因子であるHCO_3^-によりpHがアシドーシスとなるので，これを代謝性アシドーシスとよぶ。HCO_3^-量が多くなり右の秤が重くなると天秤は右に傾き，矢印はpH7.45以上を指し示す。腎代謝性であるHCO_3^-によりpHがアルカリ性 (アルカローシス) となるので，これを代謝性アルカローシスとよぶ。同様に$PaCO_2$量が少なく

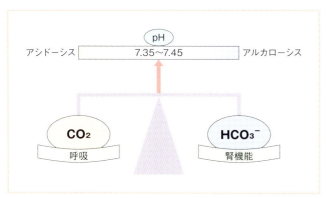

図7.6.1 酸・塩基平衡の概念図

なり左の秤が軽くなることでも天秤は右に傾き，矢印はpH7.45以上を指し示す。呼吸因子であるPaCO2によりpHがアルカローシスとなるので，これを呼吸性アルカローシスとよぶ。

この天秤は常に中心部，つまりpH7.35〜7.45を指し示すように動く性質がある（恒常性の維持）。つまり，左に傾き酸性となった場合には，右の秤のHCO3⁻量を多くして，天秤のバランスを保とうとする。これが2次性の腎性（代謝性）代償反応である。逆に，右に傾きアルカリとなった場合には，左の秤のPaCO2量を多くして，バランスを保とうとする。これが2次性の呼吸性代償反応である。代償反応で中性を超えてpH補正することは稀である。

この概念図は，あくまで酸塩基平衡を簡便に理解するためのものであり，肺での換気能や腎臓での調整機能についての詳細は，他稿や成書を参考とされたい。

6. 血液ガス分析装置でわかる，その他の項目

血液ガス分析では，前述した換気，酸素化，酸・塩基平衡に関する項目以外にも，(1)乳酸，(2)GLU，(3)Hb，(4)一酸化炭素ヘモグロビン（COHb）・メトヘモグロビン（MetHb）などを同時に測定することが可能であり，患者病態を理解するうえで有用な情報を得ることができる[4]。

(1) 乳酸

乳酸は，解糖系代謝経路の最終産物であり，その変動は代謝，循環の状態などの変化を鋭敏に示す。重症敗血症患者の初期診療においても乳酸値の測定が推奨されており，乳酸値の高値継続症例では，予後不良となる可能性がある。末梢循環不全，大量出血，けいれん直後などで，鋭敏に上昇する。

(2) GLU

生化学検査における血糖測定と同義であるが，血液ガス分析と同時に約1分間の短時間で血糖値を評価することができる。意識障害やけいれんを認める場合は，低血糖および異常高血糖を疑う。

(3) Hb

Hbが低値の場合は，出血を疑う。とくに大量出血を来している場合は，Hbの低下に伴い，代謝性因子であるHCO3⁻・BEの低下，乳酸値の増加を認める場合が多い。

(4) COHb・MetHb

COHbは一酸化炭素中毒において著しく上昇する。MetHbは致死性中毒であるメトヘモグロビン血症において優位に上昇する。

7. 血液ガス分析結果の見方

前述してきた内容を踏まえ，血液ガス分析の結果を解釈する際には，以下の(1)〜(4)を注視すると理解しやすい[5]。

(1) 酸性かアルカリ性か

pHの値で評価する。

(2) 呼吸性か代謝性か

図7.6.1の概念図を参考に，呼吸性アシドーシス，代謝性アシドーシス，呼吸性アルカローシス，代謝性アルカローシスのいずれであるかを評価する。

(3) 代償しているか

図7.6.1の概念図を参考に，代償反応が起こっているかを評価する。

(4) 酸素化されているか

PaO2，SaO2およびP/F比から酸素化について評価する。

検査室ノート　例題

【例題1】

以下のデータについて，呼吸性または代謝性のアシドーシス・アルカローシスを評価する。

①pH 7.11，$PaCO_2$ 20Torr，HCO_3^- 15mmol/L
②pH 7.11，$PaCO_2$ 70Torr，HCO_3^- 35mmol/L
③pH 7.51，$PaCO_2$ 60Torr，HCO_3^- 38mmol/L
④pH 7.51，$PaCO_2$ 20Torr，HCO_3^- 15mmol/L

≪考え方≫

・pHから酸性かアルカリ性かを判断する。
・図7.6.1の概念図を参考に，呼吸性反応か代謝性反応かを判断する。
・代償反応が呼吸性か代謝性かを判断する。

≪回答≫

①代謝性アシドーシス，呼吸性代償反応
②呼吸性アシドーシス，代謝性代償反応
③代謝性アルカローシス，呼吸性代償反応
④呼吸性アルカローシス，代謝性代償反応

【例題2】

以下のデータについて，最も酸素化状態が悪いものはどれか？

①PaO_2 90Torr O_2 3L（鼻カニューレ）
②PaO_2 100Torr F_{IO_2} 0.5（人工呼吸器下）
③PaO_2 130Torr O_2 10L（リザーバー付酸素マスク）

≪考え方≫

表7.6.2からそれぞれのF_{IO_2}を概算し，P/F比を求めて比較する。

≪回答≫

①P/F比：90/0.32 = 281.25
②P/F比：100/0.5 = 200
③P/F比：130/0.8 = 162.5

したがって，P/F比の最低の③が，最も低酸素状態といえる。

▶参考情報

血液ガス用採血シリンジ内に空気（気泡）が混入した状態では，血液中のP_{O_2}は気泡のP_{O_2}約150Torrの影響を受け，測定誤差を生じる。気泡の混入した状態で検体が提出された場合は直ちに気泡を除去し，測定結果のP_{O_2}は誤差を生じている可能性がある旨を併記して報告する必要がある。

検査室ノート　症例

症例1～6の血液ガス分析結果から，どのような疾患が考えられるか。

(1) 症例1（表7.6.3）

本症例は人工呼吸管理下のCOPD患者であった。pH 7.26，$PaCO_2$ 82Torrと呼吸性アシドーシス，およびHCO_3^- 36mmol/Lと代謝性代償反応が認められた。

表7.6.3　症例1

pH	7.26	O_2Hb (%)	95
PaO_2 (Torr)	94	HHb (%)	3
$PaCO_2$ (Torr)	82	COHb (%)	2
HCO_3^- (mmol/L)	36	GLU (mg/dL)	102
BE (mmol/L)	7.7	乳酸 (mg/dL)	15
SaO_2 (%)	95	人工呼吸	あり
Hb (g/dL)	12.3	FIO_2	0.5
Na (mmol/L)	135	体温 (℃)	36.3
K (mmol/L)	4.7		
Cl (mmol/L)	109		

(2) 症例2（表7.6.4）

本症例は心肺停止状態（CPA）であり，10Lの酸素投与，胸骨圧迫およびバッグバルブマスク（BVM）換気下にて採血した。pH 6.89，$PaCO_2$ 120Torr，BE −20.0mmol/Lと心停止による著明な呼吸性アシドーシスを認め，末梢循環不全に伴う乳酸の上昇もみられる。PaO_2が80Torrと比較的酸素化が保たれているようにみえるが，酸素流量10L投与下であり，P/F比＝80/0.8＝100と，明らかな呼吸不全である。

表7.6.4　症例2

pH	6.89	O_2Hb (%)	48
PaO_2 (Torr)	80	HHb (%)	50
$PaCO_2$ (Torr)	120	COHb (%)	2
HCO_3^- (mmol/L)	13	GLU (mg/dL)	110
BE (mmol/L)	−20	乳酸 (mg/dL)	175
SaO_2 (%)	76	人工呼吸	なし
Hb (g/dL)	9.9	酸素療法	BVM
Na (mmol/L)	148	酸素流量 (L/分)	10
K (mmol/L)	6.5	体温 (℃)	35.5
Cl (mmol/L)	101	コメント	

(3) 症例3（表7.6.5）

本症例は火災現場から救助者であった。若干の呼吸性アシドーシスを認めるも，PaO_2 150Torr，SaO_2 97%と酸素化は良好にみえる。しかし，COHb 25%と異常高値であり，一酸化炭素中毒が強く疑われた。

表7.6.5　症例3

pH	7.32	O_2Hb (%)	72
PaO_2 (Torr)	150	HHb (%)	2
$PaCO_2$ (Torr)	45	COHb (%)	25
HCO_3^- (mmol/L)	26	GLU (mg/dL)	87
BE (mmol/L)	−1	乳酸 (mg/dL)	8.9
SaO_2 (%)	97	人工呼吸	なし
Hb (g/dL)	12	酸素療法	リザーバー付酸素マスク
Na (mmol/L)	137	酸素流量 (L/分)	8
K (mmol/L)	4.5	体温 (℃)	37.5
Cl (mmol/L)	105	コメント	

▶参考情報

健常者で血中COHbは1～2%以下であるが，重喫煙者では10%程度となることがある。10%以上となる場合は明らかに異常である。

用語　心肺停止 (cardiopulmonary arrest；CPA)，バッグバルブマスク (bag valve mask；BVM)

(4) 症例4（表7.6.6）

本症例は，病的白血球の異常増加によるPaO₂低下例であった。pHはほぼ中性，PaO₂およびSaO₂の低下による酸素化能の低下が疑われたが，パルスオキシメータによるSpO₂は97%であり，著しい乖離を認めた。これは，著増した病的白血球の代謝により採血検体内の酸素が消費され，採血後のシリンジ内で時間経過に伴って酸素分圧が低下したことが原因であった。測定後，この結果を報告したところ，担当医師よりSaO₂とSpO₂が乖離しているとの指摘により発覚した。精査のため採血直後に再測定し，PaO₂ 123Torr，SaO₂ 97%であった。

表7.6.6 症例4

pH	7.34	O₂Hb (%)	90
PaO₂ (Torr)	41	HHb (%)	6.5
PaCO₂ (Torr)	40	WBC (×10³/μL)	250
HCO₃⁻ (mmol/L)	23	末梢血血液像	Blastoid cell 90%
BE (mmol/L)	2.0	乳酸 (mg/dL)	14
SaO₂ (%)	79	人工呼吸	なし
Hb (g/dL)	7.8	酸素療法	Room Air
Na (mmol/L)	130	酸素流量 (L/分)	なし
K (mmol/L)	4.1	体温 (℃)	36.5
Cl (mmol/L)	110	コメント	SpO₂ 97%

(5) 症例5（表7.6.7）

本症例は意識障害例であり，血液ガス分析による血糖値と，生化学検査による血糖値が大きく乖離した症例であった。軽度の呼吸性アシドーシスが認められたが，酸素化能に異常はみられなかった。血液ガス分析による血糖値は16mg/dLであったが，生化学検査として提出された検体の血糖値は89mg/dLであった。本症例では，血液ガス分析検体を採血した際に，ベッドサイドで簡易血糖測定器により血糖を測定した。この際に低血糖と判明したため，ブドウ糖加点滴が投与され，その後10分後に生化学検体が採血された。検体提出時に，血液ガス検体と生化学検体が同時に検査室へ提出されたため，検査室では同時採血された検体の血糖値が著しく異なると解釈してしまった。

表7.6.7 症例5

pH	7.35	O₂Hb (%)	98
PaO₂ (Torr)	165	HHb (%)	2
PaCO₂ (Torr)	56	GLU (mg/dL)	16
HCO₃⁻ (mmol/L)	29	乳酸 (mg/dL)	14
BE (mmol/L)	−2	人工呼吸	なし
SaO₂ (%)	99	酸素療法	酸素マスク
Hb (g/dL)	15	酸素流量 (L/分)	6
Na (mmol/L)	143	体温 (℃)	37.3
K (mmol/L)	4.8	コメント	生化学 GLU 89 (mg/dL)
Cl (mmol/L)	107		

▶参考情報

血液ガス用採血シリンジの抗凝固剤には乾燥ヘパリンが用いられているが，手術時やカテーテル検査時などには通常のシリンジに液体ヘパリンを入れて使用することがある。この場合にシリンジの死腔部（針を刺す部分）に液体ヘパリンが残存して血液が希釈されることがあり，測定結果の誤差要因となる。

(6) 症例6 (表7.6.8)

本症例は，交通外傷による外傷性出血性ショックの患者であった。pH 7.31，HCO₃⁻ 19 mmol/L，BE −4.7 mmol/Lと代謝性アシドーシス，およびPaCO₂ 28Torrと呼吸性代償による頻呼吸が認められ，乳酸は67mg/dLと上昇していた。またHbは8.5g/dLと低下しており，呼吸数および脈拍の上昇，不穏，冷汗とショックバイタルも認められた。

大量出血時には，Hb低下のほかに，代謝性アシドーシスとしてHCO₃⁻ およびBEの低下，乳酸値の上昇が認められる。

表7.6.8 症例5

pH	7.31	O₂Hb (%)	98
PaO₂ (Torr)	165	HHb (%)	2
PaCO₂ (Torr)	28	GLU (mg/dL)	89
HCO₃⁻ (mmol/L)	19	乳酸 (mg/dL)	67
BE (mmol/L)	−4.7	人工呼吸	なし
SaO₂ (%)	97	酸素療法	リザーバー付酸素マスク
Hb (g/dL)	8.5	酸素流量 (L/分)	10
Na (mmol/L)	130	体温 (℃)	36.3
K (mmol/L)	5.2	コメント	
Cl (mmol/L)	107		

Q 酸素飽和度（SaO₂）はどのように求めているのですか？

A ヘモグロビン分画を測定できる分析装置では，SaO₂(%) = 酸化ヘモグロビン／（酸化ヘモグロビン＋還元ヘモグロビン）×100，または酸化ヘモグロビン／（酸化ヘモグロビン＋還元ヘモグロビン＋一酸化炭素ヘモグロビン＋メトヘモグロビン）×100で求めている。どちらの計算式を採用しているかは分析装置により異なる。

ヘモグロビンとは，赤血球中の大部分を占めている血色素のことであり，ヘムという色素とグロビンというタンパク質からなる4量体で，組織への酸素運搬を行う。動脈血中酸素の大部分はヘモグロビンと結合した状態だが，一部は血液中に溶存している。ヘモグロビンは，酸化ヘモグロビン，還元ヘモグロビン，一酸化炭素ヘモグロビンおよびメトヘモグロビンなどの状態で存在している。このようなヘモグロビンのさまざまな状態，つまりヘモグロビン分画を，血液ガス分析装置に付帯しているオキシメータという機構にて測定することができ，この値からSaO₂を計測している。

Q なぜ血液ガス分析に静脈血を用いることがあるのですか？

A 酸塩基平衡の状態を評価するため。

動脈血と静脈血では，pH，PCO₂，HCO₃⁻の値に大きな変動がないといわれている。このため，酸塩基平衡の状態を評価するために，採血が容易な静脈血を用いることがある。

▶参考情報

「血液が酸性である状態」をアシデミア，「血液がアルカリ性である状態」をアルカレミアという[6]。つまり，分析した血液が酸性であった場合には，「アシデミアである」という表現が正しいが，医療現場では「アシドーシスである」と表現することが多い。

▶参考情報

呼吸性の代償反応は数分で起こるが，代謝性の代償反応には，数時間から数日かかる。

▶アシドーシスが体に及ぼす影響

・不整脈の出現，心収縮力の低下
・交感神経の緊張
・自立神経の機能不全

7章 動脈血ガス分析・パルスオキシメータ

Q 動脈血として提出された検体の測定結果が，静脈血のような結果であった場合はどうしたらよいですか？

A 分析結果のSaO₂とパルスオキシメータのSpO₂を比較する。

提出医に連絡し，静脈血様の結果である旨を直ちに報告する。その際に，パルスオキシメータのSpO₂の値，および患者の呼吸状態を確認する。血液ガス分析結果のSaO₂の値とSpO₂の値を比較し，SpO₂よりSaO₂が明らかに低値であり，患者に低酸素の症状がみられないようであれば，静脈血の可能性が高いと判断し，再採血を依頼する。

Q 血液ガス分析結果の報告時に，付加コメントとしてどのような内容を報告すべきですか？

A 酸素投与条件を併記すべきである。

酸素療法を実施している場合は，①人工呼吸器装着の有無，および設定条件②吸入酸素濃度③投与酸素流量④酸素投与方法などの情報を，測定結果とともに併記する。酸素療法を実施していない場合は，空気下（Room Air）での採血であった旨を併記する。

これにより，血液ガス分析結果を時系列的に確認する際，どのような条件下での測定結果であるかを把握することができ，正確に患者の呼吸状態を評価することができる。

▶参考情報

臍帯動脈血を用いて血液ガス分析を行うことがある。これは，臍帯動脈血のpH値が児の予後にある程度相関するといわれており，産科医療保障制度の原因分析・再発防止に関わる診療録・助産録および検査値などの記載事項に，臍帯動脈血ガス分析値が取り上げられているためである。

Q 代謝性アシドーシスの原因となる乳酸やケトン体はなぜ増加しますか？

A 車がガソリンで走るように生体のエネルギー源の基本はATPである。ATPはグルコースを解糖系，クエン酸回路，電子伝達系を経て代謝し産生される。そのうち，解糖系は嫌気的反応であり酸素を必要とせずピルビン酸まで代謝するが，次のアセチルCOAに進むには好気的反応となり酸素が必要となる。酸素が十分でない場合，ピルビン酸は嫌気的反応としてLD（乳酸脱水素酵素）に触媒され強酸である乳酸となる。つまり，生体が必要とする酸素が十分でない場合，乳酸は上昇する。窒息や呼吸不全はもとより心不全の評価となる。

一方，ケトン体は飢餓（不足）や糖尿病（利用障害）でグルコースが利用できない場合に，脂質を代謝しATPを産生するが代謝産物として強酸であるケトン体が生成される。

乳酸もケトン体もグルコースの利用障害といえる。

8. まとめ

本節では，血液ガス分析結果の見方について述べた。検査室で血液ガス分析を実施する際には，患者情報が得られていない場合が多い。患者の病態がわからない状況であっても，本節で述べた内容を参考に，得られた結果に矛盾がないか，サンプリングや分析にエラーが生じていないか，報告に値する結果であるかについて，分析した臨床検査技師が判断したうえで，直ちに報告することが重要と考える。

[嶋田昌司]

参考文献

1) 諏訪邦夫：血液ガスの臨床 改訂3版，中外医学社，東京，2011．
2) 諏訪邦夫：血液ガストレーニング 第3版，中外医学社，東京，1997．
3) 福田篤久，他：血液ガス分析のポイントはここだ!!，機器・試薬 2014；37：36-38．
4) 中川 隆，他：人工呼吸の基本，人工呼吸ケア，55-68，成美堂出版，東京，2012．
5) 川嶋隆久：血液ガス分析，Emergency Care 2014；27：602-610．
6) 中馬真幸，他：血液ガス，薬局 2014；65：202-207

7.7 パルスオキシメータ

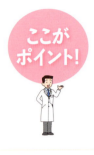

ここがポイント！
- パルスオキシメータでは，非侵襲的にSpO₂を測定することができる。
- SpO₂90％以下の場合は，呼吸不全と推察することができる。
- パルスオキシメータの測定に影響を与える因子は，体動，末梢循環不全，プローブの装着状態，汚れやマニュキア，異常ヘモグロビンおよび静脈拍動などである。

1. パルスオキシメータとは

　パルスオキシメータとは，非侵襲的に酸素飽和度を測定する機器の総称であり，採血せずに，連続的かつリアルタイムに動脈血の酸素飽和度を評価することができる[1~3]。パルスオキシメータで測定された酸素飽和度を経皮的動脈血酸素飽和度（SpO₂；Saturation：s，percutaneousあるいはpulse：p）と表す。通常は装置を指先に装着することで，瞬時にSpO₂と脈拍数を計測できる。

2. 測定原理

　発光部から660nmの赤色光と940nmの赤外光を発光し，経皮的にこれらの吸光度を測定し，動脈血中の酸素化ヘモグロビンと還元ヘモグロビンの和に対する酸化ヘモグロビンの比率を求め，算出している[1]。

 MEMO

　酸化ヘモグロビンは鮮紅色，還元ヘモグロビンは暗赤色で，それぞれ吸光度が異なる（図7.7.1）。赤外光（波長940nm）は酸化ヘモグロビンでよく吸収され，赤色光（波長660nm）は還元ヘモグロビンでよく吸収されるため，この吸光特性を利用してSpO₂を求めている[4]。

3. 使用目的

　非侵襲的に酸素飽和度を測定し，患者の酸素化能を経時的に評価することである。呼吸不全は，「大気下において動脈血酸素分圧（PaO₂）が60Torr以下になること」と定義されている。酸素解離曲線から，PaO₂60TorrではSpO₂90％となる。したがって，SpO₂90％以下の場合は呼吸不全と診断することができる[5]。

4. 使用方法

　通常は，指尖部にクリップ型のプローブを装着して使用する。プローブは短時間測定用のクリップ型や一体型（図7.7.2），長時間連続測定用のテープで固定するもの，ディスポーザブルのものがあり，症例や用途に応じ使い分ける。プローブは発光部を爪側，受光部を指の腹側にして向かい合うように装着する。また，耳朶，前額部，鼻腔，足指および足背に装着可能なものもあり，目的に応じて選択する。使用後のプローブは必ず清掃・消毒を行う。

 MEMO

　稀ではあるが，プローブ装着部位に低温熱傷が生じることがある。長時間使用する場合には，少なくとも8時間ごと（クリップ型の場合は30分～4時間ごと）に装着部位を変えることを推奨しているが，新生児や高齢者，末梢循環不全・皮膚に病変のある患者はさらに短時間での観察や装着部位の変更を行う。また装着部位に過度な圧迫が加わると低温熱傷が生じやすくなるため，テープなどで固定する場合は強く巻きすぎないよう注意が必要である[6~7]。

5. 測定に影響を与える因子

　パルスオキシメータの測定に影響を与える因子として，体動，末梢循環不全，プローブの装着状態，汚れやマニュキア，異常ヘモグロビンおよび静脈拍動などがあげられる[4,8]。

(1) 体動

　動脈血のみが脈動していると想定し測定しているため，測定中に体動があると動脈血以外の要因によるノイズが発

生し，正確に測定できなくなる。

(2) 末梢循環不全
レイノー症状，心不全等で末梢循環不全による血流低下が起こると，プローブ装着部の脈動を検出できなくなり，正確に測定できなくなる。

(3) プローブの装着状態
プローブの装着部位の厚さは10mm程度が最適であり，あまりに厚い部位に装着すると，透過光が弱くなり，正しく測定できないことがある。

(4) 汚れやマニュキア
透過光の阻害要因となるため，取り除いてからプローブを装着する。

(5) 異常ヘモグロビン
2波長式のパルスオキシメータは，一酸化ヘモグロビン(CO-Hb)やメトヘモグロビン(Met-Hb)などの異常ヘモグロビンを識別できないため，これらが高濃度で存在する場合，SpO_2は正しく測定できない。

(6) 静脈拍動
静脈血流量の変動による静脈拍動により，SpO_2が低下すると報告されている。

(7) 色素
血液中に色素（メチレンブルーやインドシアニングリーンなど）を注入している場合には，これらの色素が透過光量に影響を与え誤差を生じる。

(8) 光の干渉
手術灯など強い光が当たる場所では，プローブの側面から外部光が侵入し正しい測定ができないことがある。

(9) 電磁波
電磁波放射量が多い医療機器（電気メスなど），電化製品（テレビなど）や携帯電話使用時は，電磁波が受光素子に影響するため誤差の原因となる。

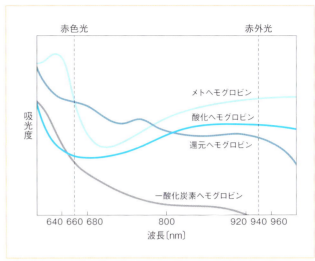

図7.7.1　各ヘモグロビンの吸光度曲線
(日本呼吸ケア・リハビリテーション学会 酸素療法マニュアル委員会 日本呼吸器学会 肺生理専門委員会（編）：酸素療法マニュアル，p95, 2017より引用)

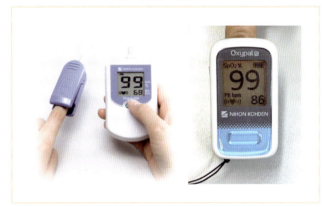

図7.7.2　パルスオキシメータ
①クリップ型，②一体型
一体型は機種によって表示の向きが変わるタイプのものもあるため，数値を逆さに読んだりSpO_2と脈拍数を見間違わないように注意して使用する。

●6. 血液ガス分析との違い

酸素化状態の情報として，パルスオキシメータではSpO_2が，血液ガス分析ではSaO_2およびPaO_2が得られる。その他，血液ガス分析では，換気，酸塩基平衡などに関する情報を得ることができる。パルスオキシメータと血液ガス分析の比較を表7.7.1に示す。

表7.7.1　パルスオキシメータと血液ガス分析の比較

	パルスオキシメータ	血液ガス分析
利点と欠点	非侵襲的 連続的なモニタリング可能 SpO_2，心拍数の情報 安価 機器装着のみで使用可能 医療者の他，患者や介護者が測定可能	侵襲的 連続的なモニタリング不可能 酸素化能・酸塩基平衡の情報（PO_2，SaO_2，pH，HCO_3^-，PCO_2） 高価 使用には機器の設置，および採血が必要 医療者のみが測定可能

(本間敏明：動脈血ガス検査・パルスオキシメータ，日本臨牀 2011；69：1797-1801より)

7. まとめ

パルスオキシメータは，酸素化の状態を推察するための非常に簡便な検査法であり，非侵襲的に実施することができる。一方で，測定に影響を与える因子も存在しており，これらを考慮し評価することが重要である。

Q パルスオキシメータはどのような臨床現場で使用されていますか？

A 主に麻酔時や手術時の全身管理時に使用されてきた。

現在では用途が広がり，以下のような臨床現場で使用されている。
① スポット検査
・入院・外来患者の定期的なバイタルチェック
・酸素療法患者の指導管理および教育，自己管理
② モニタリング検査
・麻酔や手術時などの全身管理
・侵襲的な検査（気管支内視鏡，上部・下部内視鏡など）中の全身管理
・酸素療法時の酸素化評価
・リハビリテーション時の患者状態の把握
・睡眠時無呼吸症候群の終夜検査時や運動時（6分間歩行試験など）の患者状態の把握

Q SpO_2 を測定すれば，血液ガス分析による PaO_2 の測定は不要ですか？

A 不要ではない。

ヘモグロビン酸素解離曲線から，$PaO_2 = 60Torr$ のときに $SpO_2 = 90\%$ を示すので，SpO_2 から PaO_2 を推察することはできる。しかし，Hb酸素解離曲線の右方偏位（高体温，2,3-diphosphoglycerate高値，$PaCO_2$高値，pH低値），および左方偏位（低体温，2,3-diphosphoglycerate低値，$PaCO_2$低値，pH高値）により，測定値が変動する可能性がある。症例に応じて，血液ガス分析による評価が必要である。

▶ **参考情報**

パルスオキシメータの測定精度や安全性などに関する要求事項は国際規格のISO 80601-2-61で定められており，日本においてはISO 80601-2-61に準じたJIS T 80601-2-61が制定されている。

▶ **参考情報**

パルスオキシメータの基礎を開発したのは日本人の青柳卓雄氏である。1974年にパルスオキシメータの原理を発表したが当時は注目されず，その後アメリカで全身麻酔手術中の患者の死亡事故が相次いだことで再び注目され，今日では世界中に普及している。

▶ **ポイント**

高炭酸ガス血症を伴うⅡ型呼吸不全患者の酸素投与の場合では，PaO_2 が高すぎるとCO_2ナルコーシスのリスクが高くなるため，SpO_2の値だけでなく$PaCO_2$やpH等の確認や換気状態にも留意しなければならない。

▶ **参考情報**

一酸化炭素中毒の場合，CO-Hbの増加によりSpO_2は偽高値となり，メトヘモグロビン血症の場合は，Met-Hbの増加によりSpO_2は偽低値（85%に収束）となる。このため一酸化炭素中毒およびメトヘモグロビン中毒症例にはパルスオキシメータで評価をしない。

異常ヘモグロビンはCOオキシメータで測定でき，近年では8波長以上の光を活用したパルスCOオキシメータが開発され，経皮的に異常ヘモグロビンの測定も可能となっている。

［小河幸子］

参考文献

1) 児玉隆志, 他：血液ガス, パルスオキシメータ, 小児科診療　2010；73：1700-1704
2) 本間敏明：動脈血ガス検査・パルスオキシメータ, 日本臨牀　2011；69：1797-1801
3) 諏訪邦夫：血液ガスの臨床　改訂3版, 中外医学社, 東京, 2011.
4) 日本呼吸器学会：酸素療法マニュアル（酸素療法ガイドライン　改訂版）, 94-104, 日本呼吸ケア・リハビリテーション学会酸素療法マニュアル作成委員会 日本呼吸器学会肺生理専門委員会（編）, 東京, 2017
5) 新美太祐, 他：酸素飽和度, Emergency Care 2014；27：594-597
6) 日本呼吸器学会：よくわかるパルスオキシメータ, 日本呼吸器学会肺生理専門委員会（編）, 法研, 東京, 2014
7) 日本呼吸器学会：Q&Aパルスオキシメータハンドブック, 日本呼吸器学会肺生理専門委員会（編）, 法研, 東京, 2014
8) 鵜川貞二：パルスオキシメータの現状および問題点, 医器学　2007；77：52-59

8章 呼吸機能検査に特徴的な患者対応

章目次

8.1：呼吸機能検査の患者心理と
　　　コミュニケーション……………206
　8.1.1　呼吸機能検査の患者心理
　8.1.2　呼吸機能検査のコミュニケーション

8.2：呼吸機能検査の
　　　エマージェンシー対策と対応……212
　8.2.1　エマージェンシー対策
　8.2.2　スパイロメトリー検査と
　　　　　バルサルバ手技の関連
　8.2.3　呼吸機能検査時のエマージェンシー対応

8.3：身体所見の観察から
　　　呼吸機能を予測する……………218
　8.3.1　呼吸機能で確認しておきたい身体所見
　8.3.2　進行したCOPD患者に特徴的な身体所見

SUMMARY

　呼吸機能検査は技術とコミュニケーションの両方が求められ，患者の最大限の協力を得てこそ，真の検査データが得られる検査である。コミュニケーションのスキルだけでなく，患者の心理を理解し，検査技師としてプロ意識を持って検査に臨むことで，より円滑に検査を進めることができる。
　また，呼吸機能検査中に緊急事態が生ずることがあり，注意が必要である。特に，最大努力を必要とするフローボリューム曲線検査時には，胸腔内圧が著しく上昇し，意識消失や重篤な不整脈を起こす場合がある。検査時の循環動態の変化などを理解し，患者の状態を把握しながら検査を行うことが大切である。そして，万が一急変した場合に備えて，日頃から急変時の対応方法を確認しておくことも重要である。

8.1 呼吸機能検査の患者心理とコミュニケーション

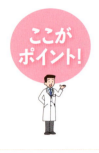

ここがポイント！
- 呼吸機能検査をうまく進めるためには検査者と患者のコミュニケーションが必要である。
- 検査者が患者の立場や心理を理解することで，より円滑なコミュニケーションが望める。

8.1.1 呼吸機能検査の患者心理

● 1. はじめに

呼吸機能検査は健康診断，術前評価，呼吸器疾患の診断，治療判定や疾患の進行の評価など多様な目的で施行される。健康診断以外の場合，患者は病気やけがの治療のために検査を受けており，通常の心理状態でないことがある。検査者にとっては日常の一部であるが，患者にとっては非日常であることを理解し意識することは，医療従事者として大切である。

● 2. 患者の心理を理解する

(1) 病院へ来る患者の心理状態

患者の背景はさまざまであり，病気やけがに対する受け止め方も，ショックを受ける人，自分は病気なんかではないと否認する人，なんで私が病気になるんだと怒りやうらみを感じる人，悲しみや不安を感じる人などさまざまである。中には「病気を治すぞ！」と意欲的に病院に来る患者もいるが，そのような患者でも少なからず心の奥にネガティブな感情を持っていることがある。人は精神的にネガティブだとイライラしやすく，不安になりやすい。同じ出来事や言葉でもネガティブに解釈する傾向にある。そのような患者心理を理解して対応することが大切である。

(2) 医療用語の多用は疎外感を生む

医療用語は患者にとっては外国語のように耳慣れない言葉が多い。たとえば「セイリケンサ」，「コキ」，「キュウキ」，「シュシショウドク」などでさえ想像しづらいものである。医療用語に限らず専門用語は同職種者では効率的なコミュニケーションや結束力を感じるなどの効果はあるが，外部の人にとっては多用されると疎外感を抱いたり，相手に好感を持てなくなったりするなどのデメリットがある。「生理検査」など言い換えが難しい言葉もあるが，「息をはく」，「息を吸う」，「手のアルコール消毒」など，わかりやすい言葉に言い換えることで伝わりやすくなる。

(3) 待ち時間は患者にとって苦痛

患者は検査の待ち時間以外にも多くの待ち時間を経て来室されることが多く，待ち時間の積算は検査者にはわからない。患者は検査室の受付に到着した時点で検査に対する時間が始まる。どれ位の待ち時間があるか，何番目に検査ができるかなどの情報をできるだけ伝えることが患者の心理的負担を軽減することにつながる。また検査室に呼ぶ際は，「○○さん，お待たせしました。」と単にマニュアル化した言い方ではなく，相手を思って言うことで，患者自身の「待たされた」という感情や怒りを軽減できる。

(4) 緊張や不安が強いと理解力が低下する

人は極度の緊張や，不安が強い場合，通常の心理状態のときよりも理解力が低下することがある。病院に来ること自体で緊張していたり，検査室に来る直前に手術が決定したり，病気やけがでうつ状態であったり，患者の精神状態はさまざまである。理解力が低下している場合，詳しい説明は余計に混乱を与えることがあるため，シンプルな説明が有用である。

(5) 検査に対する不安を減らすために

検査者は検査の目的，測定方法，測定値，アーチファク

ト，装置取り扱いなどすべてを熟知している。しかし，患者は医師や看護師などからの検査説明だけでは実際に何をされるのかわからず，不安を感じることがある。日常の言葉を用いたわかりやすい説明と，必要に応じて実際に検査者がデモンストレーションをしながら検査説明をし，この検査で何を計測し何がわかるのか，どれくらいの時間がかかるのかなど見通しを伝えることも大切である。不安や緊張が強い患者は，検査に時間を要するとわかるともう一度お手洗いへ行きたいと思う場合がある。不安や緊張が高まると正確な検査結果が出ないことも考えられる。説明後に「気になるところがあれば検査の途中でも質問していただいて結構です」，「私の声かけに合わせてもらえれば大丈夫です」などと伝えると，患者は不安が減少し，円滑に検査が進むことが多い。

(6) 不安からの情報検索

情報社会の現代においては，非医療従事者であっても情報番組やインターネットなどから得られた医療情報を多く持っている。病気かもしれないと思うと，その不安からネット検索をする患者が少なくない。しかし，さまざまな情報があるにも関わらず自分が期待する偏りのある情報だけを認識するなど，知識として不安定なことがある。

● 3. 検査者と患者の心理のギャップ

(1) 検査目的に対するギャップ

「検査をすれば病気がわかる」という期待をしている患者もいる一方，「医師に言われたから」という理由で検査を受けている患者も少なくない。「医師の指示なので受けなければならない」と感じる患者や「医師の診断に検査が必要ならば協力してやろう」と感じる患者もおり，患者によって検査に対する期待や目的はさまざまであり，医療従事者と検査に対するギャップが生まれることがある。

また検査者が気をつけなければならないのは，妥当性と再現性のある結果を出すことを目的としてしまう場合があり，ともすると心のベクトルが患者ではなく担当医師に向いてしまうことである。検査者は患者の気持ちや，この検査が患者の治療にどのように役立っているかを常に意識しておく必要がある。

(2) 検査に対するギャップ

検査者にとっては1日の業務の中の1つかもしれないが，患者にとっては初めての検査，手術前の検査，治療判定のための検査，経過観察の検査など特別な時間である。呼吸機能検査に限らずだが，検査者は検査をこなすのではなく，目の前の患者に真摯に向き合い，患者の時間を大切に扱うことが，患者の病院や医療に対する満足度にもつながり重要である。

8.1.2　呼吸機能検査のコミュニケーション

● 1. はじめに

コミュニケーションはときに情報伝達と捉えがちであるが，相手がその情報を受信したうえで，的確な理解をしているかどうか，つまり相手との意思の疎通，相互理解が大切である。とくに呼吸機能検査では患者の最大限の協力があってはじめて真のデータを求めることができるため，検査者のコミュニケーション力に左右される検査と言っても過言ではない。基本的な方法，最低限のマナーやルールは手順書として必要な部分もあるが，患者によって臨機応変な対応が必要である。

● 2. 言語的コミュニケーションと非言語的コミュニケーション

言語的コミュニケーションとは言葉，話の内容，各国の言語など文字として伝えることができるものである。一方，非言語的コミュニケーションとは，話すスピード，声の大きさ，表情，身振り・手振り，姿勢，態度，位置などがある。コミュニケーションをするうえで，伝わり方は言語的コミュニケーションが35%，非言語コミュニケーションが65%と言われている。つまり，正確に話の内容を伝えるためには言語的コミュニケーション，非言語的コミュニケーション両方を一致させて伝えることが大切であり，一致していない場合，非言語的コミュニケーションがより伝わりやすいことで，コミュニケーションエラーが起こる可能性がある(図8.1.1)。

● 3. コミュニケーションに有用なスキル

(1) ペーシング

ペーシングとは，話すスピード，声の大きさ，声のトーン，雰囲気などを相手に似せる方法である。例えば，早口で大きい声で話すに患者に，ゆっくり小さい声で話すと相手は少しイライラすることがある。逆に，ゆっくり小さい声で話す患者に，早口で大きい声で話すと，相手は威圧感

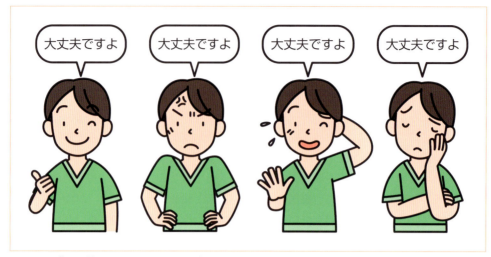

図8.1.1　非言語的コミュニケーションが与える言葉の印象の違い

を感じることがある。同じような早さや大きさ，トーンで話すことで，相手に安心感や親近感を与えられる。

しかし，緊張や不機嫌で早口になっている人にペースを合わせると，ますます緊張や不機嫌が強くなることがある。その場合は，相手よりも少しゆっくりのペースで話し，逆に相手をこちらのペースに巻き込むことで，安心感を与えることもある。

(2) 傾聴

コミュニケーションは「話す」ことに注目されるが，「聴く」ことも大切であり，特に相手に「聴いていることが伝わる」ことが重要である。話を聴くときは片手間に聴くのではなく，相手の顔を見て相槌を打ち，「はい」，「そうなのですね」などと反応することで，聴いていることが伝わる。これらがないと，話し手は無視されていると感じることがある。

(3) 表情

先にも述べたとおり，話の内容を正確に伝えるためには，言語的コミュニケーションと非言語的コミュニケーションを一致させる必要がある。いくら優しい言葉をかけても，眉間にしわが寄るなど表情が怒っているようだと，相手に「本当はこの人は怒っているのかもしれない」と誤解されてしまう原因になる。感染症対策などによりマスクを外せない場合，目元でしか表情を伝えることができないため，目元で笑顔を伝える必要がある。口元は隠れているが，目元だけ笑顔になるのではなく，マスクの下でも口角を上げることで，自然な笑顔になる。また，少し眉を上げるだけでも，「怒ってはいない」ということは伝えることができる。逆に患者からのクレームなどを聴く際は，眉は上げず真顔になることで真剣さが伝わる。

(4) ジェスチャー

呼吸機能検査では検査者の説明が重要であるが，患者はそれを自身が理解したとおりに実践する。言葉だけでは理解しづらいことも，ジェスチャーを加えることでより正確に伝わることが多い。特に小児の患者や緊張で理解力が低下している患者，日本語がわからない患者などは，言葉よりもジェスチャーを多用することで伝わりやすくなる。

(5) 肯定表現と否定表現

「口を閉じてください」，「口を開けないでください」これらは同じ意味だが，それぞれ肯定表現，否定表現である。否定表現は注意が強く伝わりやすい一方，否定されることで嫌な気持ちになり，やる気が起きにくくなると言われている。日常生活においても，「やってはダメ！」と否定されるより，「こうしてみたら？」と提案されるほうが，前向きになれる経験はないだろうか。肯定表現，否定表現いずれも必要な表現ではあるので，状況に合わせて使い分けることで，よりスムーズなコミュニケーションにつながる（表8.1.1）。

(6) 患者との位置関係

距離は顔が近すぎず，視線は患者の高さに揃え，真正面ではなくやや横並びになり，説明するときは患者に顔を向けて話す。心理学者のロバート・ソマーの実験では，真正面は対立して議論する関係，斜め向かいはリラックスして話し合える関係，横並びは協力関係になりやすいとの結果

表8.1.1　否定表現と肯定表現の一例

否定表現	肯定表現
喉に力を入れない →	喉の力を抜く
鼻で呼吸をしない →	口で呼吸する
咳をしない →	咳を我慢する
途中で吸わない →	最後まではく
声を出さない →	空気だけを出す
背中を丸めない →	背筋を伸ばす
動かない →	じっとしている

がある（図8.1.2）[5]。

(7) 相づちでの理解度の確認

検査者による説明は，患者が内容を理解できているかを確かめながら進める必要がある。患者の相づちのスピードに着目し，簡単な説明や理解しやすい内容のときよりも相づちが遅れてくるようだと理解が追いついていないことが考えられる。また同じペースの一本調子の相づちの際は，検査者のペースに合わせただけで患者自身は理解していないことがあるので注意する。

● 4. 検査におけるコミュニケーションの実際

(1) 患者の呼び入れ

呼吸機能検査は患者の協力が不可欠な検査ゆえ，第一印象で好感を持ってもらうことがうまく検査を進める第一歩である。よって患者の呼び入れは第一印象を形成する大事な瞬間である。高すぎず低すぎないテンションで，「○○さんお待たせしました．検査室へどうぞ」とお呼びし，お待たせした場合は労いの言葉もかけながら患者さんを気持ちよく検査室へ呼び入れる。

(2) 本人確認や体調の確認

本人確認や今日の体調などを聴く態度を示しながら聴取する。この時に患者の話すスピード，声の大きさ，トーンなどを把握し，ペーシングに生かす。話し方や視線などから緊張具合などもわかることがあるので，しっかり意識を患者に向けて聴取することが大切である。

(3) 検査説明

丁寧で詳しい説明は医療現場において必要であるが，患者の理解度などに合わせて説明を変えることも必要である。

緊張などによる理解力の低下，認知機能の低下，高度難聴が見られる場合や小児の患者などは，短い説明のほうが伝わる場合が多い。詳しい説明を好む患者もいるため，説明のバリエーションを持っておくことが有用である。

うまく伝わらない場合は，「何でこの患者さんは理解してくれないのだろう」と思うのではなく，「どうやったら伝わるのだろう」という意識で，使う言葉を変える，ジェスチャーを多用するなど，表現のバリエーションを多く持つことも役立つ。「私のかけ声に合わせてもらえれば大丈夫です！」と付け加えれば，理解できなかった患者さんの安心感にもつながる。また，検査に移る前に一呼吸を置くために「よろしいですか？」と声がけをしておくのもよい。

(4) 検査中

呼吸機能検査の声かけで大切なのは大きな声で検査することではなく，タイミングである。普段どおりの声の大きさでも，的確なタイミングで声をかけることでうまく誘導できる。フローボリューム検査での「はいて！」だけ少しボリュームを上げるなど，抑揚をつけることで，勢いの必要性が伝わる。大きな声に委縮してタイミングがうまく合わないときや，慢性閉塞性肺疾患（COPD）患者で呼出に時間がかかる場合，不必要に大きい声で「はいて！はいて！」と声をしてしまうと力みすぎることがある。逆に大きい声を出さないと最大努力が得られない場合もある。それぞれの患者に合わせた声のボリュームで検査することが必要である。

各検査の声かけについては各章を参考にする。

(5) 再検査

患者は検査者の説明を聞いて，イメージしたとおり実施しているため，失敗した瞬間に「弱い弱い！」などと言ったり，できなかったところばかりを指摘すると，患者のや

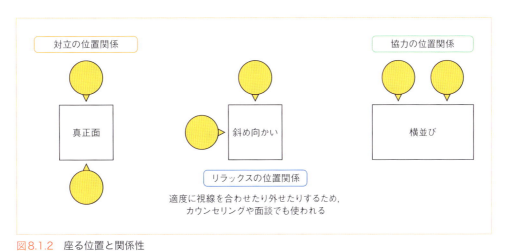

図8.1.2　座る位置と関係性

ロバート・ソマー（著），穐山貞登（訳）：人間の空間―デザインの行動的研究を参考に作成

用語　慢性閉塞性肺疾患（Chronic Obstructive Pulmonary Disease；COPD）

表8.1.2　言葉の言い換えの例

勢いよくはく	=	強く吹く
口で吹く	=	風船を膨らますように
鼻で吸わない	=	蕎麦をすするように
口を開けない	=	口を「うー」とすぼめる
喉の力を抜く	=	口先で吹くように
強く吹く	=	吹き矢を強く長く吹くように
最後まではく	=	肺が空っぽになるまではく
「ふっ」と吹く	<	「ぷーっ」と吹く
長くはく	<	長ーーーーーくはく

る気を損ねてしまう。できているところも伝えた上で，できなかったところを指摘し，アドバイスをすることが重要である。

① 最初にできたところを伝える

どんなに小さいことでもいいので，できているところを具体的に伝える。

「はく強さはよかったです！」
「しっかり吸えてました！」
「口で呼吸するの上手ですね！」

② 次にできなかったところを指摘する

必ず褒めた後にできなかった部分を指摘する。

「はき出すタイミングが少し遅かったです。」
「もう一息はけそうでした。」

③ どうすればできるかアドバイスする

アドバイスは言葉を変えたり (表8.1.2)，さらにジェスチャーを加えたり，デモンストレーションをするなど工夫して伝える。

④ もう一度できているところを伝える

できているところにも意識を向かせ，やる気を出すために，もう一度できているところを伝えると良い。

(6) 検査終了時

「お疲れさまでした」など労いの言葉や，検査がうまくいったことを伝え，何度も再検査を行った場合には「めまいなどは大丈夫ですか？」など体調を気遣う声かけをし，検査を終了する。

● 5. 患者に合わせた対応

(1) 耳の不自由な患者

まったく聞こえない，聞こえにくい，左右どちらかのみ聞こえにくいなど難聴はさまざまである。本人や付き添いの方から「耳の聞こえにくさがどの程度であるか（筆談が要るかなど）」という情報を得て，聴力に合わせ大きな声でゆっくり話す，筆談をするなど臨機応変に対応する必要がある。

高齢者の場合，低音が聞き取りやすいことが多いため，低めの声で話すことも有効である。またジェスチャーの多用や，わかりやすい図をあらかじめ用意し示しながら説明するなど，目からも情報を入れることでより正確に伝わりやすくなる。

(2) 目の不自由な患者

聴覚情報のやり取りのみとなるため，検査の概要について患者はイメージしにくいことがある。そのため，より具体的な言葉を使った説明が必要である。また，視覚情報がない分，耳からの情報に集中し，音に対して敏感に反応する傾向があるため，音が発生する可能性がある場合は事前にできるだけ伝えてから検査を行うようにする。

(3) 小児の患者

低年齢の小児患者を呼び入れるときは，少々テンションを上げてお呼びし，説明は簡潔にジェスチャーを多用，ゲーム感覚で検査をするとうまくいくことが多い。丁寧語を使わないほうが親近感や安心感が生まれてうまく検査が進む場合が多いが，検査者の信念や患者の性格などによって使い分けるのがよいと思われる。

10歳前後であればわかりやすい言葉で説明はするが，大人扱いをしたほうがうまくいく傾向にある。

いずれの場合も保護者が検査室にいないほうがスムーズに進むことは多いが，病院の方針や患者の希望などに合わせて，臨機応変に対応する。

(4) 日本語がわからない患者

外国籍の患者の日本語のレベルはさまざまであるが，ジェスチャーを多用することで伝わりやすくなる。通訳がいる場合も言葉と気持ちは患者に向け，技師と通訳の会話にならないように気をつける。検査中の声かけは通訳を介すとワンテンポ遅れるため，「吸う」，「はく」に相当する簡単な単語を教えてもらうとよい。例えば英語であれば検査中の声かけは「in」，「out」だけでも通じる。「in」，「out」の声の大きさや勢いを変え，ジェスチャーも使うことでより指示が伝わる。

また，耳の不自由な患者同様，わかりやすい図などの視覚情報を使用することも有用である。

(5) 愚痴を言う患者，検査を拒否する患者

朝から待っていて疲れた，お腹が空いている，検査を受けたくないなど，愚痴を言う患者に時折遭遇する。先にも述べたとおり，患者は通常の心理状態にない場合が多い。人は愚痴を受け止めてもらえないと否定された気持ちにな

るため，患者の言葉に反論せず，聴く態度を示しながらまずは患者の気持ちを受け止ることが大切である．その上で，検査の必要性をあらためて説明し，妥協案，代替え案などを提示する．それでも協力が得られないようであれば，担当医に連絡し協力が得られない旨を伝える．

(6) 結果を聞かれた場合

患者は結果が気になるものである．検査者による結果説明が許可されていない場合，「ここではお話しできません．」と一言で終わるのではなく，「結果が良くても悪くてもここではお話しできないことになっています．担当医が他の検査と総合的に判断してお伝えしますので，担当医から聞いてください．」などと伝えることで，説明できないことがマイルドに伝えられる．

● 6. 検査技師の心構え

先にも述べたとおり，コミュニケーションでは言語的コミュニケーションと非言語的コミュニケーションが一致していることが大切である．コミュニケーションをうまくするためには「このフレーズを言えばいい」，というような正解はなく，検査者の心の在り方やマインド(意識)が自然に表情や行動や態度などの非言語的コミュニケーション部分に現れて伝わる．次のことを意識することで，よりコミュニケーションがスムーズに進む．

(1) 心の在り方

患者に寄り添う気持ちや思いやりの心が大切である．患者を長時間待たせてしまったとき「お待たせしました」という声かけも，寄り添いや思いやりの気持ちがあるとないでは，表情や態度に違いが出ることがある．特に日本人は「察する」能力に長けているため，伝わり方や患者の受け取り方に違いが出てしまう可能性もある．日々忙しい業務ではあるが，患者の心理も理解し，寄り添いや思いやりの気持ちを忘れずに接することが，うまく検査を進める近道でもある．

(2) マインド(意識)

初心者だから，苦手だから，下手だからというマインドで検査をすると，無意識に態度に表れ，患者に不安感や不信感を与えてしまう．また，「高齢者だから，子供だからうまく検査ができるはずがない」と先入観をもって検査をするとうまくいかないことが多い．上から目線や横柄な態度ではなく，検査のプロというマインドで堂々と自信を持って検査することは大切であり，「この患者さんは上手にできる」と信じて検査をすることで不思議と検査がうまくできるものである．

とは言っても，最初のうちはうまくいかないことも多い．「どうしてうまくいかないのだろう」ではなく「どうやったらうまくいくのか」を考え，上手な人を参考に創意工夫して成功体験を積むことでバリエーションが増え，自信がつくことでプロマインドが育つ．

[佐藤　舞]

📖 参考文献

1) 東山紘久：プロカウンセラーの聞く技術，創元社，大阪，2000．
2) 深田博巳：コミュニケーション心理学，北大路書房，京都，1999．
3) 馬場謙：スタートライン臨床心理学，弘文堂，東京，2004．
4) 佐藤舞：呼吸機能検査における患者とのコミュニケーション，検査と技術，2023；51：1332-6．
5) ロバート・ソマー(著)，穐山貞登(訳)：人間の空間―デザインの行動的研究，鹿島出版会，東京，1972．
6) 佐伯晴子：あなたの患者になりたい 患者の視点で語る医療コミュニケーション，医学書院，東京，2003．
7) 疋田幸子：看護・介護の快適コミュニケーション55のルール，日本看護協会出版会，東京，2012．
8) 銀座コーチングスクール：GCSコーチングクラステキスト，銀座コーチングスクール，東京，2020．
9) マジョリー・F・ヴォーガス(著)，石丸正(訳)：非言語コミュニケーション，新潮社，東京，1987．

8.2 呼吸機能検査のエマージェンシー対策と対応

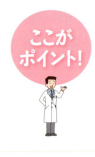

ここがポイント!
- 呼吸機能検査における相対禁忌や気をつけるべき疾患を知る。
- 呼吸機能検査の急変はバルサルバ手技と関連していることがあるため，機序を知ることでエマージェンシー対策につながる。
- エマージェンシー対応を学び，日ごろから訓練をするなどのエマージェンシー対策は大切である。

8.2.1 エマージェンシー対策

1. はじめに

スパイロメトリーは肺疾患の診断や肺の健康状態のモニタリングに用いられる客観的な情報を提供するために，肺機能の評価に広く用いられる最も一般的な肺機能検査である。一方で，スパイロメトリーは患者に負荷をかける検査でもある。スパイロメトリーを安全に実施するために必要なことや，また患者が急変した際の検査者の対応について解説する。

2. 安全に検査を実施するための被検者情報の収集

安全にスパイロメトリーを実施するためには被検者の性別，年齢，身長，体重以外にも，病歴や臨床検査所見，身体所見などの情報収集が必要である。

患者入室前には検査依頼内容と検査の目的を確認する。カルテの診察記事や胸部X線，CT，MRI，心電図，前回実施したスパイロメトリーデータに目を通し把握する。

患者を検査室に呼び入れる際には，ふらつきの有無，聴力や視力，理解力の程度を観察または聴取し確認する。本人確認，年齢，身長，体重に加え，体調，喫煙歴の有無，入れ歯の状況，咳や痰が出やすい状態かなどを聴取する。

以上の情報から，次項で述べる相対的禁忌項目に該当しないことも確認する。

3. 相対禁忌

スパイロメトリー，特にフローボリューム曲線測定時は胸腔内圧，腹腔内圧，頭蓋内圧を上昇させる[1〜5]。スパイロメトリーの潜在的リスクは，主に胸郭内に発生する最大圧力と，腹部および胸部臓器，静脈還流および全身血圧，胸壁および肺の膨張への影響に関連する。また，感染制御の観点も含めて表8.2.1に示すスパイロメトリーの相対禁忌が定められている[6]。

相対的禁忌であっても担当医がスパイロメトリーを必要と判断した場合は，医師立会いのもとで検査を実施したり，必要最低限の検査回数にしたり，感染症の場合は1日の最後に検査をするなどの院内の取り決めを定めておくことを推奨する。

表8.2.1 スパイロメトリーの相対的禁忌

循環器への負担 血圧の変動	①1週間以内の急性心筋梗塞 ②低血圧，重症高血圧 ③重症不整脈 ④非代償性心不全 ⑤急性肺性心 ⑥臨床的に不安定な肺塞栓症 ⑦咳嗽失神の既往
頭蓋内圧・眼圧上昇	①脳動脈瘤 ②4週間以内の脳手術 ③継続する症状を伴う脳震盪 ④1週間以内の眼科手術
副鼻腔・中耳圧上昇	①1週間以内の副鼻腔手術または感染 ②1週間以内の中耳手術または感染
胸腔内圧・腹圧上昇	①気胸 ②4週間以内の胸部手術 ③4週間以内の腹部手術 ④妊娠後期
感染制御	①結核を含む伝染性感染症の疑い ②血痰，多量の分泌物，口腔内病変など

(日本呼吸器学会 肺生理専門委員会 呼吸機能検査ハンドブック作成委員会（編）：呼吸機能検査ハンドブック，日本呼吸器学会，東京，2021より引用)

4. 相対的禁忌以外に注意すべき疾患

相対禁忌には定められていないが、以下の疾患などは注意すべきと思われる。実際の運用は院内の取り決めに従う。

(1) 重症大動脈弁狭窄

大動脈弁が狭窄しているため、十分な血液を全身に送り出せないことや、血圧低下に対する圧受容体が正常に機能できないことがあり、失神につながる可能性がある。

(2) 閉塞性肥大型心筋症

肥大型心筋症の中でも左室流出路（左室から大動脈に向かって血液が送り出される通路）に狭窄が認められる閉塞性肥大型心筋症では、左室流出路の狭窄により心拍出量が低下するため、失神につながる可能性がある。

(3) CO_2ナルコーシス

通常は血中CO_2が上昇すると呼吸中枢が刺激され、換気量が増大する。COPDなどの慢性Ⅱ型呼吸不全では、CO_2への反応が鈍化することにより、血中O_2の低下が呼吸中枢を刺激する。慢性Ⅱ型呼吸不全の患者に酸素を投与してしまうと、血中O_2が上昇することによって呼吸中枢が抑制され、自発呼吸が減弱し、CO_2の高度蓄積から意識障害が生じることがある[7]。よって、不要な酸素吸入は禁忌であり、100％酸素を使用する開放回路型FRCやクロージングボリュームの測定でも気をつける必要がある。

(4) もやもや病

内頚動脈の終末部が狭窄するもやもや病は、過呼吸により血液中の二酸化炭素濃度が低下すると脳血流が減少し、脳虚血発作が誘発されるのが特徴的である。熱い食べ物を"フーフー"することで脳虚血発作を起こすこともあるため、担当医に確認し、検査が必要であれば注意をして検査する。

(5) 不安定狭心症

バルサルバ手技での負荷により冠動脈血流が低下し、心筋虚血を誘発することがある。

(6) 胸腹部大動脈瘤

腹部大動脈瘤患者および胸部大動脈瘤患者を対象とした研究では、スパイロメトリーによる副作用は報告されていないが[8〜10]、検査者の心理としては気をつけたくなる疾患である。通常どおり検査をする、必要最低限の検査とする、など院内で取り決めることを推奨する。

(7) 酸素吸入中の患者

酸素吸入をしている患者の場合、測定時は酸素吸入を中断する必要がある。中断する時間をなるべく短くするため、測定と測定の間は酸素吸入し、パルスオキシメーターで動脈血酸素飽和度（SpO_2）をモニターしながら検査する。筆者の施設では酸素吸入でSpO_2が保たれている患者はSpO_2が90％を下回ったら、元々SpO_2が低い患者は担当医に下限を確認し、それを下回ったら担当医に連絡し指示を仰ぐことを定めている。

(8) 吸入薬投与による不整脈

気管支拡張薬反応性検査で使用される気管支拡張薬の一部には、心臓への影響を持つことがある。β_2刺激薬であるサルブタモールでは動悸、頻脈、めまいなど、抗コリン薬であるイプラトロピウムやオキシトロピウムでは心悸亢進などが副作用として記載されている[11]。気管支拡張薬吸入後に胸部不快感などの自覚症状により頻脈や不整脈などが疑われる場合は担当医に連絡し、12誘導心電図記録および吸入後検査の実施の有無を確認する。

8.2.2　スパイロメトリー検査とバルサルバ手技の関連

1. バルサルバ手技

相対禁忌の「循環器への負担、血圧の変動」はバルサルバ手技と深く関連している。バルサルバ手技とは息を深く吸った後、気道を閉じて腹筋を収縮させるように呼吸を止めることによって腹圧を上昇させ、10〜15秒後に一気に息止めを解除する手技である。血圧や心拍数などの循環動態の急激な変化をもたらすため、多くの研究者により、ベッドサイドでの心雑音、左室機能評価の研究や、耳管の開通検査や発作性上室性頻拍の治療などにも用いられている。スパイロメトリーでも特にフローボリューム曲線測定においてCOPD患者などで呼出時間が延長する場合、バルサルバ手技に近い負荷が生じることがある。

2. バルサルバ手技における循環動態の変化

バルサルバ手技はⅠ〜Ⅳ相に分類される[12]。息こらえ開始直後のⅠ相では胸腔内圧が上昇し、肺循環から左心房に血液が押し出されることで一時的にわずかに血圧が上昇する。Ⅱ相では胸腔内圧の上昇により大静脈が圧迫され、静脈還流量（全身から心臓に戻ってくる血液量）が減少し、右心拍出量の低下、肺血流量の減少に続いて左心拍出量が

■8章　呼吸機能検査に特徴的な患者対応

低下することによって，血圧が低下する。血圧低下によって交感神経が刺激され，心拍数の上昇，末梢血管の収縮がおこる。Ⅲ相では息こらえ解除によって胸腔内圧が低下すると血圧が一瞬下がったのち，静脈還流量の増加に伴う右心拍出量の増加，肺流量の増加に続いて，左心拍出量も増加し，血圧の急激な上昇が起こる。そのことにより迷走神経（副交感神経）が刺激され，Ⅳ相では血圧や心拍数の低下が起こり，のち正常に戻る（図8.2.1）[13]。

● 3. スパイロメトリーとバルサルバ手技

　フローボリューム曲線検査での強制呼出時の胸腔内圧変化は30〜40cmH$_2$Oと著明に陽圧化する。重症COPDなどでさらに呼出時間が延長すると，胸腔内圧が上昇している時間も延長され，血圧や心拍数の低下の増強，それに対する交感神経刺激や息こらえ解除後の静脈還流増加による血圧，心拍数の上昇が失神や不整脈の誘発につながることがある（図8.2.2）[14]。トイレでのいきみによる意識消失はバルサルバ手技にも関連している。よって，心不全や不整脈の既往や重症大動脈弁狭窄症などがある場合は，特に気を

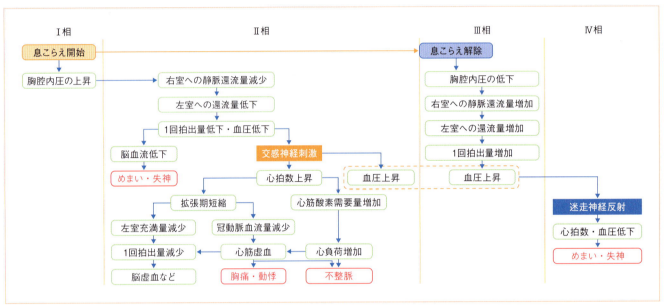

図8.2.1　バルサルバ手技における循環動態の変化
（角田 亘：Crosslink basic リハビリテーションテキスト 生理学，メジカルビュー社，東京，2022　P152 図14 過度な心拍増加による影響を参考に作成）

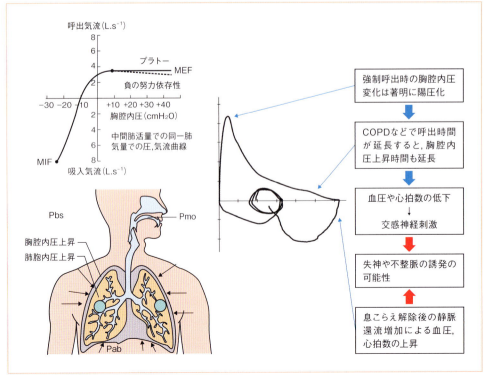

図8.2.2　フローボリューム曲線測定時の生理学的特徴（循環動態の変化）

つけて検査をする。背もたれつきの椅子に座らせて検査し、検査画面だけでなく患者を見ながら検査することは、意識消失による転倒などの事故回避につながる。

● 4. 咳嗽失神の機序

相対禁忌である咳嗽失神が起こる機序もバルサルバ手技による失神と同じであると考えられている。胸腔内圧は咳発作時には健常者でも最高160〜200cmH$_2$O、COPD患者では190〜250cmH$_2$Oまで上昇することが確認されている。激しい咳発作では400cmH$_2$Oにも達し、咳嗽失神を誘発することがある。失神の機序は2つあると考えられており、1つは咳嗽によって胸腔内圧が瞬間的に著しく上昇し、同時に右房圧も同じレベルにまで上昇する。そのため静脈還流が障害され、バルサルバ手技のⅡ相と同じ機序で脳および末梢循環不全が引き起こされると考えられている。もう1つは、第Ⅳ相の迷走神経反射が強くでることによる血圧低下、徐脈からの脳虚血による失神である。これは気道の圧受容体過敏や頸動脈洞圧受容体過敏が関連していると言われている。

● 5. 右心負荷と不整脈リスクの関係

フローボリューム曲線測定の呼気終末ではバルサルバ手技のⅡ相に相当する循環動態の変化が起こり頻脈になるが、右房圧が上昇していると心拍出量をさらに増加させ、重篤な不整脈を併発しやすい。右心負荷になる病態として、肺動脈弁狭窄、三尖弁狭窄または閉鎖不全などがある。右房、右室に負荷がかかると、静脈系がうっ血し、頸静脈怒張や下肢の浮腫などをきたす。また、左室の心筋梗塞や僧帽弁

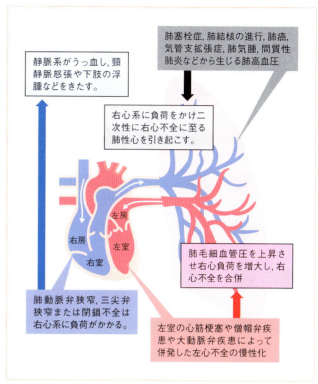

図8.2.3 右心負荷になりやすい病態

疾患や大動脈弁疾患によって併発した左心不全の慢性化は、肺毛細血管圧を上昇させ右心負荷を増大し、右心不全を合併して両心不全へと進展する。その他、肺塞栓症、肺結核の進行、肺癌、気管支拡張症、肺気腫、間質性肺炎などから生じる肺高血圧は右心系に負荷をかけ二次性に右心不全に至った病態である肺性心を引き起こす。いずれにせよ、心房、心室に負荷がかかることにより重篤な不整脈を併発する一因となる[15]（図8.2.3）。

8.2.3 呼吸機能検査時のエマージェンシー対応

● 1. 失　神

スパイロメトリーによって救急部への受診を必要とする患者の急変は1万件に1件の割合で発生し、心肺事故で最も発生率の高いものは失神（37%）との報告がある[16]。失神にはさまざまな原因があり、先にも述べたが、検査中は患者が背もたれつきの椅子に座り、検査者が検査画面だけでなく患者を見ながら検査することで、重大事故の軽減につながる。

患者が失神し呼びかけに答えない場合、まずは大きな声を出し非常ボタンを押して、スタッフを集め、脈拍や呼吸の有無を確認する。また、救急カートやAED、モニターなど救急資器材を準備する。

（1）脈拍や呼吸がない場合

院内の取り決めに従って、速やかにスタットコールを行いスタッフを招集しつつ、一次救命処置（BLS）を開始する。

（2）意識はないが脈拍と呼吸がある場合

回復体位（図8.2.4）にして気道を確保し、嘔吐などによる誤嚥を防ぐ[17]。担当医が到着するまで繰り返し意識や状態の確認をし、血圧、脈拍、SpO$_2$などをモニターで確認する。

（3）意識が回復した場合

患者が楽な姿勢にさせる。水平に寝かせる場合、顔面蒼

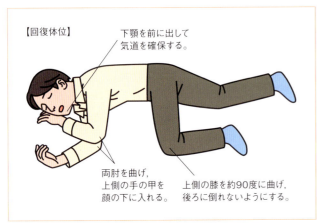

図8.2.4 回復体位

白がみられるときは下肢を少し高くする。呼吸困難の場合は肩を高くし半坐位、喘息や心臓発作の場合は座位が楽な場合が多い[17]。血圧、脈拍、SpO$_2$などをモニターで確認する。

いずれの場合も、担当医が到着する前に準備を進める。特に意識、脈拍、呼吸がなければ自らBLSを開始できるように、定期的に講習会等で学んでおくことが大切である。

2. 過換気発作

失神に次いで多いのが呼吸困難（30%）で、その中でも過換気が48%を占める[16]。過換気発作は意識的に呼吸を遅くすることで症状は改善する。しかし、患者は混乱していることが多いため、患者にできるだけ安心感をあたえて落ち着かせ、ゆっくり呼吸するように指示する。紙袋を使用したペーパーバック再呼吸法は低換気が生じ、血液中の酸素濃度が低くなりすぎたり、炭酸ガス濃度が過度に上昇したりする可能性があるため、現在は推奨されていない[18]。

3. 喘息発作

気管支拡張薬反応性検査では気管支拡張薬を休止して検査を行っており、検査によって気管支の攣縮を誘発し、喘息発作につながる可能性がある。喘息発作が起こった場合、気管支拡張薬が処方されていればそれを吸入する。気管支拡張薬が処方されていなければ、担当科あるいは救急外来のどちらで対処すべきか院内で取り決めておく。

発作が起こった場合は座位が楽なことが多い。パルスオキシメーターを装着し、SpO$_2$を確認する。頻回に発作を起こしていることが事前に分かれば、なるべく少ない回数で検査が終われるように丁寧な説明や、担当医に立ち会ってもらうなどして検査をする。

4. 急変時に備える

急変時に慌てずに行動するためには、日ごろの訓練が有効である。急変時の院内のマニュアル作成、スタットコールの番号や手順、救急カート、AED、モニター、血圧計、パルスオキシメーターの場所などの確認、また急変時対応のシミュレーションを定期的に行うことは、患者の生命を守るうえでも大切である。

また、生命に危機が及んでいると判断した場合、スタッフを招集し、速やかに救急外来など蘇生処置が可能な場所へ患者を移動させ対処することも重要である。

［佐藤　舞］

8.2 呼吸機能検査のエマージェンシー対策と対応

📖 参考文献

1) Cooper BG. An update on contraindications for lung function testing. Thorax 2011; 66: 714-723.
2) Coates AL, Graham BL, McFadden RG, McParland C, Moosa D, Provencher S, et al.; Canadian Thoracic Society. Spirometry in primary care. Can Respir J 2013; 20: 13-21.
3) Vieira GM, Oliveira HB, de Andrade DT, Bottaro M, Ritch R. Intraocular pressure variation during weight lifting. Arch Ophthalmol 2006; 124: 1251-1254.
4) Tiller NB, Simpson AJ. Effect of spirometry on intra-thoracic pressures. BMC Res Notes 2018; 11: 110.
5) Boerrigter BG, Bogaard HJ, Vonk-Noordegraaf A. Spirometry in chronic obstructive pulmonary disease: a hemodynamic roller coaster? Am J Respir Crit Care Med 2012; 186:e6-e7.)
6) 日本呼吸器学会 肺生理専門委員会 呼吸機能検査ハンドブック作成委員会(編):呼吸機能検査ハンドブック,日本呼吸器学会,東京,2021.
7) 医療情報科学研究所(編):病気がみえる vol.4 呼吸器 第3版,メディックメディア,東京,2018.
8) Zagami D, Wilson J, Bodger A, Sriram KB. Respiratory function testing is safe in patients with abdominal aortic aneurysms. Vasc Endovascular Surg 2014; 48: 522-523.
9) Goodyear SJ, Yow H, Saedon M, Shakespeare J, Hill CE, Watson D, et al. Risk stratification by pre-operative cardiopulmonary exercise testing improves outcomes following elective abdominal aortic aneurysm surgery: a cohort study. Perioper Med (Lond) 2013; 2: 10.
10) Frost F, Peat R, McWean J, Shaw M, Field M, Nazareth D, et al. Pulmonary function testing is safe in patients with thoracic aortic aneurysms. Eur Respir J 2018; 52: 1800928.
11) 長友孝文,篠塚和正,荻原政彦,武田弘志:医療薬学最新薬理学 第10版,廣川書店,東京,2016.
12) HAMILTON WF, WOODBURY RA, HARPER HT : PHYSIOLOGIC RELATIONSHIPS BETWEEN INTRATHORACIC, INTRASPINAL AND ARTERIAL PRESSURES. JAMA 1936, 107: 853-6.
13) 角田亘:Crosslink basic リハビリテーションテキスト 生理学,メジカルビュー社,東京,2022
14) 鈴木範孝:フローボリューム曲線;後編 測定時のエマージェンシー・有用性と限界,検査と技術,2012;40:1230-4
15) 3学会合同 呼吸療法認定士認定委員会:呼吸療法テキスト,アトムス,東京,2012.
16) Roberts C, Ward S, Walsted E, Hull JH. Safety of pulmonary function testing: data from 20 years. Thorax 2018; 73: 385-387.
17) 〆谷直人:臨床検査技師のための救急医療マニュアル,医歯薬出版,東京,2003
18) 落合慈之,石原照夫,他:呼吸器疾患ビジュアルブック,学研メディカル秀潤社,東京,2011

8.3 身体所見の観察から呼吸機能を予測する

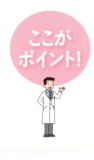

- 身体所見を観察することで，患者の呼吸機能の状態や心不全の可能性などを予測することができる。
- 患者の状態の予測は検査に役立つだけでなく，エマージェンシー回避にもつながる。

8.3.1 呼吸機能で確認しておきたい身体所見

1. 喘鳴

　喘鳴とは呼吸に伴った「ゼーゼー」，「ヒューヒュー」という，気道狭窄時に聴取される病的な呼吸音の一種である。患者を検査室に誘導して身長や体重を測定するときや，患者情報の確認時に口元から聞こえてくる喘鳴に注意し聴取，観察することはスパイロメトリーのデータ採取の際に役立つことがある。

　吸気性喘鳴（stridor）は上気道狭窄で聴取され，小児ではクループ，成人では声帯機能不全や咽頭腫瘍などで聴取されることがある。呼気性喘鳴（wheeze）は下気道狭窄で聴取され，喘息やCOPDが最も一般的ではあるが，心不全やアナフィラキシーでも聴取されることがある[1]。

2. チアノーゼ

　チアノーゼは酸素と結合していない還元ヘモグロビンが5g/dL以上増加したときに，皮膚や，粘膜が青みがかって見えることである。チアノーゼは中心性チアノーゼと末梢性チアノーゼに分けられ，低酸素状態で見られるのは中心性チアノーゼである。蛍光灯下では爪が青みがかって見えたりするが，自分の爪を横に置いて観察すると感覚的な補正が可能になる。チアノーゼは還元ヘモグロビンの絶対量によって出現するため，貧血ではチアノーゼを認めにくく，多血症ではチアノーゼが出現しやすい[1]。低酸素状態とチアノーゼは必ずしも一致しないことを念頭に観察し，中心性チアノーゼが認められた場合は，パルスオキシメーターで酸素飽和度を確認する（図8.3.1）。

3. ばち（状）指

　手指末端が太鼓のばち状に肥大し，爪の表皮の角度が180度以上になる「ばち指」は肺癌，間質性肺炎のような呼吸器疾患，先天性心疾患や肝硬変などで見られる[1]。COPDのみでは通常みられない。ばち指は，つめの付け根のくぼみが消失することから始まり，しだいに爪の付け根が盛り上がっていく。また，指先の毛細血管床が発達することにより形成され，押さえてみるとプカプカした感じが観察される。ばち指の明確な機序はわかっていない。ばち指の所見の症例では呼吸困難と低酸素血症を伴うことも多く，パルスオキシメーターによるチェックを心がける。

4. 頸静脈の怒張

　仰臥位から上半身を45度起こしても頸静脈怒張が消失しない場合，頸静脈の怒張と判断される。右心系への静脈還流が障害されることで起こり，通常COPDなどで見られる頸静脈怒張は，吸気時に右心系への静脈還流が増加し軽減する。しかし，重篤な右心不全や心タンポナーデなど右室拡張障害では，静脈還流が停滞し，吸気時に怒張が増加するKussmaul徴候が見られる。その他，三尖弁疾患や上大静脈症候群などでも頸静脈怒張は観察される[2]。座位や立位でも頸静脈怒張が観察される場合は，進行した重症肺性心が考えられるため，担当医へ連絡し指示を仰ぐことを推奨する。

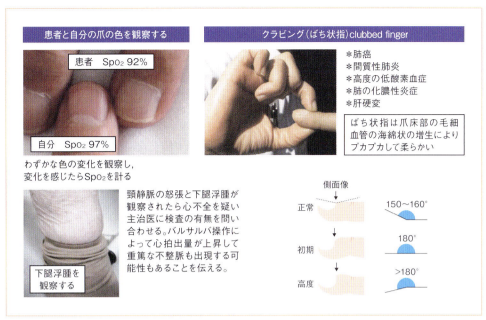

図8.3.1　指・爪・下腿の観察から病態を推察する
(長坂行雄：楽しく学ぶ身体所見―呼吸器診療へのアプローチ．19-25，克誠堂出版，2011より一部転載)

5. 心不全が示唆されるその他の兆候

慢性（代償性）心不全は「慢性の心ポンプ失調により肺および／または体静脈系のうっ血や組織の低灌流が継続し，日常生活に支障をきたしている病態」，急性（非代償性）心不全は「急速に心ポンプ機能の代償機転が破綻し，心室拡張末期圧の上昇や主要臓器への灌流不全をきたし，それに基づく症状や徴候が急性に出現，あるいは悪化した病態」と定義されている[3]。

労作時の息切れ，呼気性の喘鳴，また心電図検査などで仰臥位になると呼吸困難が増悪する場合は，左心不全を疑う。慢性の低酸素血症と高炭酸ガス血症を呈する病態では，肺血管抵抗が上昇し，肺高血圧そして肺性心から右心不全となり，下腿浮腫および肝腫大をきたす。心不全が示唆される場合，スパイロメトリーの実施でバルサルバ負荷により，重篤な不整脈が出現する可能性もあることを念頭に注意して検査をするが，急性（非代償性）心不全が疑われる場合は相対禁忌であるため，担当医に連絡し，検査の指示を確認する。

8.3.2　進行したCOPD患者に特徴的な身体所見

1. COPDの疫学調査

一般住民調査による大規模なCOPD疫学調査，NICE study（Nippon COPD Epidemiology Study）では，日本人のCOPD有病率は8.6%と推定されるが，調査ではスパイロメトリーで気流閉塞が認められた被検者の中で，すでにCOPDと診断されていたのは9.4%であり，多くの潜在的COPD患者がいると報告されている[4]。患者の多くは労作時呼吸困難を自覚するレベルまで進行してから医療機関を受診する。ここではCOPD患者に特徴的な身体所見について述べるが，これらは病期がある程度進行してからみられることが多い[5]。

2. 正常な換気と自発呼吸パターンの分類の理解

正常な換気では，肺からの空気の出し入れは横隔膜のドーム形成とその上下運動によって行われる。肺に空気が入ると横隔膜が収縮し胸部が広がる。肺から空気を出すときは，横隔膜が緩んで，胸郭は元に戻ろうとして胸部が縮む（図8.3.2）[6]。

多くのテキストでは，呼吸運動は横隔膜が中心の「腹式呼吸」，横隔膜に肋間筋が加わる「胸式呼吸」に分類され，尾崎らは両方が同レベルの「胸腹式呼吸」を加えた3つに分類し，呼吸不全で見られる呼吸補助筋・呼気筋を使用する呼吸を「努力性胸式呼吸」としている[7]。

また，世界的に著名な肺理学療法の書籍である「The

Brompton Hospital guide to chest physiotherapy」[6]では，自発呼吸の呼吸パターンを「上部胸式呼吸（respiration with upper chest）」，「下部胸式呼吸（respiration with lower chest）」に分類している．上部胸式呼吸は「呼吸困難時の過剰な呼吸運動の反応として出現し，肩を持ち上げて呼吸する」と表現され，前述の「努力性胸式呼吸」に相当すると解釈できる．一方，下部胸式呼吸は「下部胸郭を使用する，できるだけ緩徐な呼吸（breathing control）は呼吸仕事量を減じる」と表現されている．下部胸郭だけが動く胸式呼吸の一種ではなく，下部胸郭から上部胸郭にかけての連動する動きを下部胸式呼吸として捉え，前述の「胸腹式呼吸」に相当するものと解釈できる．この書籍では，腹式呼吸という言葉は使用されておらず，横隔膜呼吸という表現は不適切な表現であるとしている．尾崎の提唱する分類とThe Brompton Hospital guide to chest physiotherapyの分類の比較を図8.3.3に示す．

● 3. COPDの自覚症状

咳嗽や喀痰は比較的初期から自覚する症状である．進行すると労作時呼吸困難が出現し，重症化すると次に述べる身体所見もみられるようになる．

● 4. 口すぼめ呼吸と呼気の延長

口すぼめ呼吸とは，呼気時に口をすぼめる呼吸法である．重症COPD患者は無意識に口すぼめ呼吸を行っていることが多い．COPDでは，肺胞や細気管支の弾性収縮力が低下していることが多く，気道内圧を高めて気道の虚脱を防ぎ，換気量を維持するため，口をすぼめてゆっくりとしたやや深い呼吸をして呼気時間を延長させている．吸気と呼気の比は，正常呼吸では吸気と呼気の比は1：1であるが，COPDでは1：3ないし4となる．疾患がさらに進行してい

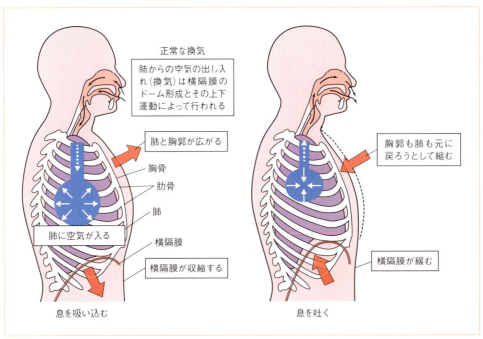

図8.3.2　正常な換気：横隔膜と胸郭の動き

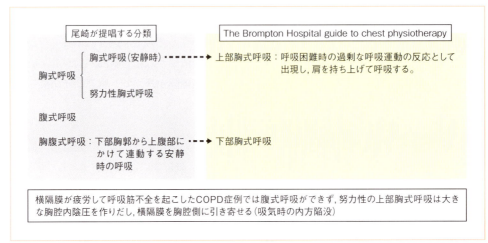

図8.3.3　自発呼吸パターンの分類

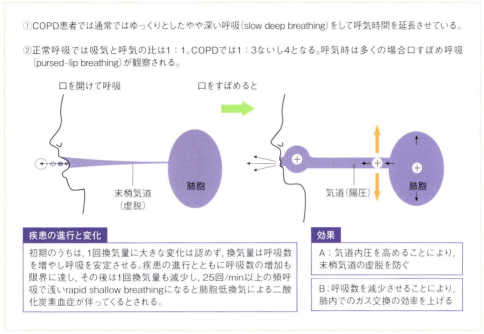

図8.3.4 口すぼめ呼吸の効果

くと，1回換気量も減少し，25回／min以上の頻呼吸で浅い呼吸になり，肺胞低換気による二酸化炭素血症が伴ってくる(図8.3.4)。

5. 呼吸補助筋の肥厚

COPDが進行すると，上部胸式呼吸または努力性胸式呼吸により，胸鎖乳突筋や斜角筋などの呼吸補助筋の利用が増強されるため，特徴的な肥厚がみられる。また，吸気時の鎖骨上窩や肋間の陥入や，呼気時のみ頸静脈怒張がみられることがある[8~10]。胸鎖乳突筋の活動の亢進症例では($FEV_1 < 1L$，%$FEV_1 < 50\%$)，吸気時の鎖骨上窩の陥凹症例では($FEV_1 < 0.8L$)，呼気時のみ頸静脈怒張では($FEV_1 < 0.6L$，%$FEV_1 < 45\%$，$PEFR < 2L/sec$)など，おおよその呼吸機能の予測が可能である(図8.3.5)。

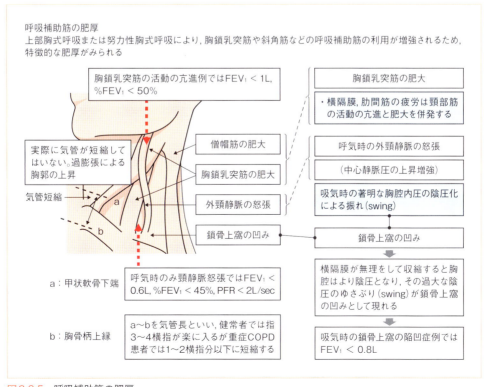

図8.3.5 呼吸補助筋の肥厚

8章 呼吸機能検査に特徴的な患者対応

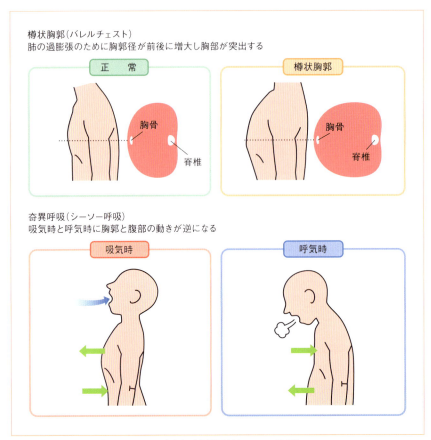

図8.3.6　樽状胸郭（バレルチェスト）と奇異呼吸（シーソー呼吸）

6. 樽状胸郭（バレルチェスト）

　COPDによる肺の過膨張のために胸郭径が前後に増大し胸部が突出する樽状胸郭（バレルチェスト）は，重症COPDで見られる特徴的な所見である（図8.3.6）。

7. 奇異呼吸（シーソー呼吸）

　腹式呼吸は横隔膜を上下に動かすことで肺を膨らませたり縮めたりしている。安静時胸式呼吸では横隔膜に加え肋間筋を使い，胸郭を前後左右にも動かしている。いずれも胸郭と腹部は同時に拡張したり収縮したりするが，COPD患者では胸郭と腹部の動きが逆になる奇異性呼吸（シーソー呼吸）が見られる。

［佐藤　舞］

参考文献

1) 医療情報科学研究所（編）：病気がみえる vol.4 呼吸器 第3版，メディックメディア，東京，2018．
2) 医療情報科学研究所（編）：病気がみえる vol.2 循環器 第4版，メディックメディア，東京，2017
3) 日本循環器学会/日本心不全学会：急性・慢性心不全診療ガイドライン（2017年改訂版），2022年更新，https://www.j-circ.or.jp/cms/wp-content/uploads/2017/06/JCS2017_tsutsui_h.pdf
4) Yoshinosuke FUKUCHI，他：COPD in Japan: the Nippon COPD Epidemiology study. Respirology. 2004 Nov; 9(4): 458-65.
5) 日本呼吸器学会COPDガイドライン第6版作成委員会（編）：COPD（慢性閉塞性肺疾患）診断と治療のためのガイドライン2022 第6版，日本呼吸器学会，メディカルレビュー社，東京，2022．
6) Barbara AW：The Brompton Hospital guide to chest physiotherapy 5th. Oxford London, Blackwell Scientific Publication, 1988
7) 日本呼吸療法医学会 自発呼吸アセスメント指針作成ワーキンググループ（編）：自発呼吸アセスメント指針，日本呼吸療法医学会，大阪，2019
8) 宮城征四郎，他：呼吸器疾患における身体所見と肺機能検査，呼吸 2003；22：32-3
9) 中村守男：呼吸不全の患者の診かた（身体所見），Medicina　2010，47：1367-70
10) 鈴木範孝：レッツ・スパイロメトリー，真興交易，東京，2007．

9章 呼吸器系画像検査

章目次

9.1：胸部X線写真 …………………… 224

9.2：胸部CT写真 …………………… 226

9.3：症　例 …………………… 228

SUMMARY

　本章では，胸部X線写真，胸部CT写真の見方について単純でわかりやすい内容で解説をしていく。最初に正常な胸部X線写真，胸部CT写真を解説し，その後代表的な疾患の症例を中心にして，画像の説明をしていく。

9.1 胸部X線写真

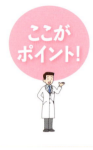

ここがポイント!

- 正常の胸部X線写真が重要である。これがわかれば必然的に胸部X線の異常がみえる。
- 撮影方法が仰臥位だと立位と比べ横隔膜が挙上し，心陰影が拡大してみえるので注意が必要。
- 異常を見落とさない読影ポイントは，いきなり肺野をみず，周囲から順番に読影することである。
- 肺尖部や心陰影の裏に隠れた病変は見落としやすいので気をつける。
- 以前に撮影した胸部X線写真があれば必ず比較する。

1. はじめに

胸部X線写真は呼吸器疾患を診断するうえで，最も基本的な検査方法であり，健康診断や外来・入院患者の診療においても頻繁に行われている検査方法である。そこで，まずは正常な胸部X線写真の見方について解説をしていく。

2. 撮影方法

① 基本的には十分な吸気のもとに，立位で背腹方向の撮影をする。
② 胸骨後腔などをみるために側面像を撮影する。
③ 立位ができない患者では座位や仰臥位で腹背方向に撮影する。
④ 微量な胸水を確認するために，側臥位で撮影する。
などがある。

正常な胸部X線写真（正面立位，側面像）を図9.1.1に示す。また，胸部X線写真の簡単な肺区域像を図9.1.2に示す。

3. 読影法

読影法はさまざまであるが，
① 撮影条件を確認する。肺野や骨などの濃度が適切かどうか，撮影方法を確認
② 周囲の骨・軟部組織の確認：骨折，皮下気腫など
③ 横隔膜・胸膜の確認：胸水，胸膜肥厚，石灰化など
④ 縦隔の確認：腫瘍，偏移など
⑤ 気管・気管支の確認：偏移，腫瘍，狭窄など
⑥ 肺門部の確認：リンパ節腫脹，腫瘍など
⑦ 心臓の確認：心陰影の大きさなど
⑧ 肺野の確認：腫瘍，結節，濃度異常など
などを確認することが大切である。

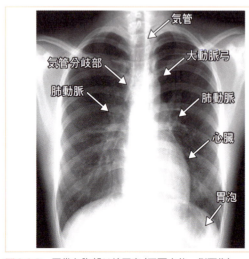 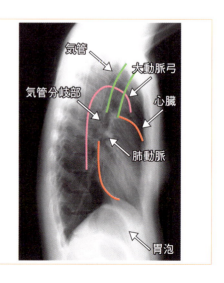

図9.1.1　正常な胸部X線写真（正面立位，側面像）

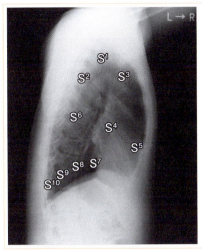 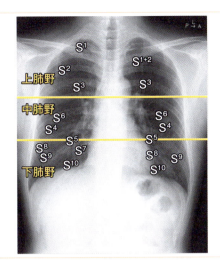 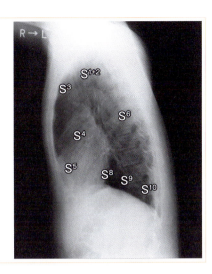

図9.1.2　簡単な胸部X線写真肺区域像

 MEMO

胸部読影のポイント
　撮影方法が背腹方向か腹背方向かを確認すること。
以前の写真がある場合は必ず比較読影をする。

　大切な所見としてシルエットサインがある。同じ密度の物が境界に接していると，境界線がみえなくなることをシルエットサイン陽性という（図9.1.3）。

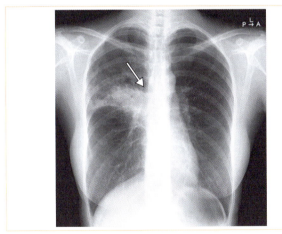

図9.1.3　シルエットサイン陽性

● 4. 胸部X線写真における主な異常所見と代表的疾患

①浸潤影（consolidation）：肺胞内が液体成分で置換された状態。肺炎，肺水腫，肺胞上皮癌，肺出血，器質化肺炎など。

②間質影（スリガラス影）：間質の線維化や肥厚。間質性肺炎，過敏性肺臓炎，放射線肺炎など。

③air bronchogram：肺胞内が液体成分で置換され，気管支の拡張・肥厚。肺炎，肺水腫，肺胞上皮癌など。

④tram line：気管支壁の肥厚。気管支拡張症。

⑤結節影・腫瘤影：結節影は径5〜30mmで境界明瞭，腫瘤影は径30mm以上なもの。肺癌，転移性肺腫瘍，肺結核，肺過誤腫など。

⑥空洞性陰影：肺野に空洞を呈する疾患。肺結核，ブドウ球菌，肺アスペルギルス症，肺膿瘍，扁平上皮癌など。

⑦びまん性粒状影：径5mmまでの小円形陰影。塵肺，粟粒結核，肺結核，非結核性抗酸菌症など。

⑧無気肺：何らかの原因で肺胞内の含気が低下，肺の膨張不全の状態。肺炎，肺癌，気胸，胸水，喀痰や異物による閉塞など。

　このように，異常所見や疾患を多く認めるが，9.3にて胸部X線写真，胸部CT写真での代表的疾患を提示し，解説する。

[廣瀬正裕]

参考文献

1）小倉高志：「画像診断」，呼吸器内科必修マニュアル改訂版，第2版，62-80，羊土社，東京，2013．
2）長尾大志：レジデントのためのやさしイイ胸部画像教室－ベストティーチャーに教わる胸部X線の読み方－，日本医事新報社，東京，2014．
3）胸部X線写真のABC　日本医師会生涯教育シリーズ　日本医師会編，医学書院，東京，1995．

9.2 胸部CT写真

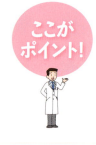

ここがポイント！

- 正常の胸部CT写真が重要である。これがわかれば必然的に胸部CT写真の異常がみえる。
- 胸部CT写真は被ばく量が多いので，必要最小限にする。
- 胸部単純CT写真が正常でも，症状・身体所見・検査結果が合わなければ造影CTを行う。
- 以前に撮影した胸部CT写真があれば必ず比較する。

1. はじめに

胸部CT写真は，胸部X線写真で異常所見を指摘されたときに詳細な情報を得るために撮影することや，胸部X線写真で明らかな異常を認めないが，症状所見などから病変を疑って撮影をすることが多い。しかし，胸部CT写真の被ばく量は8〜14mSV（ミリシーベルト）で胸部X線写真の0.02〜0.1mSVと比べかなり高く，患者のリスクを考えて撮影すべきである[1]。

撮影方法は仰臥位・吸気で撮影し，肺野条件（肺野を中心）と縦隔条件（縦隔，リンパ節，血管などが中心）で読影する。図9.2.1に肺野条件，縦隔条件の正常画像を示す。

2. 高分解能CT

高分解能CT（HRCT）は優れた空間分解能により，2mm以下のスライスで撮影することで二次小葉レベルまで読影が可能であり，びまん性肺疾患（スリガラス影を示す疾患）に有用な検査である。

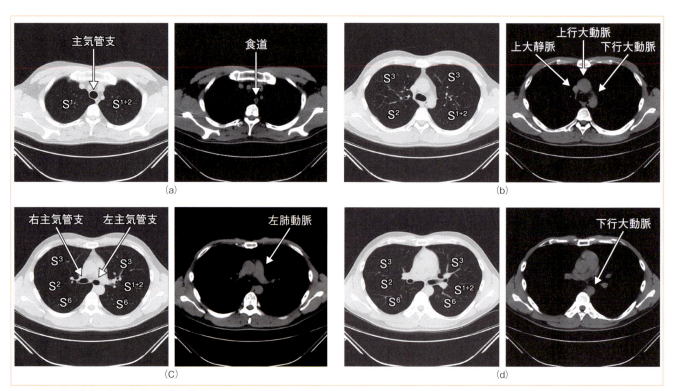

図9.2.1　肺野条件，縦隔条件の正常画像

用語　高分解能CT（high resolution CT；HRCT）

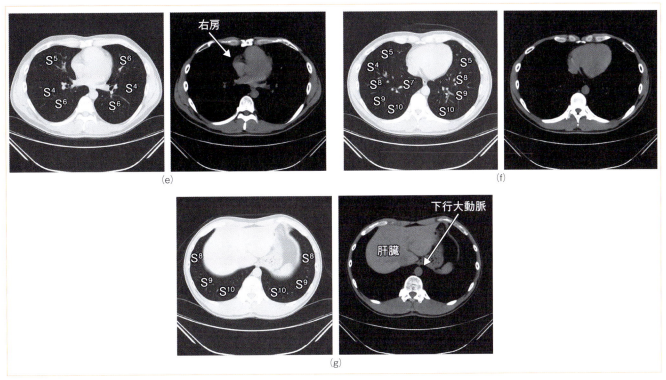

図9.2.1 肺野条件，縦隔条件の正常画像

● 3. 胸部造影CT

　造影CTはヨード系の造影剤を使用することで，血管とリンパ節や腫瘤影などとの違いをはっきりさせ，診断に寄与する検査方法である．とくに，肺癌の浸潤・転移の精査や肺血栓塞栓症の診断に有用である．しかし，ヨードアレルギーが存在するため十分な問診や病歴聴取が必要であり，腎臓から排泄されるため腎機能の悪い患者には慎重に使用しなければならない．

● 4. PET-CT

　18F-fluorodeoxyuglucose positron emission tomography（FDG-PET）は，悪性腫瘍にFDGが取り込まれる作用を利用し，肺癌の診断や病期分類などに利用されている．ただし，炎症でも取り込まれ，これだけでは確定診断はできない．PET-CTを図9.2.2に示す．

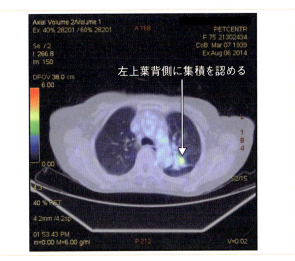

図9.2.2　PET-CT

［廣瀬正裕］

参考文献

1）日本アイソトープ協会：ICRP Publication 103，国際放射線防護委員会の2007年勧告，丸善，東京，2009．
2）小倉高志：「画像診断」，呼吸器内科必修マニュアル改訂版，第2版，62-80，羊土社，東京，2013．
3）長尾大志：レジデントのためのやさしイイ胸部画像教室－ベストティーチャーに教わる胸部X線の読み方－，日本医事新報社，東京，2014．
4）胸部X線写真のABC　日本医師会生涯教育シリーズ　日本医師会編，医学書院，東京，1995．

9.3 症 例

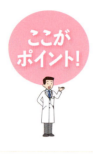

ここが ポイント!
- 画像所見だけでなく，問診・症状・身体所見・検査結果などを総合的に判断することが大切。
- 高齢者の肺炎をみたら，鑑別として肺結核も疑う。
- 肺気腫の初期では，胸部X線写真のみでの判断は難しい。喫煙歴，呼吸機能検査，胸部CT写真から総合的に判断する。
- 肺気腫や間質性肺炎の患者は，肺癌を合併することが多い。定期的な胸部X線写真，胸部CT写真を撮影する。
- 肺癌の画像診断には，造影CTやPET-CTが有用である。

症例9-1

右下葉肺炎（誤嚥性肺炎）

81歳，男性。3日前から発熱と湿性咳嗽出現。既往に脳梗塞後遺症があり，嚥下機能が低下している。採血でWBCとCRPの高値を認め，明らかな起因菌は不明であった。図9.3.1に画像を示す。

≪所見≫

胸部正面立位X線写真で右中下肺野に浸潤影（consolidation）を認める。胸部CT写真で右S^6に浸潤影を認め，一部air bronchogramを伴っている。

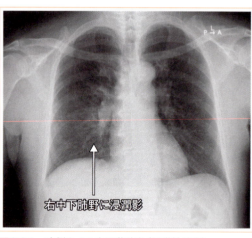
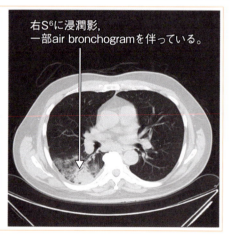

図9.3.1　症例9-1：右下葉肺炎（誤嚥性肺炎）

症例 9-2

右中葉肺炎（肺炎球菌性肺炎）

43歳，男性。7日前から発熱と湿性咳嗽出現。既往歴はなし。採血でWBCとCRP高値を認め，尿中肺炎球菌陽性であった。図9.3.2に画像を示す。

≪所見≫

胸部正面立位X線写真で右下肺野に浸潤影を認める。胸部側面立位X線写真で右S^5に浸潤影を認める。胸部CT写真で右S^5に浸潤影を認め，一部 air bronchogram を伴っている。

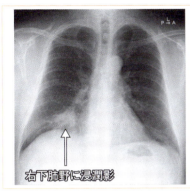
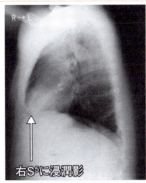
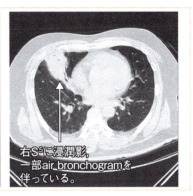

図9.3.2　症例9-2：右中葉肺炎（肺炎球菌性肺炎）

症例 9-3

両側肺炎（レジオネラ肺炎）

66歳，男性。3日前から発熱と湿性咳嗽出現。既往歴はないが，7日前温泉に旅行。採血でWBC，CRP高値を認め，尿中レジオネラ抗原陽性であった。図9.3.3に画像を示す。

≪所見≫

胸部正面立位X線写真で右上中下肺野，左下肺野に浸潤影を認める。胸部CT写真で両下葉背側中心に浸潤影を認め，一部 air bronchogram を伴っている。

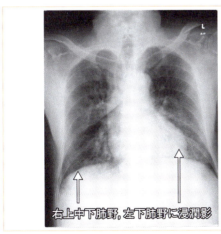
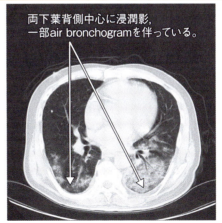

図9.3.3　症例9-3：両側肺炎（レジオネラ肺炎）

9章 呼吸器系画像検査

症例9-4

両側肺炎（マイコプラズマ肺炎）

50歳，女性。6日前から強い乾性咳嗽と発熱出現。既往歴なし。採血でWBCは正常範囲，CRP高値，マイコプラズマ（PA）320，1280＜と高値を認めた。図9.3.4に画像を示す。

≪所見≫

胸部正面立位X線写真で右上下肺野，左上肺野に浸潤影を認める。胸部側面立位X線写真で右S^5，左$S^{1+2, 3}$に浸潤影を認める。胸部CT写真で左上葉背側，左上葉に浸潤影を認める。今回示していないが，右S^5にも浸潤影を認めた。

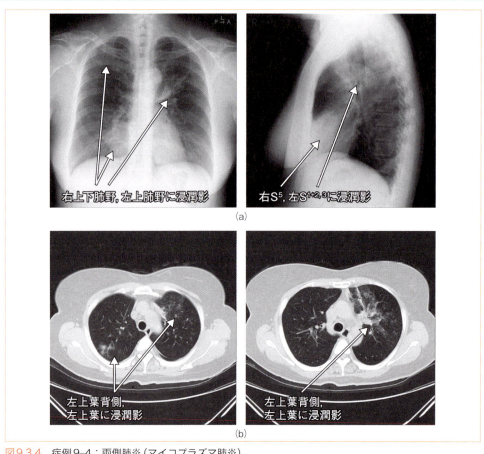

図9.3.4 症例9-4：両側肺炎（マイコプラズマ肺炎）

症例 9-5

肺結核

83歳，女性。約1カ月前から湿性咳嗽，微熱，倦怠感が持続していた。既往歴は認知症，陳旧性肺結核。採血でWBC，CRP，血沈1時間値の軽度上昇を認めた。喀痰検査でガフキー10号，結核菌DNA-PCR陽性であった。図9.3.5に画像を示す。

≪所見≫

胸部正面立位X線写真で左肺野全体に浸潤影，びまん性粒状影を認める。胸部CT写真で左肺野に広がる浸潤影，びまん性粒状影，一部空洞形成を認める。

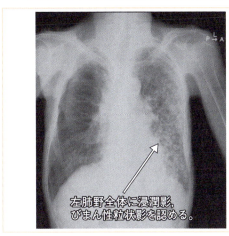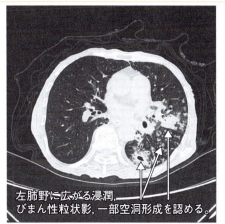

図9.3.5 症例9-5：肺結核

症例 9-6

肺非結核性抗酸菌症

62歳，女性。約6カ月前から軽い乾性咳嗽，微熱，倦怠感が持続していた。既往歴はなく，ここ数年は健康診断を受けていなかった。採血でWBCは正常，CRP，血沈1時間値の軽度上昇を認めた。気管支洗浄液でガフキー0号，結核菌DNA－PCR陰性，培養（液体法，小川法）で陽性となり同定でMycobacterium intracellulare 1＋であった。図9.3.6に画像を示す。

≪所見≫

胸部正面立位X線写真で両肺野に浸潤影，びまん性粒状影を認める。胸部CT写真で両肺野に広がるびまん性粒状影を認める。

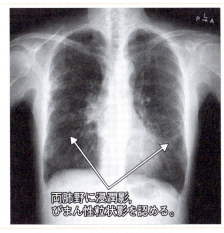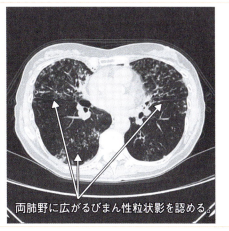

図9.3.6 症例9-6：肺非結核性抗酸菌症

気管支拡張症

症例9-7

81歳，女性。数年前から湿性咳嗽が続いていた。既往歴は約50年前に肺結核で治療。採血でWBC正常，CRP，血沈1時間値軽度上昇を認めた。喀痰検査では明らかな菌の検出はなし。図9.3.7に画像を示す。

≪所見≫

胸部CT写真で左肺野中心に気管支拡張所見を認める。右中葉にも気管支拡張所見を認める。

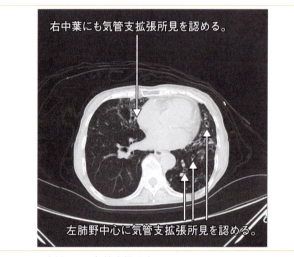

図9.3.7　症例9-7：気管支拡張症

肺アスペルギルス症（アスペルギローマ）

症例9-8

78歳，男性。以前より肺気腫と間質性肺炎を指摘されていた。既往で5年前に肺結核で治療，糖尿病と高血圧で治療中。胸部異常陰影疑いで精査を行った。採血でWBC，CRP，血沈1時間値は軽度上昇し，アスペルギルス抗原陽性，β-Dグルカン高値を認めた。図9.3.8に画像を示す。

≪所見≫

胸部正面臥位X線写真で両下肺野中心に間質影（スリガラス影），左下肺の胸膜肥厚，右上肺野に空洞形成を認める。胸部CT写真で右上肺野に空洞形成（空洞内に菌球），胸膜肥厚，浸潤影を認める。左上肺野に気腫性変化，低吸収領域（LAA）を認める。

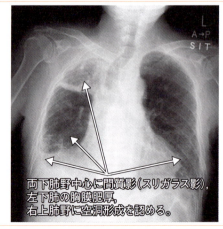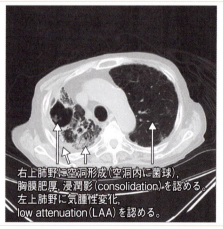

図9.3.8　症例9-8：肺アスペルギルス症（アスペルギローマ）

症例 9-9

肺気腫

59歳，男性。10数年前から体動時息切れが続いており，約5年前から症状が徐々に進行。喫煙歴は60本／日×40年。呼吸機能検査でFEV$_1$ 910mL，VC 3120mL，FVC 3180mL，FEV$_1$/FVC 28.6%，%VC 87.4%と閉塞性換気障害を認めた。図9.3.9に画像を示す。

≪所見≫

胸部正面立位X線写真で両肺野の透過性亢進，横隔膜の平低化，滴状心（心胸郭比の減少）を認める。胸部側面立位X線写真で横隔膜の平坦化，胸骨後腔の拡大，心臓後腔の拡大などを認める。胸部CT写真で両肺野全体に著明なLAAを認める。

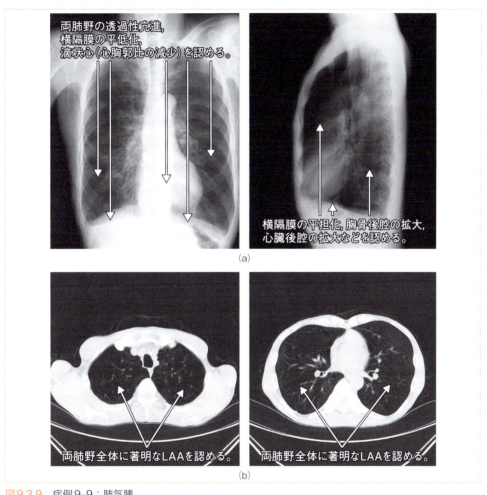

図9.3.9　症例9-9：肺気腫

9章 呼吸器系画像検査

症例9-10

間質性肺炎（特発性肺線維症）

76歳，女性。約7年前から健康診断で胸部異常陰影を指摘，3年前から労作時呼吸困難，乾性咳嗽が出現。喫煙歴は40本／日×50年。採血でKL-6が2239U/mL（正常値0～499）と上昇を認めた。呼吸機能検査でFEV₁/FVC 75.2%，%VC 73.9%と軽度拘束性障害を認めた。図9.3.10に画像を示す。

《所見》

胸部正面立位X線写真で両下肺野中心に間質影，横隔膜の挙上を認める。胸部CT写真で両下肺野背側中心に，びまん性の間質影，牽引性気管支拡張像，蜂巣肺を認める。

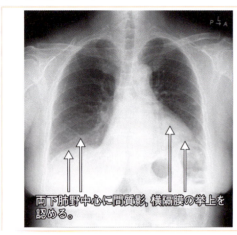 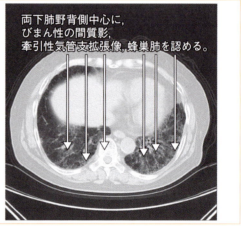

図9.3.10　症例9-10：間質性肺炎（特発性肺線維症）

症例9-11

肺癌（肺腺癌）

74歳，女性。健診で胸部異常陰影指摘。自覚症状，既往歴，喫煙歴なし。採血で腫瘍マーカーのCEA 59.7ng/mL（正常値0～5.0）と高値を認めた。経気管支肺生検による病理組織で肺腺癌と診断。図9.3.11に画像を示す。

《所見》

胸部正面立位X線写真で左上肺野に腫瘤影を認める。胸部側面立位X線写真で左S^{1+2}に腫瘤影を認める。胸部CT写真で左S^{1+2}に腫瘤影，腫瘍辺縁に毛羽立ち（spicula），胸膜陥入像を認める。PET-CTで左S^{1+2}～S^{6}に不整な腫瘤状の集積と左肺門，大動脈下のリンパ節にも集積を認める。

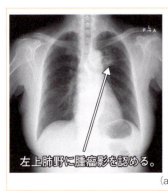 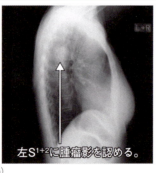 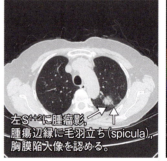 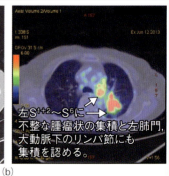

(a) 　　　　　　　　　　　　　　　　　　(b)

図9.3.11　症例9-11：肺癌（肺腺癌）

症例 9-12

肺癌（肺扁平上皮癌）

67歳，男性。健診で胸部異常陰影指摘。自覚症状，既往歴なし。喫煙歴は40本／日×50年。採血で腫瘍マーカーのCYFRA 15.1ng/mL（正常範囲0～3.5）と高値を認めた。経気管支肺生検による病理組織で肺扁平上皮癌と診断。図9.3.12に画像を示す。

≪所見≫

胸部正面立位X線写真で左肺門部に腫瘤影を認める。胸部側面立位X線写真で左$S^{1+2,6}$に腫瘤影を認める。胸部CT，造影CT写真で左$S^{1+2,6}$，肺門部に腫瘤影と縦隔リンパ節転移を認める。

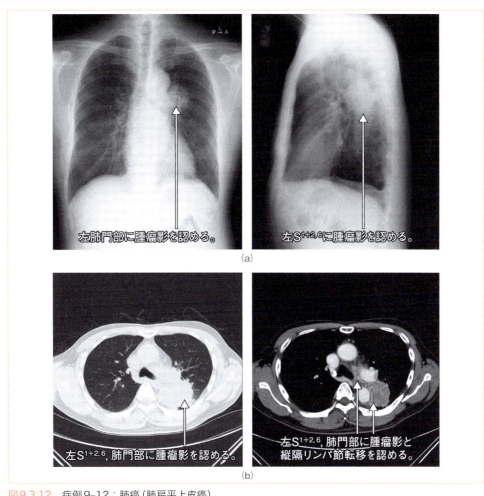

図9.3.12　症例9-12：肺癌（肺扁平上皮癌）

9章　呼吸器系画像検査

症例9-13

肺癌（肺小細胞癌）

76歳，男性。数日前から湿性咳嗽が出現。胸部X線写真で胸部異常陰影指摘。既往歴なし。喫煙歴は40本／日×50年。採血で腫瘍マーカーのNSE 25.0 ng/mL（正常範囲0〜16.3），Pro-GRP 232.0 pg/mL（正常範囲0〜80.9）と高値を認めた。経気管支肺生検による病理組織で肺小細胞癌と診断。図9.3.13に画像を示す。

≪所見≫

胸部正面立位X線写真で右上肺野縦隔側〜肺門部に腫瘤影を認める。胸部側面立位X線写真で右上肺野〜肺門部に腫瘤影を認める。胸部CT写真で右上肺野縦隔側〜肺門部に腫瘤影，両肺野に気腫性変化を認める。造影CT写真で右上肺野縦隔側〜肺門部に腫瘤影，縦隔リンパ節転移を認める。

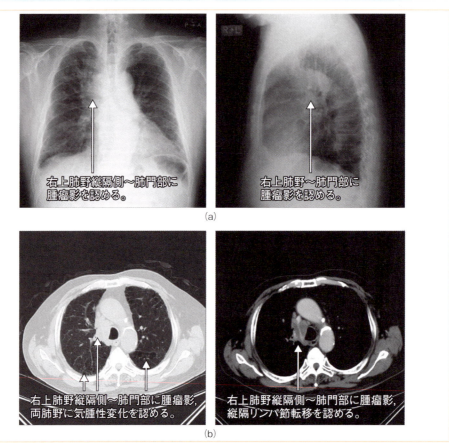

図9.3.13　症例9-13：肺癌（肺小細胞癌）

症例9-14

無気肺

36歳，女性。7日前から湿性咳嗽，発熱出現。既往歴はなし。採血でWBCとCRP高値を認めた。図9.3.14に画像を示す。

≪所見≫

胸部正面立位X線写真で右上中肺野に浸潤影を認める。シルエットサイン陽性。胸部CT写真で右上葉S^3に浸潤影，区域性の無気肺を認める。

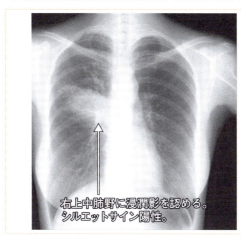
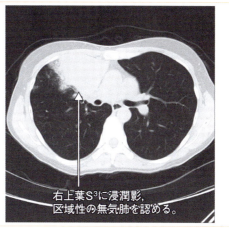

図9.3.14　症例9-14：無気肺

症例9-15

気胸（左自然気胸）

18歳，男性。昨日突然の左胸痛と呼吸苦が出現。今回初めて。既往歴はなし。図9.3.15に画像を示す。

≪所見≫

左肺野に虚脱を認める。縦隔は軽度右方に偏位している。

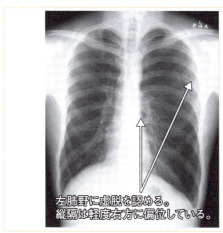
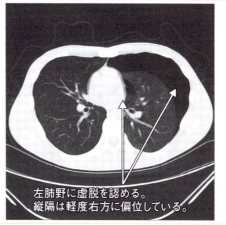

図9.3.15　症例9-15：気胸（左自然気胸）

症例9-16　胸水貯留（右結核性胸膜炎）

50歳，男性。10日前から右胸痛，微熱が出現。既往歴はなし。採血でWBC，CRP，血沈1時間値の上昇を認めた。胸水所見で浸出液，リンパ球96％，ADA 98.6U/Lと上昇を認めた。図9.3.16に画像を示す。

≪所見≫

胸部正面・側面立位X線写真で右下肺野に横隔膜角の鈍化，胸水貯留を認める。胸部CT写真で右背側に胸水貯留を認める。浸潤影，被包化，石灰化，腫瘤などの異常所見を認めず。

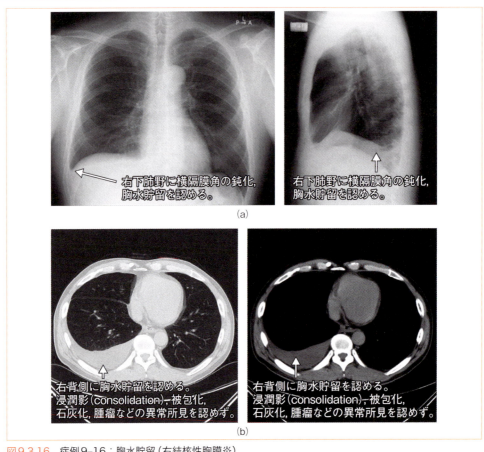

図9.3.16　症例9-16：胸水貯留（右結核性胸膜炎）

● まとめ

冒頭に述べたとおり，胸部X線写真は呼吸器疾患を診断するうえで，最も基本的な検査方法である。また，胸部CT写真も詳細な情報を得るために必要な検査で，最近はその撮影件数も増加してきている。すべての疾患を提示することは難しいが，本章では簡単な正常胸部X線写真・胸部CT写真の見方について解説を行い，代表的な疾患の症例を中心に画像の説明を行った。少しでも呼吸器系画像検査を理解していただければ幸いである。

［廣瀬正裕］

参考文献

1) 小倉高志：「画像診断」，呼吸器内科必修マニュアル改訂版，第2版，62-80，羊土社，東京，2013.
2) 長尾大志：レジデントのためのやさしイイ胸部画像教室—ベストティーチャーに教わる胸部X線の読み方—，日本医事新報社，東京，2014.
3) 胸部X線写真のABC　日本医師会生涯教育シリーズ　日本医師会編，医学書院，東京，1995.

10章 検査機器管理

章目次

10.1：精度管理 …………………… 240
    10.1.1 機器の較正と精度確認
    10.1.2 機器の保守

10.2：感染対策 …………………… 253

SUMMARY

　本章では，測定装置が正常に作動し適正な使用を維持するための精度管理と，検査機器を含めた検査環境の感染対策について解説する。

　近年，臨床検査室の技術能力を国際的に証明する国際標準化機構(International Standardization Organization；ISO) 15189の取得と維持に取り組む検査室も増え，検体検査に限らず生理機能検査における精度管理の重要性が高まっている。また，日本呼吸器学会による「呼吸機能検査ハンドブック」では，機器の精度管理やメンテナンスについて普及啓発されている。信頼性ある呼吸機能検査のためには，較正用シリンジを用いた較正と精度確認の実施および機器の保守が不可欠である。呼吸機能測定装置には気量型と気流型があり，その測定原理や構造の違いから較正や精度確認の手法が異なる。装置の測定原理やセンサーの特徴を理解して，正しい手法で行う。機器の保守は機器メーカーの指示に従った点検項目とスケジュールで実施する。

　検査機器の消毒は，材質や施設の設備に応じて適切な消毒薬と方法を選択する。呼吸機能検査は努力換気により咳や痰が誘発されやすく，周囲への汚染飛沫やエアロゾルの拡散を生じて感染リスクが高い検査であるが，感染対策の基本は標準予防策と感染経路別予防策を遵守することである。新型コロナウイルス感染症が5類に位置づけられ，これからのウィズコロナの呼吸機能検査においても，患者と検査者が安心して検査に臨める環境づくりと感染対策を実践する。

　検査室で使用している測定装置の測定原理や性能，点検法を確認して，最善の精度管理と感染対策に努めていただきたい。

10.1 精度管理

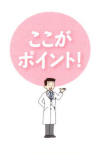

- 精度管理と機器の保守は，測定装置の精度を維持し，信頼性ある測定結果のために重要である。
- 気量型と気流型の精度管理を理解する。
- 較正用シリンジは較正と精度確認に必携である。
- 機器の保守において，点検事項と手順，スケジュールは機器メーカーの指示に従い実施する。
- 精度管理と点検の結果は，管理表を作成して記録を残す。

10.1.1 機器の較正と精度確認

1. はじめに

近年の呼吸機能測定装置は，測定結果の判定基準をソフトウェアに反映させ，結果の妥当性や再現性良否判定，ベストデータの採択までサポートする充実した機能と優れた操作性により，誰もが容易に検査と判定を行うことができるようになった。しかし，測定結果の信頼性と測定装置の精度を保つためには，精度管理や日常の機器保守は必要不可欠である。

日本呼吸器学会による「呼吸機能検査ハンドブック」[1]（以下ハンドブック）において，機器の精度管理やメンテナンスについて普及啓発されているが，未だ較正用シリンジのない施設があるのも現状である。本節では，測定結果の品質保証につながる精度確保と，装置異常の早期発見に向けた精度管理法について解説する。

2. 呼吸機能測定装置（スパイロメータ）の性能

呼吸機能測定装置は肺気量の測定方法によって気量型と気流型に分けられ，それぞれ異なる測定原理や構造になっ

表10.1.1 スパイロメータに必要な規格

	規格
気量	測定範囲：8L以上（BTPS） 許容誤差：±3%または±0.05L 収集時間：15sec以上
気流	測定範囲：0〜±14L/sec 再現性：±5%または±0.2L/sec 許容誤差：±10%または0.3L/sec 周波数応答：12Hzまでフラット（±5%） 回路抵抗：1.5cmH$_2$O/L/sec未満（気流14L/sec時）
表示その他	ガス量はすべてBTPSで表示 肺活量測定時：時間−気量グラフ（リアルタイム） F-V曲線測定時：気流−気量グラフ（リアルタイム） 　　　　　　　　時間−気量グラフ（測定終了後） 較正用シリンジ許容誤差：±0.5%

（日本呼吸器学会肺生理専門委員会呼吸機能検査ハンドブック作成委員会（編）：呼吸機能検査ハンドブック，p20，日本呼吸器学会，東京，2021より引用）

ている。さらに気流型には原理の異なるセンサーが種々あり，機種はバリエーション豊富である（本書の2章参照）。

呼吸機能測定装置の規格と性能について，国産の汎用機器は米国胸部学会（ATS）/欧州呼吸器学会（ERS）基準[2,3]に準拠した装置が多いが[1]（表10.1.1），2019年のATS/ERS技術ステートメント[4]では，国際標準化機構（ISO）26782[5]に準拠すべきとしている。肺拡散能力測定では，4種混合ガスと吸気，呼気の気量の計測，一酸化炭素（CO）

表10.1.2 肺拡散能力測定機器の性能と精度基準

計測部分 　最大直線応答性 　精度 　5%CO$_2$あるいは5%水蒸気による影響 　CO濃度の偏差 　He濃度の偏差	全計測範囲で±1% 全計測範囲で±1% CO濃度で10ppm以下 30秒で10ppm以下 30秒で計測可能範囲内で0.5%未満
気流量の精度	−10〜10L/sで±2%以内
容量の精度（3L較正シリンジによる）	±75mL以下
精度保障範囲（3L較正シリンジによる）	V$_A$が3±0.3L，D$_{Lco}$が0.5mL/min/Torr以下

（日本呼吸器学会肺生理専門委員会呼吸機能検査ハンドブック作成委員会（編）：呼吸機能検査ハンドブック，p30，日本呼吸器学会，東京，2021より引用）

濃度およびヘリウム(He)濃度を計測する装置が必要であり，ハンドブック[1]には，測定機器の性能と精度基準が示されている(表10.1.2)。使用装置の性能を仕様書で確認し，また装置購入時にはこれらを参考に精度を確認することが望ましい。

> **参考情報**
> 国際標準化機構(ISO)は，世界の標準(規格)を定めている国際組織で，スイスのジュネーブに本拠地がある。この組織が定めた規格を「ISO規格」といい，さまざまな国際規格がある。ISO 26782では，スパイロメータの規格，要件を定めている。

● 3. 較正と精度確認の意義

信頼性ある呼吸機能検査結果のためには，較正(キャリブレーション)と測定装置が正確に作動しているかを確認する精度確認が重要であり，較正用シリンジを用いて実施する。毎日精度確認を行うことで，装置の特徴や微妙な変化を捉えることができ，異常の早期発見や適切な対処が可能である。また装置全体の総合的な精度確認のため，既知健常者の測定を定期的に行う[1]。呼吸機能測定装置を複数台所有している場合には，機器間差の確認も必要である。

毎日の較正や精度確認の結果は，機器精度の確認ができるとともに，点検や保守の際の参考になるため，管理表を作成して記録を残しておく。

以下に一般的な機器の較正と精度確認について記載するが，機種により異なるので詳細は機器の取扱説明書を確認する。

● 4. 測定装置の準備(10.1.2参照)

測定装置は十分なウォームアップ時間をとる。始業時点検として装置状態や消耗品等を確認した後に，機器の較正と精度確認を行う。

● 5. 気量の較正と精度確認

気量型装置は測定原理により気量の較正は不要であるが，気流型装置は気流の較正は直接行えないので，較正用シリンジを用いた気量の較正が必要である。

気量型装置および気量較正後の気流型装置では，気量の精度確認を行う。較正用シリンジを用いて気量を測定し，期待値の±3%以内(シリンジ許容誤差0.5%を含む)となることを確認する[1]。

精度管理プログラムが搭載されている測定装置では，ガイダンス機能に従った操作手順により，較正や精度確認の実施を含めた総合的な精度管理が可能である。

(1) 較正用シリンジの使用法

気量の較正と精度確認には，較正用シリンジを用いる。較正用シリンジには容量が3Lあるいは2Lのものがある。較正用シリンジの許容誤差は±0.5%[1]であり，あらかじめ漏れのないことを確認しておく。また，定期的に点検と較正を行う(10.1.2参照)。

使用時は，較正用シリンジ内の温度，湿度を室内気と同じにするため，発熱している機器の近くは避け，体で抱きかかえずに机などに置いて使用する。また，シャフトの引き終わり，押し終わりは強く当てると誤差を生じるため，大きな音を立てずになるべく静かに行う。落下したり損傷がある場合にはメーカーの点検を行い，正常動作と気量の精度が確認されるまでは使用しない。

(2) 気量型装置の較正と精度確認

気量型装置は較正用シリンジを用いて気量の精度確認を行う。

①気量の較正
気量型装置は気量の較正は不要である。

②気量の精度確認
精度確認は毎日，検査開始前に実施する。また，蛇管の交換など，呼吸回路に変更があった場合にも行う。

精度確認時の装置の環境条件設定は，温度を37℃，気圧を760mmHg(1013hPa)と入力し，BTPS(body temperature, ambient pressure, saturated with water vapor)ファクターを1.000の状態にする。較正用シリンジを用いて気量の精度確認を行い，期待値の±3%以内となることを確認する。

較正用シリンジを用いた測定のシミュレーションは，気量の精度確認のほか複雑な測定回路からの漏れなど，機器状態の把握に有用である(「●7. 較正用シリンジを用いた精度確認」参照)。

③管理範囲外の対応
測定値が高値の場合は，温度と気圧の入力ミスが考えられる。装置の環境条件設定を再確認する。

VC，FVC測定のシミュレーションにおいて，測定値が低値の場合は回路の漏れが考えられる。蛇管の亀裂や接続部にゆるみはないか，スパイロハッチの密着状態などを確認する。DL_{CO}，FRC，CV測定のシミュレーションでは，指標とする項目の測定値が管理範囲外で漏れが考えられる場合には，上記の漏れの確認に加え，測定項目に関連する回路(例：FRCの場合，測定回路上にあるソーダライムの

ケースキャップのゆるみ）も点検する。

(3) 気流型装置の較正と精度確認
気流型装置は較正用シリンジを用いて気量の較正と精度確認を行う。機種により較正と精度確認を行うときの環境条件設定や気量表示形式（BTPS換算の有無，吸気と呼気の条件補正の有無など），手法が異なるので，詳細は取扱説明書を確認する。

①気量の較正
較正は毎日，検査開始前に実施する。また，洗浄した流量計の再装着時や，新品交換時にも較正は必要である。差圧式流量計（ニューモタコグラフ）は，集団検診のように連続的に被検者の測定を行う場合には，呼気の水蒸気による結露が差圧管に付着しやすく，これにより細管の抵抗が変化し誤差を生じる可能性が高いため，必要に応じて較正を行う[6]。

較正は装置の較正手順に従い実施する。較正方法は機種にもよるが，一般的にはオフセット較正と感度較正を行う。オフセット較正は無風状態で0（ゼロ）レベルを設定する。感度較正は較正用シリンジの容量が正確に測定できるように設定するが，較正速度（較正用シリンジのシャフト操作の速さ）により結果がばらつくため，適正な気流量（機器メーカーに確認）で行うようにする。流量計はガス組成の影響を受けることから，測定するガスを用いて較正を行う。すなわち，スパイロメトリーは空気で較正し，肺拡散能（DL_{CO}），機能的残気量（FRC），クロージングボリューム（CV）の測定は，空気および検査用ガス（4種混合ガス，純酸素）で較正する。

較正後は，必ず気量の精度確認を行う。

> **MEMO**
> 気流型には較正不要（ノンキャリブレーション）の機種もあるが，気量の精度確認は必要である。

②気量の精度確認
精度確認は毎日，気量の較正後に実施する。

気流型装置では，吸気と呼気の温度あるいは湿度の違いによる影響をなくすよう，吸気（ATPS）と呼気（BTPS）で条件補正されているため，較正用シリンジで吸気量と呼気量の両方を測定し，それぞれの期待値±3％以内であることを確認する。また，気量は気流量の影響を受けるため，高気流，中気流，低気流の2～3種類の気流量で測定する[1]。

精度管理プログラムが搭載されている装置ではガイダンスに従った手順により，高気流，中気流，低気流の気流量ごとに吸気量と呼気量の精度確認が可能である。プログラム搭載のない装置では，通常の測定モードにてVC，FVC測定のシミュレーションにより気量の精度確認を行う（「●7．較正用シリンジを用いた精度確認」参照）。

> **MEMO**
> 気量の較正や精度確認は，較正用シリンジにフィルターを接続して行う[4]。フィルターを使用して検査環境と同一条件にすることで，気流や抵抗も同様の状況になる。

③管理範囲外の対応
環境条件の入力ミスがないか，装置の設定を再確認する。また，流量計の汚れや，装置との接続状態を点検する。原因を検証して再度，測定に使用するガスを用いて気量の較正（オフセット較正，感度較正）と精度確認を行う。

検査室ノート　気流型装置の精度確認時の気流量
～高気流，中気流，低気流

高気流，中気流，低気流について定められた気流量はないが，実施者でばらつきがないように検査室で基準を決めておくのが望ましい。

（例1）

較正用シリンジのシャフト操作の速さを決めて気流量を変化させる。較正用シリンジのシャフトを0.5秒，1秒，5秒かけて押し込んだり，引いたりする。

（例2）

2019年のATS/ERS技術ステートメント[4]では，気流量の変化を0.5～12L/secの範囲としている。この気流量を3等分して，高気流（9～12L/sec），中気流（5～8L/sec）低気流（0.5～4L/sec）と範囲を設定する。この範囲内の気流量となるように較正用シリンジのシャフト操作を行う。

▶参考情報

2019年のATS/ERS技術ステートメント[4]では，気流量が0.5L/sec～12L/secの範囲で，シリンジを少なくとも3回サイクルして気流量を変化させ（3Lシリンジを0.5～6秒で押す），吸気と呼気の両方について±3%以内の精度を求めている。

● 6. ガス分析計の較正と精度確認　（ガス分析計を有している装置）

DL_{CO}，FRC，CVの測定にはガス分析計が必要である。ガス分析として，CO，He，窒素（N_2）がある。

(1) CO分析計，He分析計

DL_{CO}測定ではCO分析計とHe分析計，FRC測定（He閉鎖回路法）ではHe分析計を用いる。

①較　正

オフセット較正は，それぞれの分析計にCO，Heを含まないガス（空気）を与え，濃度が0（ゼロ）を示すように設定する。感度較正は，それぞれの分析計に既知濃度のガスを与え，分析計がその濃度になるように設定する。一般的に4種混合ガスを用いるため，装置へのガス濃度（CO濃度とHe濃度）入力は正確に行う。測定ごとに自動で較正と調整が行われるので，モニター上で確認する

②ガス分析計の精度確認

較正用シリンジを用いたDL_{CO}測定のシミュレーションにより，COとHeそれぞれの分析計を使用した精度確認を毎日行う（「●7. 較正用シリンジを用いた精度確認」参照）。

DL_{CO}測定のシミュレーションにおいて，較正用シリンジ内ではガス拡散は起こらないためDL_{CO}は0（ゼロ）である。吸引したガスの吸気CO濃度（FI_{CO}）と吸気He濃度（FI_{He}）は，吸気量（VI）/（死腔量＋VI）の割合で同様に希釈される。死腔量は較正用シリンジと装置等の死腔量である。同率で希釈されたCOとHeはサンプルバッグへ排出され，呼気CO濃度（FE_{CO}）と呼気He濃度（FE_{He}）として測定される。COとHeの希釈率（FE_{CO}/FI_{CO}とFE_{He}/FI_{He}）が前回と比較して大きな変化がなく，希釈比（FE_{CO}/FI_{CO}）/（FE_{He}/FI_{He}）が1.00±0.04以内[1]であることを確認する。

③管理範囲外の対応

ソーダライムや除湿剤の劣化がないか，ガス濃度の入力値に誤りがないか確認する。また，サンプルバッグを含めたガス分析回路に漏れがないか点検する。これらを確認しても状態が改善されない場合は，分析計の調整が必要になることもあるため，メーカーに対応を依頼する。

(2) N_2分析計

FRC測定（開放回路法）およびCV測定では，N_2分析計を用いる。

①較　正

N_2分析計は，較正ガスとして空気を用いる。空気中には，N_2が79%含まれる。オフセット較正は，N_2分析計の高圧電源をオフにしてN_2ガスのイオン化による発光を止め，そのときの信号を0（ゼロ）濃度とする。感度較正は，N_2分析計の高圧電源をオンにして空気をサンプリング，N_2ガスのイオン化による発光を計測する。このときのN_2濃度を79%に設定する。

②ガス分析計の精度確認

較正用シリンジを用いた測定のシミュレーションにより，N_2分析計を使用した精度確認を毎日行う。気量型はCV測定，気流型はFRC測定（開放回路法）のシミュレーションを実施する（「●7. 較正用シリンジを用いた精度確認」参照）。

測定準備中または測定開始時のN₂濃度が，空気中のN₂濃度の組成と同程度であり前回値と極端な差がないこと，測定中のN₂濃度にばらつきがないこと，測定のシミュレーションで確認する指標が管理内であることを確認する。

③管理範囲外の対応

真空ホースの漏れや真空ポンプオイルの劣化，N₂ニードルに汚れや損傷がないか点検する。これらを確認しても状態が改善されない場合は，N₂分析計の調整が必要になることもあるため，メーカーに対応を依頼する。

● 7. 較正用シリンジを用いた精度確認

較正用シリンジを用いて測定のシミュレーションを行い，特定の指標を確認することにより気量とガス分析計の精度確認を毎日実施する。

較正用シリンジの内容量を肺気量分画に表した構成図を図10.1.1に示す。シャフトを奥まで押し込んだ状態(A)を最大呼気位とみなすと，シリンジ内容量（シリンジの残気量）は肺の残気量(RV)となる。シャフトをいっぱいに引いた状態(B)を最大吸気位とみなすと，シリンジ内容量（シリンジの容量と残気量）は全肺気量(TLC)となる。(A)と(B)の差（シリンジの容量）が肺活量(VC)となる。シャフトを(A)から(B)まで移動させ，シリンジ内容量を測定項目ごとに指標とする肺気量分画に対応させて，精度確認を行う。

精度確認法は機種により異なるため，手法，期待値，管理範囲は機器の取扱説明書を確認する。以下に較正用シリンジを用いた精度確認の一例を記載する。

(1) 気量型装置の精度確認例[1,6,7]
①装置の環境条件設定

装置の環境条件設定は，温度を37℃，気圧を760mmHg（1013hPa）と入力し，BTPSファクターを1.000の状態にする。

②肺活量(VC)測定の精度確認

VC測定モードにおいてVC測定のシミュレーションを行う（図10.1.2）。較正用シリンジのシャフトを中央に合わせて測定を開始，シャフトを0.5L程度の大きさで数回往復させて安静呼吸をつくり，(A)の最大呼気位までいっぱいに押し込む。5秒程度の時間をおき(B)の最大吸気位までシャフトをいっぱいに引き，また5秒程度の時間をおいて(A)までシャフトを押し込む。(A)と(B)の差がVCの測定値であり，期待値の±3%以内であることを確認する。さらに，このシャフト操作を何度か繰り返し((A)→(B)→(A)→(B)→・・・)行う。(A)や(B)で5秒程度の時間をおくことで最大呼気位，最大吸気位がはっきりし，これらに偏位がないか確認できる。シャフトを止めている間は，わずかでもシフト変動がみられないか注意して観察する。測定値が管理範囲内であっても最大呼気位と最大吸気位に偏位を認める場合は，回路の漏れが考えられる。

③努力肺活量(FVC)測定の精度確認

FVC測定モードにおいてFVC測定のシミュレーション

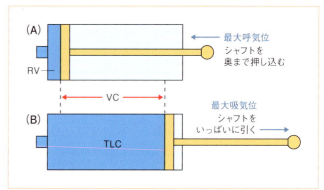

図10.1.1　較正用シリンジの構成図
(A) 最大呼気位：シリンジの内容量（シリンジの残気量）は肺のRV
(B) 最大吸気位：シリンジの内容量（シリンジの容量と残気量）は肺のTLC
(A)と(B)の差（シリンジの容量）がVC(EVC，IVC)となる。

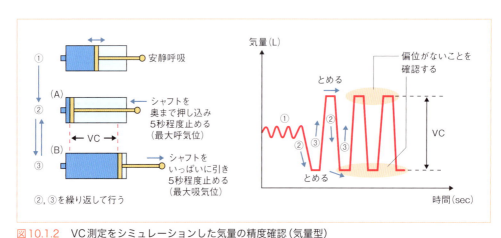

図10.1.2　VC測定をシミュレーションした気量の精度確認（気量型）
VCの測定値が期待値の±3%以内であること，最大呼気位と最大吸気位に偏位がないことを確認する。

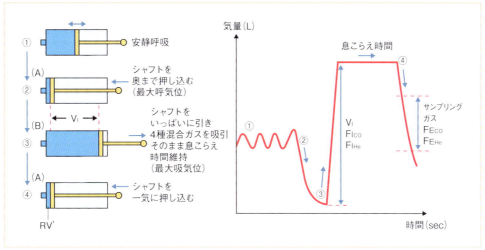

図10.1.3　DLco測定をシミュレーションした精度確認
VI値は期待値の±3％以内，RV'値（較正用シリンジのRV）は管理範囲内であることを確認する。
較正用シリンジ内ではガス拡散は起こらないためDLcoは0（ゼロ）であり，COとHeは同様に希釈される。
COとHeの希釈率（FEco/FIcoとFEHe/FIHe）が前回と比較して大きな変化がなく，COとHeの希釈比（FEco/FIco）/（FEHe/FIHe）が1.00±0.04以内であることを確認する。

を行う。較正用シリンジのシャフトを中央に合わせて測定を開始，シャフトを0.5L程度の大きさで数回往復させて安静呼吸をつくる。次に図10.1.1の（B）の最大吸気位までシャフトをいっぱいに引き，（A）の最大呼気位までシャフトをいっぱいに押し込む。この時，実際のフローボリューム曲線（F-V曲線）を描くようにシャフトを操作する。（B）から（A）の気量がFVCの測定値であり，期待値の±3％以内であることを確認する。

④DLco測定の精度確認

較正用シリンジを用いたDLco測定のシミュレーションにより，吸気量（VI），残気量（ここではHeの希釈により測定されるのでRV'とする）を指標とした気量の精度確認と，COとHeの希釈率と希釈比を用いたガス分析計の精度確認を行う（図10.1.3）。

DLco測定モードにおいて，シャフトを中央に合わせた較正用シリンジを装置に接続し測定を開始する。シャフトを0.5L程度の大きさで数回往復させ安静呼吸をつくり，（A）の最大呼気位までいっぱいに押し込む。次に（B）の最大吸気位まで一気にシャフトを引いて4種混合ガスを吸引し（吸気），そのまま10秒間維持（息こらえ時間）した後，（A）まで一気にシャフトを押し込み，サンプルバッグ内に排出する（呼気）。VI値は（A）と（B）の差であり，期待値の±3％以内であることを確認する。また，COとHeの希釈率（FEco/FIcoとFEHe/FIHe）が前回と比較して大きな変化がなく，希釈比（FEco/FIco）/（FEHe/FIHe）が1.00±0.04以内[1]であることを確認する。RV'値（較正用シリンジのRV）の増加やCOとHeの希釈率と希釈比の変動からは，サンプルバッグを含めたガス分析回路の漏れが推測できる。

⑤FRC測定の精度確認（He閉鎖回路法）

FRC測定回路の死腔量（デッドスペース）の測定後に，較正用シリンジを用いてFRCの精度確認を行う。He測定の閉鎖回路の漏れや装置内部にあるファンの不具合など，装置状態を把握できる。精度確認法は機種により異なり，較正用シリンジの内容量すべてを装置内に押し込み，回路の遮断により得られた測定値をFRCとして指標にする方法もあるが，本節ではFRC測定をシミュレーションした精度確認について記載する。

はじめにFRC測定回路の死腔量測定を行う。死腔量はFRC測定開始直前の回路内容量である。FRC測定可能な状態の閉鎖回路に規定量の空気を供給すると，回路内のHeが希釈されていく。閉鎖回路内のHe濃度を検出し続け，安定した時点で終了し死腔量を求める。死腔量測定に要する所要時間と測定値が，前回と極端な差がなく管理範囲内であれば，回路の漏れはなく，装置内部にあるファンにも問題がないと判断できる。

次に，較正用シリンジを用いてFRC測定のシミュレーションを行う（図10.1.4）。FRC測定モードにおいて，シャフトをいっぱいに引いた（B）の最大吸気位の較正用シリンジを装置に接続し測定を開始する。（A）の最大呼気位までシャフトをゆっくり押し込み，（B）までゆっくり引く。5秒程度時間をおいてから，また（A）までシャフトをゆっくり押し込み，（B）までゆっくり引く。このシャフト操作を繰り返し行い，FRCを測定する。（B）で5秒程度の時間をおくことで最大吸気位がはっきりし，偏位がないか確認できる。シャフトを止めている間は，わずかでもシフト変動がみられないか注意して観察する。測定中のHe希釈曲線が安定し，平衡後一定時間FRCの測定値に変化がなくなったところで終了とする。FRCは較正用シリンジ内容量（TLC）として測定される。シャフト操作による最大吸気

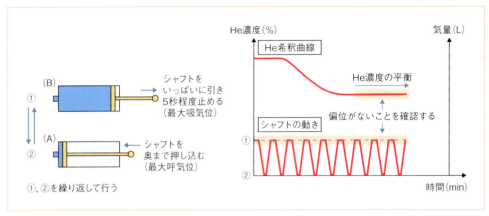

図10.1.4　FRC測定をシミュレーションした精度確認（閉鎖回路法）
シャフト操作による最大吸気位と，He希釈曲線におけるHe濃度平衡後の推移に偏位がないこと，FRCの測定値が管理範囲内であることを確認する。

位と，He希釈曲線においてHe濃度平衡後の推移に偏位がなければ回路の漏れはなく，さらにFRCの測定値が管理範囲内であればHe分析計も良好と判断できる。

シャフト操作の最大吸気位が偏位する，He濃度の低下が続き安定しにくい，測定値が高値になる，などを認めた場合は，回路の漏れが考えられる。蛇管の劣化や接続部のゆるみのほか，測定回路上のソーダライムや除湿剤のケースにひび割れがないか確認する。また，ソーダライムや除湿剤が砕けて生じた細かい粉やかけらが，ケースのキャップに付着して，漏れの原因になることもある。これらを確認しても状態が改善されない場合は，装置内のファンを含め，詳細な点検や調整が必要になることもあるため，メーカーに対応を依頼する。

⑥CV測定の精度確認

較正用シリンジを用いたCV測定のシミュレーションにより，VC，TLCの測定値を指標とした気量の精度確認とN₂分析計の精度確認を行う。

CV測定モードにおいて，シャフトを中央に合わせた較正用シリンジを装置に接続し測定を開始する。シャフトを0.5L程度の大きさで数回往復させ安静呼吸をつくり，図10.1.1の(A)の最大呼気位までいっぱいに押し込む。次に(B)の最大吸気位までゆっくりといっぱいにシャフトを引いて純酸素を吸引，もう一度(A)の状態までゆっくり押し込む。シャフト操作は実際のCV測定と同様に，気流量は0.5L/sec程度で行う。測定準備時のN₂濃度に異常がなく，測定において，純酸素の吸引後にシャフトを押し出した時のN₂濃度が必ず0（ゼロ）から立ち上がることを確認する。VC，TLCの測定値はシリンジの構成図（図10.1.2）のVC，TLCであり，それぞれが管理範囲内であれば，回路内に漏れはなく，N₂分析計は良好であると判断できる。

(2) 気流型装置の精度確認例

①装置の環境条件設定

気流型装置では，精度確認を行うときの環境条件設定（温度，気圧，湿度）や期待値は機種により異なるので，詳細は取扱説明書を確認する。

②気量の精度確認

気量の較正を行った後に，VC，FVC測定のシミュレーションにより気量の精度確認を行う。

1) VC測定のシミュレーション

較正用シリンジを用いたVC測定のシミュレーションでは，吸気肺活量（IVC）と呼気肺活量（EVC）の両方を測定する（図10.1.5）。

VC測定モードにおいて，較正用シリンジの(A)の最大呼気位から測定を開始，(B)の最大吸気位までシャフトをいっぱいに引いてIVCを測定する（図10.1.5(a)）。次に(B)の最大吸気位から測定を開始，(A)の最大呼気位までシャフトをいっぱいに押し込んでEVCを測定する（図10.1.5(b)）。IVCとEVCは別々に測定し，それぞれが期待値の±3％以内であることを確認する。

2) FVC測定のシミュレーション

FVC測定モードにおいてFVC測定のシミュレーションを行う（図10.1.6(a)）。手法は気量型と同じであるが，FVC測定は高気流，中気流，低気流の2～3種類の気流量で行う（p243，検査室ノート参照）。それぞれの気流量において，FVCの測定値が期待値の±3％であることを確認する。

努力吸気肺活量（FIVC）が測定可能な装置では，吸気量と呼気量の両方について，高気流，中気流，低気流の気流量ごとに精度確認を行う（図10.1.6(b)）。較正用シリンジのシャフトを中央に合わせて測定を開始，シャフトを0.5L程度の大きさで数回往復させ安静呼吸をつくり，図10.1.1の(A)の最大呼気位までいっぱいに押し込む。次に

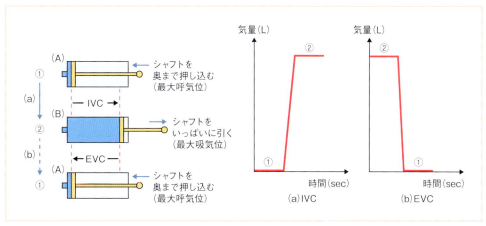

図10.1.5　VC測定をシミュレーションした気量の精度確認（気流型）
IVCとEVCの測定値が，それぞれの期待値の±3％以内であることを確認する．

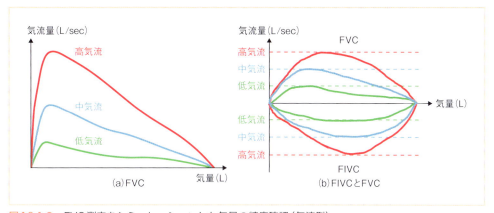

図10.1.6　FVC測定をシミュレーションした気量の精度確認（気流型）
高気流，中気流，低気流の2〜3種類の気流量で精度確認を行い，測定値が期待値の±3％以内であることを確認する．

(B)の最大吸気位までシャフトをいっぱいに引き（FIVC），また(A)までシャフトをいっぱいに押し込む（FVC）．(A)→(B)→(A)が目標の気流量になるように，シャフトを操作する．それぞれの気流量でFIVCとFVCの測定値が期待値の±3％以内であることを確認する．

③ DL_{CO} 測定の精度確認（熱線流量計）

気量の較正と精度確認は空気と4種混合ガスのそれぞれについて行う．

DL_{CO}測定の精度確認法は気量型と同様であるが（図10.1.3），気流型ではV_I値の確認に注意が必要である．DL_{CO}測定で必要な肺気量は，4種混合ガスの吸気量（V_I）である．流量計はガス組成の影響を受けるため，較正には4種混合ガスを用いて行われている．ガス交換時にはガス組成が変わるため，V_I値は必ず確認する．

④FRC測定の精度確認（開放回路法，熱線流量計）

気量の較正と精度確認は，空気と純酸素のそれぞれについて行う．

次に，FRC測定のシミュレーションを行う．較正用シリンジに既知の容量を設定して，FRC測定モードにおいてN_2洗い出しを実施，FRCの測定値が正しいことやばらつきがないことを確認する．N_2洗い出しは，シャフト操作の速さにより結果がばらつくため，適正な気流量（機器メーカーに確認）で行うようにする．クリアランスカーブのN_2濃度が1％以下になったら測定を終了する．

精度確認法は施設にもよるが，一例として，ヘッド内トランスデューサー感度からBTPS係数を求め，較正用シリンジに設定した既知容量に掛け合わせた値をFRC基準値として実測値との誤差率を求める方法[8]がある（図10.1.7）．

N_2分析計の精度確認として，FRC測定時のN_2開始濃度（空気呼吸から酸素呼吸に切り替わる直前のN_2濃度）が空気中のN_2濃度の組成と同程度であり，前回値と極端な差がないこと，測定中のN_2濃度にばらつきがないことを確認する．

⑤CV測定の精度確認（熱線流量計）

気量の較正と精度確認は，空気と純酸素のそれぞれについて行う．

次に，CV測定のシミュレーションを，気量型と同様に実施する．IVC，EVCの測定値を指標とした精度確認を行い，期待値の±3％であることを確認する．

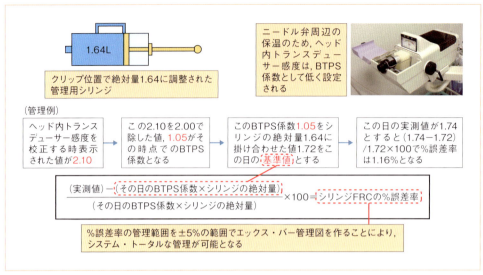

図10.1.7 既知シリンジFRCデータ管理の方法（開放回路法）

(鈴木範孝：第15回自動呼吸機能検査研究会関東部会Bコース ガス分析（FRC, DLco, CV）講演スライドより引用)

● 8. 既知健常者による精度確認

装置全体が正確に作動していることを確認するため，既知の非喫煙健常者（検査室職員など）でVCとFVC，DLcoの測定を毎週行い，変化がないことを確認する[1,9]。ハンドブック[1]にはチェック項目および変動幅について記載がある（表10.1.3）。FRCやCVについても定期的な測定と管理が望ましい。較正用シリンジを用いた精度確認とともに評価することは，総合的な装置状態の把握に有用である。

表10.1.3 既知健常者による精度確認

項　目	変動幅
VC	100mL以内
FVC	
FEV$_1$	
F-V曲線	再現性を確認
DLco	10％以下の変化量 10％以上の変動があれば再度検査

（日本呼吸器学会　肺生理専門委員会　呼吸機能検査ハンドブック作成委員会（編）：呼吸機能検査ハンドブック，一般社団法人 日本呼吸器学会，2021を参考に作成）

> **MEMO**
>
> 検査担当者は，自己の肺機能検査の測定値を知っておくと便利である。検査で問題が疑われた場合に自己測定することで，迅速で大まかなチェックが可能である。

● 9. 機器間差の確認

呼吸機能測定装置を複数台所有している場合には，機器間差の確認を行う。機器間差の許容誤差範囲の設定は，スパイロメータに必要な規格（表10.1.1）の気量の誤差範囲から，較正用シリンジ容量および期待値の±3％以内とする方法や，施設で設定した精度管理の範囲内とするなどさまざまある。測定装置ごとの特徴を把握して機器間差の精度管理を行うことは，検査室から提供する検査結果の品質保証のために必要である。

 機器の精度管理のみで，検査結果の品質は保証されるの？

 呼吸機能検査には，検査者の検査スキルも重要。

呼吸機能検査の結果は，検査者の呼吸機能の知識と検査技術に大きく影響される。検査者間で力量の差をなくすために，新人教育をはじめ，検査者の力量を評価する精度管理も必要である。機器と検査者，両方の精度管理が信頼性ある呼吸機能検査につながる。

▶参考情報

施設間の精度管理として，日本臨床衛生検査技師会や都道府県の技師会などでフォトサーベイが実施されている（外部精度管理）。

10.1.2　機器の保守

● 1. はじめに

　呼吸機能測定装置が正常に作動し適正な仕様を維持するためには，機器の保守が重要である．機器の保守点検には，使用者が行う点検と，機器メーカーの技術者が行う定期点検がある．点検の手順やスケジュールは，取扱説明書に記載されている点検事項を確認するか，機器メーカーに相談するなどして作成する(表10.1.4)．以下に一般的な点検例について述べるが，機種により異なるので詳細は取扱説明書を確認する．

● 2. 使用者が行う点検

　電源，外観，性能，付属品，消耗品，設置状態，清掃，消毒についての点検と機器の精度管理を行う．毎日の始業時と終業時，週に1回，月に1回，また随時に点検する項目があり，スケジュールに従って実施する．点検や精度管理の結果は，管理表を作成して記録を残しておく．機器精度の確認や保守の際に参考となり，またトラブル発生時の原因解明にもなる．

(1) 始業時点検[1,6,7]

①電源投入と装置のウォームアップ

　装置本体，コンピュータの電源を投入後，メインメニュー画面が表示されること．コード類に破損がなく接続状態に問題がないこと．

　装置は電源投入後10分以上(ガス分析計を有している場合は30分以上)ウォームアップ時間をとる．また，真空ポンプも電源投入直後は真空状態が安定しないため，30分以上のウォームアップが必要である．

②真空ポンプ

　オイルの量が適量であり，透過しないほどの濁りや着色がないこと．ポンプ稼働時に異音がないこと．

③プリンタ

　正常に印刷ができ，用紙切れがないこと．

④昇降装置，バルーンヘッド，3方弁アーム

　可動部分に異音がなく，スムーズな動作であること．

⑤呼吸蛇管

　清潔で，ひびがなく，劣化していないこと．蛇管の接続部にシリコンを薄く塗っておくと蛇管の脱着も容易になり，

表10.1.4　機器の点検例

毎日	<始業時> ・電源スイッチON，十分なウォーミングアップ ・コンピュータの動作確認 ・周辺機器の動作確認 ・機器の清浄が保たれていること ・ガスの開栓と残量確認※ ・吸収剤(ソーダライム，除湿剤)の接続確認※ ・消耗品の確認 ・環境データ(気温，湿度，気圧)入力※ ・環境データ(気温，気圧)の確認 ・気量の較正※※ ・較正用シリンジを用いた精度確認 <終業時> ・電源スイッチOFF ・ガスの元栓を閉める※ ・機器の清浄と消毒
週に1回	・既知健常者による精度確認 　(スパイロメトリー，D_{LCO}※)
月に1回	・電源コードと電源プラグの安全点検
年に1〜2回	・機器メーカーによる定期点検

※　使用している機器のみ
※※　気流型の測定装置のみ

漏れも防ぐことができる．

⑥検査用ガスボンベ

　ガスボンベを開栓し，ガスの残量，漏れがないことを確認する．検査の実施延件数に比べガスの減少が早いときは，ガスボンベの接続不良やガスホースからのガス漏れが考えられる．

　ガスボンベの減圧弁メーターの針が黄色や赤色を示している場合は，ガスボンベの交換準備，または交換を行う．4種混合ガスボンベの交換時は，ボンベに記載されているガス濃度(CO濃度とHe濃度)を正確に入力する．

⑦ソーダライム，除湿剤

　((5)ソーダライム，除湿剤の交換参照)

　適正な時期で交換され，ケース内に規定量入っていること．また，ケースはひび割れなどの劣化がないこと．装置に正しく接続されていること．

⑧開放回路法のFRC測定用加湿器

　加湿器の水を交換し，一定量入っていること．酸素ボンベから供給される純酸素はドライガスなので，加湿器を通してから吸入気としている．加湿器の水は定期的に交換する．

⑨マウスピース，フィルタ

　当日の検査に不足がないこと．

⑩環境条件の設定
a) 手動入力の装置
環境条件(温度，気圧，湿度)を正確に入力する。

b) 環境センサーを搭載している装置
装置に表示される温度と湿度が，検査室内の温度および湿度と差がないこと。気圧は所在地の気象庁が発表する気圧と比較し，毎日同じ傾向で変化していること。

⑪較正用シリンジを用いた較正と精度確認(10.1.1参照)

(2) 終業時点検
①電源スイッチOFFとガスボンベの閉栓

②装置の清掃と消毒(10.2「感染対策」参照)

(3) 週に1回の点検
①既知健常者による精度確認(10.1.1参照)

(4) 月に1回の点検
①電源コードと電源プラグの安全点検
被覆が破れて芯線がでていないこと。プラグが破損していないこと。触れられないほどの異常加熱がないこと。

(5) ソーダライム，除湿剤の交換
交換の目安は機種，ソーダライムや除湿剤の種類，使用頻度によって異なる。機器メーカーに確認し，施設に応じた適正な時期で交換する。ソーダライムと除湿剤は吸収能力の低下に伴い変色するが，時間が経つと元の色に戻ってしまうことがあるため，呈色のみで交換時期を判断しないようにする。

①ガス分析計用のソーダライムと除湿剤 (図10.1.8)
サンプルガス中のCO_2と水蒸気はガス分析に影響を与える(p22, 2.3「ガス分析計」参照)。

a) ソーダライム
サンプルガス中のCO_2を吸収する目的で使用される。ソーダライムの劣化は，CO濃度，He濃度測定へ影響を及ぼす。

b) 除湿剤(シリカゲル，硫酸カルシウム)
サンプルガス中の水蒸気を吸収する目的で使用される。ソーダライムと共に設置され，CO濃度やHe濃度への水蒸気の影響を防いでいる。

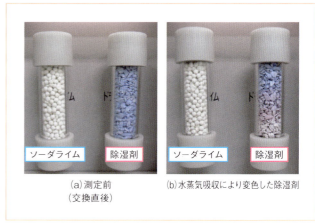

(a) 測定前(交換直後)　(b) 水蒸気吸収により変色した除湿剤

図10.1.8　ガス分析計用のソーダライムと除湿剤

②閉鎖回路内のソーダライム(He閉鎖回路法)
FRC測定において呼気中のCO_2を吸収する目的で使用され，閉鎖回路内のCO_2濃度の上昇を抑えている。ソーダライムの劣化により回路内のCO_2濃度が上昇し，FRC測定中にCO_2の再呼吸が行われると，患者に息苦しさや思考力低下の症状が現れる。息苦しくなると，呼吸曲線の安静換気量が大きくなっていく。また，回路内には吸収されずに貯留したCO_2によりHeがさらに希釈されてしまい，FRC測定値にも影響する。安全な検査と信頼性のある測定値のために，ソーダライムは適正な時期での交換が必要である。

ソーダライムは呼気中の飽和水蒸気で湿り，顆粒が固まりあうケーキング現象や，回路中の呼気が抵抗の低いところを流れるチャネリング現象により，一定の通り道ができて反応面が固定されるとCO_2の吸収効果が不十分になる。そのため，ソーダライムは定期的に転倒混和を行い，反応面を変えるようにする。

ソーダライム交換後は回路内の容量が変わるため，死腔量測定を必ず行う。

 MEMO

近年はCO_2センサーを搭載した装置も登場している。閉鎖回路内のCO_2濃度をリアルタイムに監視して，検査中の回路内CO_2上昇による患者リスクを未然に回避する。さらに，ソーダライムの交換時期をインフォメーションする機能も備えられている。

> **MEMO**
>
> **ソーダライム，除湿剤の粉に注意**
>
> ソーダライムや除湿剤が砕けて生じた細かい粉は，回路内に入り込んで細部に固着し，機器トラブルのもとになる。また，気量型装置ではソーダライムや除湿剤のケースキャップに付着して，漏れの原因になることがある。交換時にはケース内に細かい粉が入らないよう注意し，定期的にケースとキャップの洗浄を行う。

(6) その他の保守，点検事項

①気量型装置（ローリングシール型）のベル癖の回避

ローリングシール型装置では，測定時のベル位置は一定（ほぼ中央の位置）から測定が開始される。そのため，ローリングシールの折れ曲がる位置も一定となり，劣化により癖がつきやすい。強い癖になると，気量の変化にかかわらず，ベルがその位置に近づくだけで勝手に移動してしまう。このような場合はF-V曲線に影響がでる可能性がある[6]。予防として，測定で使用しない時や終業時にはベルの位置を奥に移動しておくことで，シールの硬化による癖を少なくすることができる。ベル癖の確認は定期的に機器メーカーに依頼する。

②D_{Lco}のサンプルバッグの漏れの確認

D_{Lco}測定の呼気サンプルガスは，サンプルバッグに回収されてガス分析計に流れていく。このサンプルバッグに穴があくと，そこから流入した空気でサンプルガスが希釈され，D_{Lco}が高値になってしまう。装置のD_{Lco}測定準備時にはサンプルバッグがきちんと潰れること，測定準備が完了してもサンプルバッグはぴったり潰れたままで，バッグの折り目がわずかでもふくらんでこないことを確認する（3.9.4.●7「バルーンヘッド」参照）。また，較正用シリンジを用いたD_{Lco}の精度確認において，RV'値やCOとHeの希釈率（F_{Eco}/F_{Ico}とF_{EHe}/F_{IHe}）と希釈比（F_{Eco}/F_{Ico}）/（F_{EHe}/F_{IHe}），の変化からも，サンプルバッグを含めたガス分析回路の漏れを推測できる（10.1.1参照）。

● 3. 機器メーカーによる定期点検 （機器メーカーの技術者が行う点検）

日常点検では管理できない，気量の直線性（気量型装置はベルの測定位置による気量の直線性，気流型装置は気流量による直線性），ガス分析計，回路の漏れ，時間の精度，較正用シリンジの正確度や漏れなどについて，機器メーカーによる総合的な点検を半年または1年ごとに行うことが望ましい[1]。装置内部の劣化部品交換も機器メーカーと相談し，施設に合った交換時期の設定も必要と思われる。

検査室ノート　較正用シリンジの点検

較正用シリンジは気量の較正や精度確認に使用され，呼吸機能検査の精度保障の基本になる必需品である。較正用シリンジの許容誤差は±0.5%とされている[1]。精度を維持し正確な気量であるためには，メーカーによる定期的な点検と検定の実施，または較正期限ごとの購入が望ましい。

10章　検査機器管理

Q ソーダライムがCO₂を吸収すると，色が変わるのはなぜ？

A ソーダライムにはpH指示薬エチルバイオレット（強アルカリでは無色）が加えられており，色の変化で消耗程度が肉眼で判断できるため。

　ソーダライムは，水酸化ナトリウム（NaOH）と水酸化カルシウム（Ca(OH)₂）を主成分とした顆粒状の製剤である。ソーダライムは呼気中のCO₂に接触すると，次式の反応によりCO₂を吸収し，炭酸ナトリウム（Na₂CO₃）を生成する。
CO₂ + 2NaOH → Na₂CO₃ + H₂O
　このNa₂CO₃とCa(OH)₂により次式の反応が起こり，NaOHが再生され，CO₂吸収能力が回復する。
Na₂CO₃ + Ca(OH)₂ → 2NaOH + CaCO₃
　次第に，NaOH，Ca(OH)₂がともに消費されるとCO₂吸収能力は低下していく。
　NaOHの消費に伴いアルカリ性が減弱するとpHが低下し，エチルバイオレットによりソーダライムが白色から青紫色に変色することでCO₂吸収能力の低下が判断できる。

Q ソーダライムが白色なら交換しなくてもいいの？

A 呈色のみで交換時期を判断しないよう注意する。

　CO₂吸収能力の低下によりソーダライムは青紫色に変色するが，変色後時間が経つとNaOHの再生により塩基性（pHの上昇）となり，元の白色に戻ってしまう。しかし，CO₂吸収能力は回復しない。Ca(OH)₂は消費されているためCO₂吸収能力は衰える一方であり，注意が必要である。

［星　弘美］

参考文献

1) 日本呼吸器学会肺生理専門委員会呼吸機能検査ハンドブック作成委員会（編）：呼吸機能検査ハンドブック，日本呼吸器学会，東京，2021．
2) American Thoracic Society: Standardization of spirometry, 1994 update. Am J Respir Crit Care Med, 1995; 152: 1107-1136.
3) Miller MR et al.: Standardisation of spirometry. Eur Respir J, 2005; 26: 319-338.
4) Graham BL et al.: Standardization of Spirometry 2019 Update. An Official American Thoracic Society and European Respiratory Society Technical Statement. Am J Respir Crit Care Med, 2019; 200: e70-e88.
5) International Organization for Standardization: ISO 26782. Anaesthetic and respiratory equipment: spirometers intended for the measurement of time forced expired volumes in humans. International Organization for Standardization, Geneva, 2016.
6) 宮澤義：呼吸器計　呼吸器計の設定のしかた．臨床検査技師に必要な生理検査機器の常識　実例から学ぶとっさの判断，25-38，富田豊，正門由久，髙橋修（編），丸善，東京，2009．
7) フクダ電子株式会社：呼吸機能測定装置　FUDAC-7　取扱説明書，第4版．
8) 鈴木範孝：機能的残気量．呼吸機能検査　第IX版，27-59，山中亨（編集／監修），自動呼吸機能検査研究会，2020．
9) Graham BL et al.: 2017 ERS/ATS standards for single-breath carbon monoxide uptake in the lung. Eur Respir J, 2017; 49: 1600016

10.2 感染対策

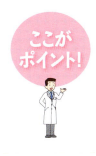

- 感染対策の基本は，標準予防策と感染経路別予防策を実施することである。
- 検査機器の消毒は，器具の使用目的や材質に応じ，適切な消毒薬と方法を選択する。
- 検査室の衛生管理を怠らず，患者と検査者が安心して検査ができる環境づくりを心がける。

1. はじめに

呼吸機能検査は努力換気により咳や痰が誘発されやすいため，感染リスクの高い検査である。患者から検査者，検査者から患者，そして検査機器や検査者を介して患者から患者へと，あらゆる状況で病原体が伝播する可能性があり注意が必要である。検査者自身の感染防止と感染拡散防止のために，検査室の環境や検査機器の管理も含めた感染対策が重要となる。本節では，安心で安全な呼吸機能検査室に向けての感染対策を解説する。

2. 感染対策の基本

感染対策は標準予防策に加え，感染経路別予防策と組み合わせて行うことが基本である。標準予防策とは，感染症診断の有無，あるいは推定される病態にかかわらず，すべての患者に適用される感染対策である。汗，血液，体液，湿性生体物質（喀痰，唾液，鼻汁，尿，便，膿など），粘膜，傷のある皮膚には感染性があるものとして取り扱う。これらの湿性生体物質と接触が予想されるときにはマスク，手袋，ガウン，ゴーグルなどの予防具を用い，処置の前後には手洗い，手指消毒を行う。

感染経路別予防策とは，感染症患者および感染症の疑いのある患者に対しての感染経路を考慮した感染予防策で，標準予防策に追加して行う二段構えの対策である。対象となる疾患や病原体に応じて空気感染，飛沫感染，接触感染の各感染経路別予防策を行う。感染経路による対象と予防策を表10.2.1に示す。

> **MEMO**
>
> 新型コロナウイルスは感染経路としてエアロゾル感染も考えられている。飛沫を直接浴びる可能性のある場合では，目の防護（ゴーグルやフェイスシールドなど），また気管挿管などエアロゾル産生手技を行う場合は，N95マスク（図10.2.1）の着用を推奨する[1]。

3. 呼吸機能検査室における感染対策の実際

標準予防策では，患者の感染の有無にかかわらず，すべての患者が対象である。呼吸機能検査は努力換気により咳や痰が誘発されやすいため，患者，検査者，検査機器に対して標準予防策を基本とした感染対策を行う。さらに，感

表10.2.1 感染経路による対象と予防策

感染経路	感染の成り立ち	対象となる疾患・病原体	予防策
空気感染	空中を浮遊する飛沫核（5μm以下の微粒子）を吸入することで感染	結核，麻疹，水痘など	・患者は原則陰圧個室入室 ・N95マスクの着用
飛沫感染	咳，くしゃみ，会話により病原体を含んだ粒子が排出され，それを吸入することで感染（約1〜2mで感染が成立）	インフルエンザ，マイコプラズマ，風疹，百日咳，新型コロナウイルス感染症（COVID-19）など	・サージカルマスクの着用
接触感染	器具や環境から直接または間接的に病原体に接触することで感染	薬剤耐性菌（MRSA，MDRP，ESBL産生菌），Clostridium difficile，ロタウイルスなど	・手袋，ガウン，必要に応じてゴーグルを着用 ・手洗い（手指消毒）の徹底

メチシリン耐性黄色ブドウ球菌：Methicillin-resistant *Staphylococcus aureus*（MRSA）
多剤耐性緑膿菌：Multidrug-resistant *Pseudomonas aeruginosa*（MDRP）
基質特異性拡張型β-ラクタマーゼ：extended-spectrum β-lactamase（ESBL）

用語 標準予防策（standard precautions），メチシリン耐性黄色ブドウ球菌（Methicillin resistant *Staphylococcus aureus*：MRSA）

10章 検査機器管理

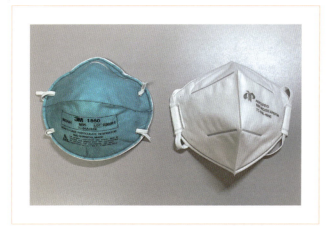

図10.2.1　N95マスク

染症患者および感染症の疑いをもった患者に対しては，感染経路を考慮した対策が必要である。

(1) 日常的な清掃と消毒

検査室は常に整理整頓しておき，埃のない環境づくりを心がける。標準予防策にもとづき，消毒薬を常備し適切に使用する。手が触れる環境表面は日常的に清拭を行い，清潔にする。その際は消毒薬を用いる必要はない。血液や体液で汚染された場合は，消毒用エタノール（ウイルスが対象の場合は0.1%次亜塩素酸ナトリウム）を用いて清拭消毒する[2]。

(2) 検査時の感染対策

検査依頼時に，カルテや依頼書に患者の感染症情報が記載されていることが望ましい。しかし，実際には感染状況が把握されていない場合も少なくないため，まずは標準予防策を基本とした感染対策を確実に行う。

検査者はサージカルマスクを着用し，患者からの感染を予防する。また，患者ごとに手洗いを行う。目に見える手指汚染がある場合は流水と石鹸による手洗いを行う。目に見える汚染がなければアルコールをベースとした速乾性手指消毒薬を使用する。皮膚過敏の場合には抗菌性石鹸を使用し，手あれのひどい場合は手袋を着用する。

患者の症状（発熱や咳，皮疹の有無）を観察し，咳の出る患者には，サージカルマスクをつけてもらう。検査待合の患者にも咳があれば同様に指導する。何らかの感染症が疑わしいときは主治医に確認し，検査を継続するか中止するかを決定する。検査後に重篤な感染が確認された場合は，検査者の感染の有無のほか追跡調査も必要となるため，すべての患者において検査者を明確にしておく。

また，感染対策上重要な微生物（感染者患者）の存在を早期に把握できる微生物検査室と連携をとり，感染発生情報を共有し感染拡大防止の早期対応に努める。

(3) 検査機器の感染対策

検査機器を介して次の患者に感染する可能性もあるため，検査器具や装置の適切な使用と患者ごとの消毒は感染対策上重要である。

①呼吸機能検査用フィルター（フィルター）
　（図10.2.2，図10.2.3）

患者の唾液，喀痰，微小水滴の飛沫や細菌を捕捉するため，フィルターを使用する。フィルターを1患者につき1個使用することで装置の回路やセンサーの汚染防止が可能となり，また患者間の感染防止にもなる。ディスポーザブル製品のため，再使用はしない。使用済みフィルターは医療廃棄物として，基準にもとづき適切に処理する。

②マウスピース

マウスピースは患者ごとに交換する。集団検診など多数検査する場合は，感染防止のため，ディスポーザブルのものを使用する。シリコン製マウスピースを繰り返し使用する場合は，高水準消毒あるいは滅菌する[2]。1個ずつ滅菌パックにいれて保存し（図10.2.4），検査時に患者の前で開封する。最近ではシリコンマウスピースと同じ形のディスポーザブルタイプのマウスピースも販売されている（図10.2.5）。装置に接続する際には，口に咥える部分には触らないように注意して持つ。

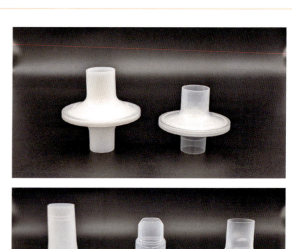

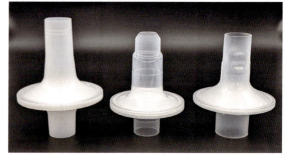

図10.2.2　フィルターの種類
上段：紙マウスピース，シリコン製マウスピースを接続して使用。
下段：マウスピース一体型のフィルター。咥えやすく滑りにくいようになど工夫がされている。

10.2 | 感染対策

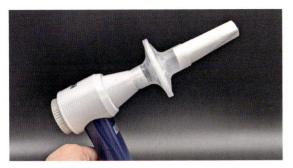

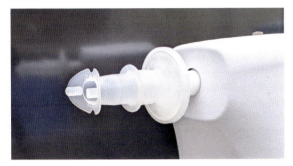

図10.2.3 フィルターの使用例
呼吸機能測定装置とマウスピースの間に接続する。
ディスポーザブル製品のため1患者につき1個使用し，再使用はしない。

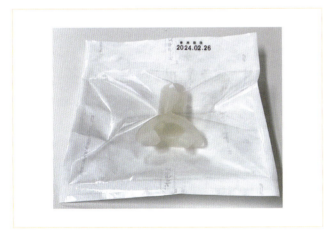

図10.2.4 マウスピース

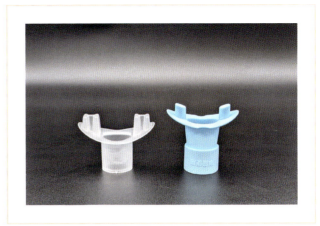

図10.2.5 ディスポーザブルタイプのマウスピース

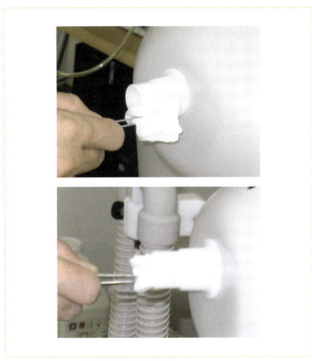

図10.2.6 口元付近の装置部分の消毒
消毒用エタノールで清拭、消毒する。

③ノーズクリップ

ノーズクリップはティッシュペーパーやガーゼなどでカバーして使用し，カバーは患者ごとに交換する。

④気量型装置内部

次の患者に使用する前には，室内空気により装置全体の空気を最低5回以上フラッシュする[2]。

⑤その他の装置部分

口元付近の装置部分は，患者ごとに消毒用エタノールで清拭，消毒する(図10.2.6)。また，測定装置の一部を患者自身が手に持って検査を行った場合，唾液などの汚染を考慮し接触部分(蛇管やバルブヘッドのハンドル等)を消毒用エタノールで清拭消毒する。

(4) 感染患者への対応[2]

COVID-19や結核が疑われる患者の検査は行わない。

飛沫感染予防策を必要とする病原体(インフルエンザ，マイコプラズマ，風疹など)，接触感染予防策を必要とする病原体(MRSAなど)が気道系に感染している患者や口腔内に明らかな出血・血痰がある患者は検査を控える。やむを得ない場合は検査の順番をその日の最後にする。

検査者はサージカルマスク，手袋，必要に応じN95マスクや目の防護，ガウンなどの予防具を用い，感染患者の検査後は装置の消毒を確実に行う。

(5) 検査者の健康管理

検査者から患者へ病原体が伝播する可能性もあるため，検査者自身の健康管理が求められる。とくに冬季はインフルエンザ，ノロウイルスなどの感染症が流行するので注意

10章 検査機器管理

表10.2.2 消毒方法

対象	消毒回数	消毒方法
マウスピース	・被験者ごと	〈高水準消毒〉 ・ウォッシャーディスインフェクター(洗浄熱水消毒機)による熱水消毒（80～93℃，3～10分間) ・2％グルタラール20分以上浸漬※
トランスデューサー 取り外しできる呼吸回路	・1日の終了時 ・感染が疑われるとき	〈中水準消毒〉 ・0.1％次亜塩素酸ナトリウム10分間浸漬※※ ・消毒用エタノール（または70％イソプロパノール）10分間浸漬 〈滅菌〉※※※ ・高圧蒸気滅菌 ・酸化エチレンガス滅菌 ・過酸化水素プラズマ滅菌
取り外しできない呼吸回路 流水洗浄できないもの	・1日の終了時 ・感染が疑われるとき	・消毒用エタノール清拭と回路乾燥
環境	・汚染時	・消毒用エタノール清拭 ・0.1％次亜塩素酸ナトリウム清拭
ノーズクリップ	・汚染時	・消毒用エタノール（または70％イソプロパノール）10分間浸漬あるいは清拭
手・指	・被験者ごと	・石鹸と流水による手洗い ・アルコールをベースとした速乾性手指消毒薬

※：蓋付容器を使用し，換気を十分にして蒸気曝露に注意する。
※※：低残留毒性であるが，金属腐食性があり金属器具には使えない。
※※※：滅菌を第一選択とする必要はない。

(日本呼吸器学会肺生理専門委員会（編）：呼吸機能検査ガイドライン，p10，日本呼吸器学会，2004より引用)

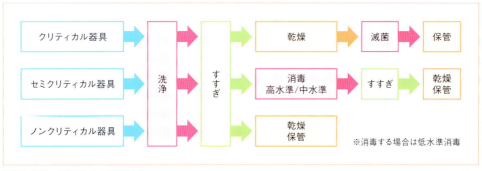

図10.2.7 汚染器具の処理手順

(伏見了，島崎豊，吉田葉子：「基礎編 Ⅰ使用済み器材の再生処理の流れ」，
これで解決！洗浄・消毒・滅菌の基本と具体策，p25，ヴァンメデカル，東京，2008より引用)

が必要である。インフルエンザの流行前には予防接種を行う。

また，麻疹，水痘，風疹，流行性耳下腺炎などのワクチンで予防できる疾患に関しては，明確な既往がなければワクチンを接種しておき，自己の抗体価を把握しておくことが望ましい。

4. 検査機器の洗浄・消毒・保管

検査に使用した器具と装置の消毒を行う。消毒方法についての詳細が日本呼吸器学会の呼吸機能検査ハンドブック[2]にまとめられている（表10.2.2）。

マウスピース，トランスデューサー，呼吸回路は口腔粘膜と接触する器具（セミクリティカル器具）に相当するため高水準消毒を基本とするが，中水準消毒で結核菌その他の細菌，ほとんどのウイルスや真菌を不活化もしくは死滅させることができる。消毒を行う前には，流水による十分な洗浄が必要である。乾燥ならびに保管は汚染されない場所で行う（図10.2.7）。装置は，1日の検査終了時および汚染が疑われたときに消毒を行う。

以下に，主な検査器具と装置の消毒や滅菌例[2~7]を記載するが，熱や消毒薬は，材質により腐食作用や劣化などの影響を及ぼす場合があるため，機器メーカーに消毒方法を確認し，材質や設備に応じた適切な消毒方法を選択する。

(1) マウスピース

シリコン製マウスピースは耐熱性耐水性であり，ウォッシャーディスインフェクター（洗浄熱水消毒機）で高水準消毒を行う。あるいは流水下で確実な洗浄を行い，消毒薬による消毒，または高圧蒸気滅菌，酸化エチレンガス滅菌，過酸化水素低温ガスプラズマ滅菌のいずれかを行う。マウスピースは1個ずつ滅菌パックに入れて保存する。ただし，シリコンマウスピースは，消毒，滅菌工程や経年変化により劣化するため注意を要する。

(2) 呼吸蛇管

水洗，消毒薬による消毒，酸化エチレンガス滅菌を行う。呼吸蛇管は，使用後すぐに取り外して流水下で確実な洗浄を行い，消毒薬による浸潤消毒を行う。完全に乾燥させてから使用する。

(3) 連結管（テーパーゴム管など）

水洗，消毒薬，煮沸による消毒を行う。洗浄後は，十分に乾燥させる。

(4) 差圧式抵抗体

水洗，消毒薬，煮沸，超音波洗浄，高圧蒸気滅菌，酸化エチレンガス滅菌により洗浄，消毒，滅菌を行う。抵抗体を損傷，変形させないように注意し，完全に乾燥させてから使用する。機器によって方法が異なるため機器メーカーに確認をする。例を以下に示す。

①フライッシュ型

差圧管の唾液やタンパク質を落としてからアルコールで消毒を行い，差圧管の上から流水を流した後，十分に乾燥させる。

②リリー型

0.1％次亜塩素ナトリウム溶液にメッシュホルダー，フローセンサメッシュ，Ｏリングを10分程度浸け置きし，十分に水洗いした後，よく自然乾燥させる。

> **MEMO**
>
> **超音波洗浄**
> 　液体の中に強力な超音波を照射し，そのときに発生するキャビテーションによる衝撃波や振動を用いて洗浄する方法。通常の浸漬洗浄に比べより細かい部分まで処理できる。

(5) 熱線式トランスデューサ

トランスデューサ本体・マウスフィルタアダプタ・金属フィルタを中性洗剤等で予備洗浄，すすぎを行った後，水分をとり消毒液（グルタルアルデヒド，フタラール）に浸す。消毒後，十分な水で洗い流した後，ガーゼ等で拭いて完全に乾燥させる。他に酸化エチレンガス滅菌も使用可能

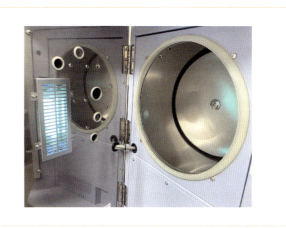

図10.2.8　紫外線殺菌灯

である（設定温度は60℃以下にする）。

(6) 気量型装置内部

微生物の繁殖を防ぐために回路内を乾燥させる。ボックススパイロ内部は消毒用エタノールで一方向に清拭を行うか，紫外線殺菌灯（図10.2.8）を照射する。

(7) 3方弁

使用説明書に従い分解し，水洗，乾燥させる。

(8) ノーズクリップ

皮膚と接触する器具（ノンクリティカル器具）であり，汚染時には低水準消毒薬による浸漬もしくは消毒用エタノールで清拭する。

5. 呼吸機能検査室の構造

不特定多数の患者に呼吸機能検査を施行する検査室は，室内の空気が十分に換気できる環境（空気清浄機やサーキュレータの使用）にする。検査室は，単独の空調設備を整えておくことが望ましい。

Q 医療器具の分類は？

A スポルディング分類によるクリティカル器具，セミクリティカル器具，ノンクリティカル器具。

〈クリティカル器具〉
無菌の体内に植え込むか血液と長期接触する器具。滅菌を必要とするが，滅菌ができないものに対しては，高水準消毒薬で長時間処理をする。

〈セミクリティカル器具〉
粘膜および創のある皮膚と接触する器具。高水準または中水準消毒薬で処理をする。

〈ノンクリティカル器具〉
創のない正常な皮膚と接触するもので，粘膜とは接触しない器具。低水準消毒薬もしくは水拭きにて処理をする。

▶各器具の例
①クリティカル器具
　手術器材，インプラントなど。
②セミクリティカル器具
　マウスピース，トランスデューサー，呼吸回路など。
③ノンクリティカル器具
　ノーズクリップ，ドアノブなど。

検査室ノート　呼吸機能検査機器に用いられる主な消毒と滅菌

〈消毒〉[8〜10]

対象とする微生物を殺滅することであり，すべての微生物を殺滅除去するものではない。

(1) 熱（熱水，蒸気）による消毒

消毒薬に比べて効果が確実で，残留毒性がないという利点がある。65℃〜100℃の熱消毒では，MRSAのみならず，B型肝炎ウイルスや結核菌などにも対応可能である。

①ウォッシャーディスインフェクター（洗浄熱水消毒機）

一般に洗浄から，すすぎ，熱水消毒（高水準消毒），乾燥までの工程が自動的に行われる。湿熱では，80℃，10分間の処理で芽胞以外の一般細菌を感染可能な水準以下に死滅または不活性化できるため，高水準消毒が可能である。

(2) 消毒薬による消毒

熱による消毒に適用できない場合に選択される消毒方法である。

消毒は，高水準，中水準，低水準の3つの消毒水準に分けられる。

目的に応じた適切な消毒薬を選択し，有効な方法で使用する (表10.2.3)。

①高水準消毒薬

接触時間を長くすれば真菌および芽胞など，あらゆる微生物を殺滅できる。短時間の接触では，大量の芽胞の場合を除いて，すべての微生物を殺滅できる。

②中水準消毒薬

結核菌その他の細菌，ほとんどのウイルスや真菌を不活性化もしくは死滅させることができる。この中には殺芽胞性を有する消毒薬も存在する。

③低水準消毒薬

ほとんどの細菌や真菌と一部のウイルスには有効であるが，結核や芽胞には無効であり，耐性のある微生物も数多く存在する。

表10.2.3　微生物別にみた消毒薬の殺菌効力

区分	消毒薬	一般細菌	緑膿菌	結核菌	真菌※1	芽胞	B型肝炎ウイルス
高水準	過酢酸	○	○	○	○	○	○
	フタラール	○	○	○	○	○※2	○
	グルタラール	○	○	○	○	○	○
中水準	次亜塩素酸ナトリウム	○	○	○	○	○	○
	ポビドンヨード	○	○	○	○	×	○
	アルコール	○	○	○	○	×	○
低水準	第四級アンモニウム塩	○	○	×	○	×	×
	両性界面活性剤	○	○	△	○	×	×
	クロルヘキシジングルコン酸塩	○	○	×	○	×	×
	オラネキシジングルコン酸塩	○	○	×	○	×	×

※1　糸状真菌を含まない
※2　バチルス属（*Bacillus* spp.）の芽胞を除いて有効
○：有効，△：効果が得られにくいが，高濃度の場合や時間をかければ有効となる場合がある，×：無効

(大久保憲（編）：消毒と滅菌のガイドライン，p18，へるす出版，東京，2020より引用)

〈滅菌〉[10〜12]

　滅菌は，芽胞を含むすべての微生物を完全に除去，あるいは殺滅することである。

(1) 高圧蒸気滅菌（オートクレーブ）

　一定の温度と圧力の飽和水蒸気で加熱することにより微生物のタンパク質を変性させて殺滅する。耐熱性器材の場合に，第一選択とする滅菌法である。滅菌効果が確実で，ランニングコストが安く，かつ残留毒性がない。一般的な滅菌条件は，134℃・3分間〜3分30秒間などが推奨されている。

(2) 酸化エチレンガス滅菌（エチレンオキシドガス滅菌）

　酸化エチレンガスの微生物のタンパク質や核酸酵素分子の末端基に対する強い反応性により殺滅させる方法である。比較的低温，低湿度の環境下で滅菌処理ができるため，非耐熱性や非耐湿性機材の滅菌に適している。

　しかし，酸化エチレンガスは発がん性のある物質として毒性の強いガスであるため，滅菌後の残留ガスの除去（エアレーション）が必要である。一般的には滅菌処理に1〜6時間，その後に50〜60℃で8〜12時間のエアレーションが追加される。また，酸化エチレンガス使用は「特定化学物質等障害予防規則」に従い，安全に管理することが要求されている。

(3) 過酸化水素低温ガスプラズマ滅菌

　過酸化水素ガスに高真空下で高周波やマイクロ波のエネルギーを付与し，100％電離（イオン化），すなわちプラズマ化したものを利用する滅菌法である。

　低温，低湿度条件（45℃，10％ RH）での滅菌処理であり，非耐熱性，非耐湿性機材の滅菌が可能である。金属，プラスチック製品の材質への影響はほとんどない。滅菌に要する時間は45〜72分と短時間である。残留毒性がなく，エアレーションも不要である。

▶参考情報

　酸化エチレンガスの使用については，「労働安全衛生法施行令の一部を改正する政令及び労働安全衛生規則及び特定化学物質等障害予防規則の一部を改正する省令等の施行等について」（基発第413号平成13年4月27日）を参照のこと。

[小河幸子]

10章 検査機器管理

📖 参考文献

1) 日本環境感染学会：医療機関における新型コロナウイルス感染症への対応ガイド　第5版，http://www.kankyokansen.org/uploads/uploads/files/jsipc/COVID-19_taioguide5-2.pdf，2023年
2) 日本呼吸器学会：呼吸機能検査ハンドブック，日本呼吸器学会肺生理専門委員会（編），メディカルレビュー社，東京，2021．
3) 長谷川省一：「第2章 検査準備　Ⅳ.呼吸機能検査における感染対策」，呼吸機能検査の実際，34-39，日本臨床衛生検査技師会（編），東京，2005．
4) フクダ電子株式会社：呼吸機能測定装置FUDAC-7 取扱説明書．
5) フクダ電子株式会社：電子式診断用スパイロメータ　スパイロシフト　SP-790COPD 取扱説明書．
6) チェスト株式会社：マルチファンクショナルスパイロメータ HI-801 取扱説明書．
7) ミナト医科学株式会社：電子式スパイロメータ AutospiroAS-307/407 取扱説明書．
8) 島崎豊：「2章 洗浄・消毒・滅菌における基礎知識」，インフェクションコントロール　2020年春季増刊，決定版 ICT器具・物品の洗浄・消毒・滅菌ハウツーブック，33-37，小野和代（編），メディカ出版，大阪，2020
9) 尾家重治：「第1章 ここが大切！消毒・滅菌の基本」，ここが知りたい！消毒・滅菌・感染防止のQ&A，1-10，尾家重治（編），照林社，東京，2006．
10) 大久保憲，尾家重治，金光敬二：「2消毒・滅菌の基本」，[2020年版] 消毒と滅菌のガイドライン，8-45，大久保憲（編），へるす出版，東京，2020．
11) 島崎豊：「2章 洗浄・消毒・滅菌における基礎知識」，インフェクションコントロール　2020年春季増刊，決定版 ICT器具・物品の洗浄・消毒・滅菌ハウツーブック，38-43，小野和代（編），メディカ出版，大阪，2020
12) 大久保憲，尾家重治，金光敬二：「5滅菌法」，[2020年版] 消毒と滅菌のガイドライン，148-169，大久保憲（編），へるす出版，東京，2020．

付録　予測式

付録　予測式

以下に各項目の主な予測式を示す。なお，LMS法の各年齢毎のsplineは，日本呼吸器学会のホームページを参照されたい。

● VC

小児

（日本小児呼吸器疾患学会2008，6〜18歳）
　男性：$2.108 - 0.1262 \times 年齢 + 0.00819 \times 年齢^2 - 3.118 \times 身長(m) + 2.553 \times 身長(m)^2$
　女性：$1.142 + 0.00168 \times 年齢^2 - 2.374 \times 身長(m) + 2.116 \times 身長(m)^2$

成人

（Baldwin，18〜69歳）
　男性：$(27.63 - 0.112 \times 年齢) \times 身長(cm)$
　女性：$(21.78 - 0.101 \times 年齢) \times 身長(cm)$

（日本呼吸器学会2001，18〜95歳）
　男性：$0.045 \times 身長(cm) - 0.023 \times 年齢 - 2.258$
　女性：$0.032 \times 身長(cm) - 0.018 \times 年齢 - 1.178$

（日本呼吸器学会2014 LMS法）
　男性17〜90歳：$\exp(-8.8317 + 2.1043 \times \ln(身長(cm)) - 0.1382 \times \ln(年齢) + 年齢ごとのMspline)$
　女性17〜93歳：$\exp(-8.0707 + 1.9399 \times \ln(身長(cm)) - 0.1678 \times \ln(年齢) + 年齢ごとのMspline)$

● FVC

小児

（日本小児呼吸器疾患学会2008，6〜18歳）
　男性：$2.108 - 0.1262 \times 年齢 + 0.00819 \times 年齢^2 - 3.118 \times 身長(m) + 2.553 \times 身長(m)^2$
　女性：$1.142 + 0.00168 \times 年齢^2 - 2.374 \times 身長(m) + 2.116 \times 身長(m)^2$

成人

（日本呼吸器学会2001，18〜95歳）
　男性：$0.042 \times 身長(cm) - 0.024 \times 年齢 - 1.785$
　女性：$0.031 \times 身長(cm) - 0.019 \times 年齢 - 1.105$

（日本呼吸器学会2014 LMS法）
　男性17〜95歳：$\exp(-8.8877 + 2.1494 \times \ln(身長(cm)) - 0.1891 \times \ln(年齢) + 年齢ごとのMspline)$
　女性17〜93歳：$\exp(-8.3268 + 2.0137 \times \ln(身長(cm)) - 0.2029 \times \ln(年齢) + 年齢ごとのMspline)$

● FEV_1

小児

（日本小児呼吸器疾患学会2008，6〜18歳）
　男性：$3.347 - 0.1174 \times 年齢 + 0.00790 \times 年齢^2 - 4.831 \times 身長(m) + 2.977 \times 身長(m)^2$
　女性：$1.842 + 0.00161 \times 年齢^2 - 3.354 \times 身長(m) + 2.357 \times 身長(m)^2$

成人

（Berglund，7〜70歳）
　男性：$34.4 \times 身長(cm) - 33 \times 年齢 - 1000$
　女性：$26.7 \times 身長(cm) - 27 \times 年齢 - 540$

（日本呼吸器学会2001，18〜95歳）
　男性：$0.036 \times 身長(cm) - 0.028 \times 年齢 - 1.178$
　女性：$0.022 \times 身長(cm) - 0.022 \times 年齢 - 0.005$

（日本呼吸器学会2014 LMS法）
　男性17〜95歳：$\exp(-7.5722 + 1.9393 \times \ln(身長(cm)) - 0.3068 \times \ln(年齢) + 年齢ごとのMspline)$
　女性17〜93歳：$\exp(-6.9428 + 1.8053 \times \ln(身長(cm)) - 0.3401 \times \ln(年齢) + 年齢ごとのMspline)$

● FEV_1／FVC

成人

（Berglund，7〜70歳）
　男性：$91.79 - 0.373 \times 年齢$
　女性：$92.11 - 0.261 \times 年齢$

（日本呼吸器学会2001，18〜95歳）
　FEV_1/FVC
　男性：$0.028 \times 身長(cm) - 0.190 \times 年齢 + 89.313$
　女性：$-0.090 \times 身長(cm) - 0.249 \times 年齢 + 111.052$
　FEV_1/VC
　男性：$-0.215 \times 年齢 + 93.216$
　女性：$-0.063 \times 身長(cm) - 0.283 \times 年齢 + 106.223$

（日本呼吸器学会2014 LMS法）
　FEV_1/FVC
　男性17〜95歳：$\exp(1.2578 - 0.1948 \times \ln(身長(cm)) - 0.1220 \times \ln(年齢) + 年齢ごとのMspline)$
　女性17〜93歳：$\exp(1.2854 - 0.1844 \times \ln(身長(cm)) - 0.1425 \times \ln(年齢) + 年齢ごとのMspline)$

● MMF

小児

（日本小児呼吸器疾患学会2008，6〜18歳）
　男性：$3.166 - 0.6008 \times 年齢 + 0.4744 \times 年齢 \times 身長(m) - 0.957 \times 身長(m)$
　女性：$4.148 + 0.00269 \times 年齢^2 - 6.488 \times 身長(m) + 3.636 \times 身長(m)^2$

（Dickman）
　5〜18歳　男性：$(94 \times 身長(cm) \div 2.54 - 2614)/1000$
　　　　　　女性：$(87 \times 身長(cm) \div 2.54 - 2389)/1000$

成人

（Schmidt）
　19〜94歳　男性：$(51 \times 身長(cm) \div 2.54 + 2954 - 46 \times 年齢)/1000$
　　　　　　女性：$(43 \times 身長(cm) \div 2.54 + 2243 - 37 \times 年齢)/1000$

● PEFR

小児

（日本小児呼吸器疾患学会2008，6〜18歳）
　男性：$3.987 - 0.9408 \times 年齢 + 0.01313 \times 年齢^2 + 0.5811 \times 年齢 \times 身長(m)$
　女性：$4.545 + 0.00429 \times 年齢^2 - 7.343 \times 身長(m) + 4.637 \times 身長(m)^2$

成人

（Cherniack，15〜79歳）
　男性：$0.05666 \times 身長(cm) - 0.02403 \times 年齢 + 0.22544$
　女性：$0.03594 \times 身長(cm) - 0.01776 \times 年齢 + 1.1316$

（Berglund，16〜85歳）
　男性：$\log PEFR = 0.544 \log 年齢 - 0.0151 \times 年齢 - 74.7 \div 身長(cm) + 5.48$
　女性：$\log PEFR = 0.376 \log 年齢 - 0.0120 \times 年齢 - 58.8 \div 身長(cm) + 5.63$

● $\dot{V}_{75}$

成人

（Cherniack，15〜79歳）
　男性：$0.03555 \times 身長(cm) - 0.01987 \times 年齢 + 2.72554$
　女性：$0.02707 \times 身長(cm) - 0.01926 \times 年齢 + 2.14653$

● $\dot{V}_{50}$

小児

（日本小児呼吸器疾患学会2008，6〜18歳）
　男性：$2.043 - 0.4953 \times 年齢 + 0.4063 \times 年齢 \times 身長(m)$
　女性：$3.492 + 0.00309 \times 年齢^2 - 5.337 \times 身長(m) + 3.267 \times 身長(m)^2$

成人

（Cherniack，15〜79歳）
　男性：$0.02569 \times 身長(cm) - 0.03049 \times 年齢 + 2.40337$
　女性：$0.02449 \times 身長(cm) - 0.02344 \times 年齢 + 1.4264$

（日本呼吸器学会2001，18〜95歳）
　男性：$0.043 \times 身長(cm) - 0.046 \times 年齢 - 0.385$
　女性：$0.014 \times 身長(cm) - 0.038 \times 年齢 + 3.150$

● $\dot{V}_{25}$

小児

（日本小児呼吸器疾患学会2008，6〜18歳）
　男性：$4.709 - 0.4459 \times 年齢 - 0.01330 \times 年齢^2 + 0.5593 \times 年齢 \times 身長(m) - 3.888 \times 身長(m)$
　女性：$3.076 + 0.00133 \times 年齢^2 - 5.010 \times 身長(m) + 2.656 \times 身長(m)^2$

成人

（Cherniack，15〜79歳）
　男性：$0.01411 \times 身長(cm) - 0.04142 \times 年齢 + 1.98361$
　女性：$0.00919 \times 身長(cm) - 0.0345 \times 年齢 + 2.21596$

（日本呼吸器学会2001，18〜95歳）
　男性：$0.021 \times 身長(cm) - 0.031 \times 年齢 - 0.073$
　女性：$0.003 \times 身長(cm) - 0.025 \times 年齢 + 2.155$

● $\dot{V}_{25}/Ht$

成人

（Yokoyama，20〜89歳）
　男性：$1.796 - (0.0104 \times 年齢)$
　女性：$1.525 - (0.0088 \times 年齢)$

付録　予測式

● MVV

成人

(Baldwin, 18〜69歳)
　男性：{86.4 − (0.522 × 年齢)} × BSA
　女性：{71.3 − (0.474 × 年齢)} × BSA

● FRC

(JRS)
　男性：(0.0029 × 年齢 + 1.82) × 0.01 × 身長 (cm)
　女性：(0.0005 × 年齢 + 1.50) × 0.01 × 身長 (cm)

(Grimby)
　男性：0.053 × 身長 (cm) + 0.015 × 年齢 − 0.037 × 体重 (kg) − 3.89
　女性：0.0513 × 身長 (cm) − 0.028 × 体重 (kg) − 4.5

(Nishida)
　男性：(0.005 × 年齢 + 1.67) × 0.01 × 身長 (cm)
　女性：(0.007 × 年齢 + 1.20) × 0.01 × 身長 (cm)

(Quanjer)
　男性：0.0234 × 身長 (cm) + 0.009 × 年齢 − 1.09
　女性：0.0224 × 身長 (cm) + 0.001 × 年齢 − 1.00

● RV

(JRS)
　男性：(0.0054 × 年齢 + 0.78) × 0.01 × 身長 (cm)
　女性：(0.0005 × 年齢 + 0.62) × 0.01 × 身長 (cm)

(Grimby)
　男性：0.0198 × 身長 (cm) + 0.0229 × 年齢 − 0.015 × 体重 (kg) − 1.54
　女性：0.0268 × 身長 (cm) + 0.007 × 年齢 − 3.42

(Nishida)
　男性：(0.01 × 年齢 + 0.55) × 0.01 × 身長 (cm)
　女性：(0.009 × 年齢 + 0.42) × 0.01 × 身長 (cm)

(Quanjer)
　男性：0.0131 × 身長 (cm) + 0.022 × 年齢 − 1.23
　女性：0.0181 × 身長 (cm) + 0.016 × 年齢 − 2.00

● TLC

(JRS)
　男性：(3.68 − 0.0046 × 年齢) × 0.01 × 身長 (cm)
　女性：(2.77 − 0.0045 × 年齢) × 0.01 × 身長 (cm)

(Grimby)
　男性：0.0692 × 身長 (cm) − 0.017 × 体重 (kg) − 4.3
　女性：0.0671 × 身長 (cm) − 0.015 × 体重 (kg) − 5.771

(Nishida)
　男性：0.034 × 身長 (cm)
　女性：0.0251 × 身長 (cm)

(Quanjer)
　男性：0.0799 × 身長 (cm) − 7.08
　女性：0.0660 × 身長 (cm) − 5.79

● RV/TLC

(JRS)
　男性：0.2245 × 年齢 + 18.99
　女性：0.2265 × 年齢 + 21.07

(Grimby)
　男性：0.33 × 年齢 − 0.14 × 体重 (kg) + 23.4
　女性：0.28 × 年齢 + 0.27 × 身長 (cm) − 28

(Nishida)
　男性：0.298 × 年齢 + 15.8
　女性：0.314 × 年齢 + 17.2

(Quanjer)
　男性：0.39 × 年齢 + 13.96
　女性：0.34 × 年齢 + 18.96

● CV/VC

(Mansell, 6〜15歳)
　男性，女性：26.12 − 1.25 × 年齢

(Buist&Ross, 16〜85歳)
　男性：0.562 + 0.357 × 年齢
　女性：2.812 + 0.293 × 年齢

● CC/TLC

(Buist&Ross, 16〜85歳)
　男性：14.878 + 0.496 × 年齢
　女性：14.420 + 0.536 × 年齢

● DLco

（Burrows，18～89歳）

　男性：15.5 × BSA − 0.238 × 年齢 + 6.8

　女性：15.5 × BSA − 0.117 × 年齢 + 0.5

（McGrath，15～75歳）

　男性，女性：24.2 × BSA − 0.289 × 年齢 − 3.405

（Nishida 1976）

　男性：（20.6 − 0.086 × 年齢）× 身長（cm）/100

　女性：（15.6 − 0.038 × 年齢）× 身長（cm）/100

（Wada 2022）

　男性：exp（− 3.05697 + 1.42677 × ln（身長（cm））
　　　　− 0.26486 × ln（年齢）+ Mspline）

　女性：exp（− 2.70593 + 1.26398 × ln（身長（cm））
　　　　− 0.16611 × ln（年齢）+ Mspline）

※年齢ごとのMsplineは，以下文献を参照。

Wada et al. Referential equations for pulmonary diffusing capacity using GAMLSS models derived from Japanese individuals with near-normal lung function. PLoS One 2022; 21: e0271129

● DLco/VA

（Burrows，18～89歳）

　男性，女性：6.49 − 0.0298 × 年齢

（Nishida 1976）

　男性：6.50 − 0.031 × 年齢

　女性：6.60 − 0.023 × 年齢

（Wada 2022）

　男性：exp（5.35455 − 0.53705 × ln（身長（cm））
　　　　− 0.22823 × ln（年齢）+ Mspline）

　女性：exp（5.78602 − 0.68239 × ln（身長（cm））
　　　　− 0.14728 × ln（年齢）+ Mspline）

※年齢ごとのMsplineは，以下文献を参照。

Wada et al. Referential equations for pulmonary diffusing capacity using GAMLSS models derived from Japanese individuals with near-normal lung function. PLoS One 2022; 21: e0271129

● 肺年齢

　男性：（0.036 × 身長（cm）− 1.178 − FEV_1（L））/0.028

　女性：（0.022 × 身長（cm）− 0.005 − FEV_1（L））/0.022

査読者一覧

●査読者

小河　幸子	東京大学医学部附属病院　検査部	
鈴木　　敦	中部国際医療センター　臨床検査技術部	
高谷　恒範	奈良県立医科大学　麻酔科学教室　中央手術部 兼 中央臨床検査部	
田邊　晃子	慶應義塾大学病院　臨床検査技術室　臨床検査科	
中出　祐介	金沢大学附属病院　検査部	
藤澤　義久	滋賀医科大学医学部附属病院　検査部	
山本　雅史	北海道大学病院　検査・輸血部	

［五十音順．所属は2024年7月現在］

初版 査読者一覧

●初版（2016年）

安部　信行，刑部　恵介，上ノ宮　彰，古賀　秀信，小西　良光，鈴木　敦，瀬尾　修一，福岡　恵子

[五十音順]

索 引

●英数字

1回換気量……6, 19, 29, 32, 50, 54, 57, 127, 184, 221
1回呼吸法……2, 24, 52, 74, 77
1次分画……26
2次分画……26
6分間歩行試験の報告用紙例……167

American Thoracic Society (ATS)
……40, 76, 153, 162
anaerobic threshold (AT)……154
anion gap (AG)……174

Bohr効果……9, 187
Borg scale……163
brittle型……46

CFRC補正……55
CO_2ナルコーシス……5, 52, 56, 184, 213
chronic obstructive pulmonary disease (COPD)……29, 37, 40, 64, 67, 71, 74, 79, 82, 88, 101, 110, 114, 116, 125, 130, 146, 159, 161, 209
COPD病期分類……41

Darlingらの方法……52

end expiratory lung volume (EELV)
……117, 126
european Respiratory Society (ERS)
……41, 102
exercise-induced hypoxemia (EIH)
……152, 162
exercise-induced asthma (EIA)
……131, 152
exercise-induced bronchoconstriction (EIB)……160
expiratory flow limitation (EFL)
……127

flow limitation……70
forced oscilation technique (FOT)
……101

global initiative for chronic obstructive lung disease (GOLD)……118, 162
Grahamの法則……95

Kingの式……17

leveling off……154
lower limit normal (LLN)……88, 125

maximal voluntary ventilation (MVV)
……36, 152
mornig dipper型……46

NIOX VERO……143
NObreath V2……144
NO合成酵素……142

Raw測定波形……63

SpO_2測定影響因子……158

standard precautions……253

vital capacity……26, 31, 85

●あ

朝のおちこみ型……46
アシデミア……173, 182
アシドーシス……154, 170, 174
アストグラフ法……122, 134, 137
アズマチェック……46
アズマプランプラス……46
アニオンギャップ……174
洗い出し量……75, 81, 85
アルカローシス……173, 182
安静呼気位……26, 28, 38, 50, 55, 58, 63, 128

息こらえ時間……80, 82, 85, 245
イナータンス……101

右下葉肺炎……228
右心負担……215
右中葉肺炎……229
運動耐容能……152
運動と血圧変動……156
運動負荷のプロトコール……158

運動誘発性気道攣縮……160
運動誘発性喘息……131, 152
運動誘発性低酸素血症……152, 162

エアゾーン……45
エチレンオキシドガス滅菌……259
エラスタンス……101

横隔膜……4, 27, 55, 99, 103, 219
オキシダント……118
オシレーション法……101, 135
オシロメトリー……101
オートクレーブ……259

●か

解剖学的死腔量……6, 70, 76, 85
外肋間筋……4, 28, 99
過換気発作……216
カサロメータ……23
過酸化水素低温ガスプラズマ滅菌
……259

ガス希釈法……59, 64
ガス交換……2, 6, 8, 28, 159
換気血流比……7, 39, 68, 91
換気予備能……154
換気率……29
間欠法……134
間質性肺炎……41, 58, 74, 86, 94, 125, 162, 185, 215, 218
患者情報の収集……178
慣性特性……100

奇異呼吸……222
機械的ピットフォール……86
気管支拡張症……114, 232
気管支喘息……40, 45, 67, 79, 82, 88, 116, 123, 125, 130, 139, 142
気切の患者……79
気道内径……148
気道の構造……99
気道平滑筋……126
吸気肺活量……31, 37, 246
急性呼吸促迫症候群……172
吸息反射……5
胸郭弾性拡張圧……27

索 引

強制オシレーション法……101
胸部造影CT……227
気流抵抗……18
筋紡錘……5

空気とらえ込み現象……33
口すぼめ呼吸……220
クリティカル器具……256,258
クロージングポイント……71

頸静脈の怒張……218
血液ガス分析結果の報告……198
嫌気性代謝閾値……154
言語的コミュニケーション……207
検査説明……37,78,102,164,209

高圧蒸気滅菌……259
抗凝固剤……176
好酸球性肺炎……147
較正用シリンジ……240
拘束性換気障害……28,39,59
呼気終末肺気量……117,127
呼気肺活量……31,246
呼吸インピーダンス……101,108
呼吸運動……4
呼吸筋疲労……184
呼吸中枢……4
呼吸不全の定義……184
呼気流量制限……127
呼息反射……5
混合性換気障害……39
コンダクタンス……64,101,135
コンプライアンス……65,101

● さ
差圧式……16,32
在宅酸素療法……74,162
左室拡張末期圧……114
ザ・ピーク……45
酸化エチレンガス滅菌……259
酸素開放回路法……68
酸素解離曲線……9,187,202
酸素化係数……172
酸素脈……156
サンプリング量……75,81,85
サンプル回収……79,85
蛇腹方式……20

死腔換気量……6,184
失神……215
自発呼吸パターンの分類……219
重症大動脈弁狭窄症……213
重炭酸イオン……154,170,173
周波数特性……18
受動喫煙……118,147

上気道狭窄パターン……41
上気道閉塞……64,80,114
消毒……250,254
食道バルーン法……65
除湿剤の交換……250
シリカゲル……86,250
シルエットサイン……225
心電図……157,212
シーソー呼吸……222

生体内のpH……183
セミクリティカル器具……258
漸増負荷……154,158
全肺気量……26,40,58,66,72,244
喘鳴……218

層流……16
ソーダライム……23,51,60,86,249
測定値のばらつき……108

● た
代謝性アシドーシス……170,174
多呼吸洗い出し法……68
樽状胸郭……222
単一呼出曲線……69
単一呼吸法……68
炭酸ガス分圧……156
弾性収縮圧……28
弾性特性……99

チアノーゼ……158,218
チークサポート……63,105
中枢化学受容体……5

ディスポーザブル……255
電解質……170,180

等圧点理論……36
動脈血酸素分圧……171,185
特定化学物質等障害予防規則……259
特発性間質性肺炎……88,94
特発性肺線維症……90,234
トランスファーファクター……90
トルーゾーン……45

● な
二酸化炭素解離曲線……11
二酸化炭素吸収剤……60
日本アレルギー学会標準法……134
ニューモタコグラフ……16,32

熱線式……17
粘性特性……98

ノンクリティカル器具……258

● は
肺アスペルギルス症……232
肺過膨張……117,128
肺気腫……39,58,84,90,92,128,233
肺結核……231
肺血栓塞栓症……90
肺小細胞癌……236
肺腺癌……234
肺内ガス混合指数……56
肺内ガス不均等分布……72
肺年齢……42
肺の構造……6
肺非結核性抗酸菌症……231
肺扁平上皮癌……235
肺胞換気量……7
肺胞気・動脈血酸素分圧較差……185
ばち(状)指……218
バリフローセンサー……17
バルサルバ手技……81,213
バレルチェスト……222
バルーンヘッド……87,249
パンティング呼吸……63
パーソナルベスト……46

非言語的コミュニケーション……207
左自然気胸……237
標高の影響……89
標準酸素解離曲線……187
標準予防策……253
ヒーティング……17

不安定狭心症……213
不可逆型……47
不規則変動型……46
腹部大動脈瘤……213
フライッシュ型……16,18,32,257
プラトー……32,38
ブレスバイブレス法……54
プロテアーゼ・アンチプロテアーゼ不均等説……118

米国胸部疾患学会……41,142
閉塞性換気障害……28,39,58,67,72,88,114,123,125,130,233
閉塞性肥大型心筋症……213
ベネディクト・ロス型……20
ベル・ファクター……21
ベローズ型……20
ヘンダーソン・ハッセルバルヒの式……183
ヘンリーの法則……13,186
ペーシング……207

ボイル・シャルルの法則……12
飽和水蒸気圧……12

ボディボックス……63
ポテンショメータ……21

● ま
マイクロネブライザー……139
マイコプラズマ肺炎……230
マウスピース……21, 32, 38, 46, 56, 63,
　　　　　　　78, 102, 104, 249, 254
末梢化学受容体……5
末梢気道閉塞パターン……40

ミニライト……45

無気肺……237

もやもや病……213

● や
薬剤性肺障害……74

予備吸気量……26, 127
予備呼気量……26, 50

● ら
ランプ負荷……154, 158
乱流……99

リアクタンス……101, 107
リニア特性……17, 19
リリー型……16, 19, 257

レジオネラ肺炎……229
レジスタンス……101
レジデントガス法……68
連続吸入法……135

ローリングシール型……21, 251

読者アンケートのご案内

本書に関するご意見・ご感想をお聞かせください。

下記QRコードもしくは下記URLから
アンケートページにアクセスしてご回答ください
https://form.jiho.jp/questionnaire/book.html

※本アンケートの回答はパソコン・スマートフォン等からとなります。
稀に機種によってはご利用いただけない場合がございます。
※インターネット接続料、および通信料はお客様のご負担となります。

JAMT技術教本シリーズ

呼吸機能検査技術教本　第2版

定価　本体4,800円（税別）

2016年6月24日　初版発行
2024年9月10日　第2版発行

監　修　一般社団法人　日本臨床衛生検査技師会

発行人　武田 信

発行所　株式会社 じほう

　　　　101-8421　東京都千代田区神田猿楽町1-5-15（猿楽町SSビル）
　　　　振替　00190-0-900481
　　　　＜大阪支局＞
　　　　541-0044　大阪市中央区伏見町2-1-1（三井住友銀行高麗橋ビル）
　　　　お問い合わせ　https://www.jiho.co.jp/contact/

© 一般社団法人　日本臨床衛生検査技師会，2024

Printed in Japan　　　組版　(有)アロンデザイン　　印刷　シナノ印刷(株)

本書の複写にかかる複製，上映，譲渡，公衆送信（送信可能化を含む）の各権利は
株式会社じほうが管理の委託を受けています。

[JCOPY] ＜出版者著作権管理機構　委託出版物＞
本書の無断複製は著作権法上での例外を除き禁じられています。
複製される場合は，そのつど事前に，出版者著作権管理機構（電話 03-5244-5088，
FAX 03-5244-5089，e-mail：info@jcopy.or.jp）の許諾を得てください。

万一落丁，乱丁の場合は，お取替えいたします。
ISBN 978-4-8407-5608-2